# 外科学课程思政案例精选

主　编　孙　瑜　杜　萍
副主编　余咏潮　邱影悦　于　瀛　白一帆
编　者　（按姓氏拼音首字母排序）

白一帆（海军军医大学第一附属医院）　　水锨崎（海军军医大学第一附属医院）
常易凡（海军军医大学第一附属医院）　　隋明星（海军军医大学第一附属医院）
陈　超（海军军医大学第一附属医院）　　孙　瑜（海军军医大学第一附属医院）
杜　萍（海军军医大学基础医学院）　　　汤陈琪（海军军医大学第一附属医院）
高　原（海军军医大学基础医学院）　　　王嘉锋（海军军医大学第一附属医院）
顾海慧（海军军医大学第一附属医院）　　于冠宇（海军军医大学第一附属医院）
姜春平（海军军医大学第一附属医院）　　于　浩（海军军医大学基础医学院）
姜晓瑜（海军军医大学第一附属医院）　　于　瀛（海军军医大学第一附属医院）
刘超乾（海军军医大学第一附属医院）　　余咏潮（海军军医大学第一附属医院）
刘　佳（海军军医大学第一附属医院）　　查占山（海军军医大学第一附属医院）
刘　鹏（海军军医大学第一附属医院）　　翟　骁（海军军医大学第一附属医院）
吕东方（海军军医大学基础医学院）　　　张　磊（海军军医大学第一附属医院）
秦　晶（海军军医大学第一附属医院）　　郑楷炼（海军军医大学第一附属医院）
邱影悦（海军军医大学基础医学院）　　　周雅梅（海军军医大学第一附属医院）

復旦大學 出版社

# 内容提要

本书紧扣人民卫生出版社《外科学（第9版）》的内容，以外科学教学大纲、医学专业人才培养方案、外科学课程教学计划为主线，以课程进度及授课内容为编写顺序精选相匹配的思政案例。全书共分外科总论、普通外科疾病、胸心外科疾病、骨科疾病、神经外科疾病、泌尿外科疾病六章，共纳入思政案例121例，涵盖了医学前沿进展、名人名家事迹、红色历史文化、军事医学实践、当前时事热点、重大医学成就等相关内容。思政案例与临床课程交叉融合，大大增加了教材的多样性及实用性。

本书编者有来自临床一线的外科医生，他们同时承担医学院校的外科学课程教学任务，案例正是来源于他们的课堂教学实践。联合编写的思政课教师是涵盖思想政治教育、哲学及伦理学等专业背景的教学骨干，拥有丰富的思政课程教学经验。本书适合医学类或者相关专业师生参考阅读、辅助教学，尤其可以为各级各类外科学临床授课教师提供课程思政教学的参考。

# 前 言

推进军队医学院校课程思政高质量建设是全面贯彻党的二十大精神和习近平新时代中国特色社会主义思想、习近平强军思想的必然要求,是落实中央军委人才工作会议精神、全军思想政治教育工作会议和思想政治教育创新集训精神、全国高校思想政治工作会议精神及教育部《高等学校课程思政建设指导纲要》的重要举措。为满足当前外科学临床课程思政教育教学的现实需求,海军军医大学第一附属医院外科学教研室联合海军军医大学政治理论教研室的中青年骨干力量,共同编写了外科学课程思政辅助教材《外科学课程思政案例精选》。本教材以习近平新时代中国特色社会主义思想为指导,以外科学教学大纲、专业人才培养方案、外科学课程教学计划为主线,结合外科学授课内容,深入挖掘并系统梳理外科学课程相关的思政元素,在对思政元素进行剖析的同时,以教学建议的方式指导授课教师开展课程思政教学实践。这将大大提升专业课教师课程思政的实践能力,切实把思想政治工作贯穿教育教学全过程,完善军队医学院校思想政治教育的课程体系建设,在完成基本医学理论教育的同时,充分发挥外科学课程的育人功能,落实"立德树人、为战育人"的根本任务,协助构建全员、全程、全方位育人的"大思政课"新格局。

## 一、本教材的特点

第一,本教材将思政元素有机融入专业知识而非简单嵌入,按照外科学疾病系统进行分类,教学知识逻辑更贴近临床授课实际,编写注重契合性。在思政元素比例的分配上,坚持适度性。不同疾病的思政案例涵盖其发展历史、最新成果、科学家或典型人物事迹、学科专业原理、观点以及与之相关的各类思政实践内容,有效避免了把专业课教材变成思想政治理论课教材。

第二,本教材对选入的基本知识、理论和融入的思想政治元素进行认真梳理,去粗取精,精选具有共性的知识点,以体现基础性。与此同时,选择了近些年来中国特色社会主义的伟大实践在医学领域所取得的重要成果案例,以及对本学科专业有重要影响的外国专家、近期国际国内重要的热点医学事件等进行思政元素挖掘,分析阐释蕴含其中的理论逻辑、历史逻辑和实践逻辑,积极引导学生增强中国特色社会主义道路自信、理论自信、制度自信、文化自信,厚植爱国主义情怀,让学生在新时代中国特色社会主义伟大实践中增强感受和认同,并主动将其升华为信仰,不断增强青年学生的志气、骨气、底气。

第三,本教材具有典型的教学应用特色,具备在同类地方医学高校、高职高专院校推广的可能,有一定的普适性。与此同时,教材编写又融入了习近平强军思想的指引,紧跟海军转型建设步伐,瞄准未来战场,充分挖掘有助于培养德才兼备的高素质、专业化新型军事医学人才的思政元素,具有鲜明的军事医学特色,也可应用于军队医学院校的教学。

## 二、本教材的主要内容

本教材以外科学教学大纲、专业人才培养方案、外科学课程教学计划为主线,以课程进度及授课内容为编写顺序遴选相匹配的思政案例。按照外科学临床课程,全书共分外科总论、普外科疾病、胸心外科疾病、骨科疾病、神经外科疾病、泌尿外科疾病六章,每章节按课程内容提供思政案例。每一个案例梳理均包括五个要素:①明确教学目标,包括具体专业授课目标及思政教育目标;②详尽描述案例,重点刻画相关细节及内容;③分析思政元素,结合案例与本次授课内容的关系,逐条挖掘蕴含的思政元素;④提供教学建议,点明该思政案例可适用的授课章节及运用融合要点;⑤补充知识链接,为备课教师提供思政案例相关视频、参考文章等,来源多为"三报一媒"(人民日报、光明日报、解放军报、新华社),彰显了权威性。

全书共纳入思政案例121例,每个章节所列举的思政案例涵盖了医学前沿进展、名人名家事迹、党史红色文化、军事医学实践、国内外时事热点、重大医学史实等相关内容,思政案例与临床课程交叉融合,大大增加了教材的实用性及多样性。

本教材的编者有来自于临床工作一线的中青年外科骨干,他们同时又承担着所在大学外科学的教学任务,很多案例正是来源于他们平时的课堂教学实践。联合编写的思政课教师是思想政治教育、哲学、伦理学等专业的教学骨干,有着丰富的课程思政教学经验。本教材适用于医学类或相关专业师生参考阅读、辅助教学,尤其可以为各级各类外科学临床授课教师提供课程思政教学的参考。

本教材是外科学临床课程思政教育的新探索和新实践,在编写过程中由于缺少参考资料与借鉴书目,难免出现不当或错漏之处,编委会衷心希望各位读者在阅读和参考过程中提出宝贵意见,以便再版时进行修订与完善。

《外科学课程思政案例精选》编委会

2022年12月

# 目 录

**第一章 外科总论** 001

1. 协和医学院预科建设——准备一颗人文心,一副科学脑 001
2. 医学与艺术——达·芬奇的医学解剖手稿 003
3. 自研防闪爆装备 守护我军生命安全 004
4. 长津湖冰雕连——雪中的丰碑 006
5. 塞麦尔维斯——手卫生之父 008
6. 中国力量,从废墟中重新站立 010
7. 夏照帆——白衣战士,国之名医 011
8. 创面治疗领域的革新技术 013
9. 浴火重生的"吹哨人" 015
10. 助力公益行动 关爱烧烫伤儿童 016
11. "八二"昆山爆炸救治侧记 018
12. 汶川地震空降兵十五勇士——与时间赛跑的胆识与勇气 020
13. 《民法典》给予器官捐献者更多生命尊严 022
14. 无偿献血挽救患者生命 024
15. 器官移植术后感染处理——刀尖上寻求平衡的艺术 026
16. 超级细菌——狡猾的"逃犯" 027
17. 脑死亡——对生命的重新定义 029
18. 以人为本,以康复为基准——加速康复外科 031
19. 一个人的球队——生命的礼物 032
20. 殷红的事业——萧星甫与志愿军血库的建立 034
21. TNM 分期系统——构建从"人群"到"个体化"的桥梁 036
22. 恶性肿瘤的特征——分子生物学的全新认知 038
23. 多角度透视现代麻醉学的发展 040
24. 血管外科技术创新——来自中国古诗词的启示 043
25. 生命至上是医务工作者的价值追求 045

26. 国家最高科技奖获得者王振义——教癌细胞改邪归正　　047
27. 医者最清澈的爱只为患者　　048
28. 肾脏透析机的研发——人工器官的传奇　　052
29. 肾移植术后多尿期的管理　　053
30. 围手术期的准备不容马虎　　055
31. 护理管理的艺术　　057
32. 无菌技术助力健康中国　　059

## 第二章　普通外科疾病　　062

33. 观音土和蒙脱石散　　062
34. 保肛让人更有尊严地活着——直肠癌手术的进展史　　064
35. 结直肠癌的三级预防　　065
36. 肛瘘——窦道与挂线　　067
37. 消化内镜发展史——工程与医学的结合　　069
38. 痔疮治疗——中医的贡献　　071
39. 胰腺神经内分泌肿瘤——低调的"坏人"　　072
40. 胰十二指肠切除术——"皇冠上的明珠"　　074
41. 人体肝脏"五叶四段"的解剖学理论：我国肝脏手术成功的基石　　076
42. 鉴别诊断的重要性　　078
43. "乙肝大国"与门脉高压症的防治　　079
44. 胆管损伤：小毛病，大麻烦　　080
45. 古老的牛黄与中医药现状　　082
46. 创新是引领发展的第一动力　　084
47. 他的名字，写在《外科学》第一页第一行第一位　　085
48. 甲状腺微小癌处理之殇　　088
49. 以"大道之心"看待乳腺癌外科手术方式演变　　090
50. 万婴之母林巧稚　　093
51. 一名优秀的医生要过"三关"　　095
52. 内镜下阑尾切除术新进展　　097
53. 阑尾炎诊断要透过现象看本质　　099
54. 腹壁疝修补的微创技术能充分减轻患者痛苦　　101
55. 精心治疗助力92岁老英雄恢复健康　　103
56. 吴孟超及其提出的肝外伤分型　　105
57. 用损伤控制手术方式解决严重腹部损伤中的主要矛盾　　107
58. 胆道疾病经皮肝穿刺胆道引流术　　109
59. 腹主动脉瘤腔治疗的创新应用　　111

## 第三章　胸心外科疾病　　115

- 60. 正压呼吸机诞生的故事　　115
- 61. B-T分流手术的故事　　117
- 62. 医学界的钱学森——心脏外科专家苏鸿熙　　118
- 63. 中国胸心外科奠基人——吴英恺　　120
- 64. 黄家驷：当一名好教师、好医生　　122
- 65. 顾恺时：一代巨擘拓展"中国心胸"　　124
- 66. 国产人造心脏瓣膜诞生的故事　　126
- 67. 无影灯下他最美——著名心脏外科专家汪曾炜　　127
- 68. 伟大的国际主义战士——白求恩　　129
- 69. 体外循环机诞生的故事　　132
- 70. 心外伤外科治疗的开端　　134
- 71. 心肌保护研究的历史及启示　　135
- 72. 人工气胸术发展简史　　137
- 73. 胸腔镜外科发展历史　　138
- 74. "我教你医术，你救吾性命"——狄贝基医生与主动脉夹层　　140

## 第四章　骨科疾病　　142

- 75. 骨科专项检查及操作：整体和部分的辩证关系　　142
- 76. 骨科专项检查及操作：抓住事物之间的联系　　144
- 77. 肘关节恐怖三联征：从感性认识到理性认识的飞跃　　145
- 78. 前臂骨筋膜室综合征：把握事物的质与量　　146
- 79. 股骨颈骨折：坚持内因和外因的辩证统一　　148
- 80. 骨折分类的故事　　149
- 81. 脊柱结核的治疗原则　　151
- 82. 正确认识慢性骨髓炎　　153
- 83. 骨肿瘤术前病理：在不确定中寻找确定性　　154
- 84. 脊柱肿瘤：实践是检验真理的唯一标准　　156
- 85. 屠开元：我国断肢（指）再植研究的先驱者　　158
- 86. 陈中伟：断肢（指）再植奠基人　　159
- 87. 顾玉东：小小病例卡片里的大发现　　161
- 88. 卢世璧：一生忠于使命　　163
- 89. 梁益建：建造一座专业高峰　　165
- 90. 冯传汉：愿做一辈子勤奋的学生　　167
- 91. 邱贵兴：使中国人挺直腰板　　170

92. 戴尅戎:铮铮铁骨　医者仁心　　　　　　　　　　　　　172
93. 田伟:我们需要更多的原创性工作,没有前人铺路了　　174

# 第五章　神经外科疾病　　　　　　　　　　　　　　　　177

94. 正确佩戴头盔在预防颅脑创伤中的作用　　　　　　　177
95. 库欣综合征的发现　　　　　　　　　　　　　　　　179
96. 前额叶白质切除术:一项被废弃的诺贝尔医学奖成果　180
97. 莫尼斯发明脑血管造影术　　　　　　　　　　　　　182
98. 显微神经外科之父亚萨吉尔　　　　　　　　　　　　184
99. 颅内动脉瘤:小小病变改变了世界的格局　　　　　　186
100. 神经介入医学发展史离不开介入材料的进步　　　　187
101. 急性缺血性脑卒中溶栓药物的发展　　　　　　　　189
102. 血流导向装置 Tubridge 的发明　　　　　　　　　　190
103. "立体定向神经外科之父"——拉尔斯·雷克塞尔　192
104. "卫国戍边英雄团长"祁发宝　　　　　　　　　　　194
105. "现代神经外科之父"——哈维·库欣　　　　　　　196
106. 救治患者永不言弃——北京宣武医院凌锋教授　　　198
107. 彼得·约瑟夫·詹内塔——微血管减压术的发明者　199
108. 脑积水分流装置的发明　　　　　　　　　　　　　201
109. 珀西瓦尔·贝利——拨开神经肿瘤分类的迷雾　　　203
110. 无论何时,心里始终装着患者　　　　　　　　　　　205

# 第六章　泌尿外科疾病　　　　　　　　　　　　　　　　207

111. "一代国医"——吴阶平　　　　　　　　　　　　　207
112. 张旭院士:让新世纪中国泌尿外科站上世界舞台　　209
113. 腹腔镜手术发展简史　　　　　　　　　　　　　　211
114. 达·芬奇与机器人　　　　　　　　　　　　　　　　213
115. 激光碎石术　　　　　　　　　　　　　　　　　　　215
116. 抗结核药物的第二春:卡介苗老药新用治疗膀胱癌　217
117. 传统医学的智慧——孙思邈葱管导尿术　　　　　　218
118. 异病同治——脱发与前列腺增生竟有这般联系　　　220
119. 避孕套发展简史与启示　　　　　　　　　　　　　222
120. "洋中药"对中医药发展的借鉴意义　　　　　　　　224
121. "土炸弹"与尿道战创伤防治　　　　　　　　　　　226

# 参考文献　　　　　　　　　　　　　　　　　　　　　　228

# 第一章 外科总论

 **协和医学院预科建设**——准备一颗人文心,一副科学脑

**教学目标**

通过案例教学使学生了解协和医学院本科人文教育的历史,明确人文教育在医学生人格塑造与医德养成方面的重要作用。

**案例描述**

协和医学院是1921年由洛克菲勒基金会资助成立的现代西医教学机构,一百年来培养了一大批蜚声中外的现代医学人才,自创办之日起,书写了数不尽的传奇故事,培养了一代代有使命、有情怀、有担当的医学大家。"全国人民看病上协和","协和"二字,代表了中国医学教育、医事之道的至高境界。协和从创办时就特别强调生源质量,学生进入医本部前应完成3年自然科学、人文科学、英语等基础学科学习。在与燕京大学合办医预科期间,学生们有机会沐浴在浓厚的学术氛围中,耳濡目染人文科学大师的风采,梁启超的弟弟梁启雄讲授的《史记》、聂崇岐讲授的《中国通史》、沈乃璋讲授的《普通心理学》……那是医学生的精神殿堂。学校对医预科期间的学习、阅读时长与任务有明确规定,如:中文192小时、生物384小时、数学96小时、化学544小时、物理384小时……医预科结束后还需要参加笔试、面试等一系列考试,以决定是否有资格进入医本部。吴阶平在"用医学生的眼光看协和"一文中说道:"1933年我考入燕大医预科,一进校,压力便扑面而来,全班共有52名同学,到1936年考协和(医本部)时却只有15人被录取。"此外,学校对学生的要求十分严格,从专业学习到言谈举止都必须一丝不苟。实验报告或病历记录都应记述准确、书写工整,等等。考试过关以后,学生还要经历特殊的面试,教授会将考生请到家里吃饭,边吃边谈,从家庭志向到对社会时事的看法,一律用英文对答。学生的言谈举止、思维逻辑、价值观与英文会话能力都是协和看重的对学生综合能力的培养。

有人可能会说,医生看好病就行了,学那些无足轻重的课程有什么用?医学这门学科,从本质上说是一个试图诠释"人的自然本性"这一永恒话题的学科。医学指向身体健康建立

在对"人的自然本性"无所不包的知识基础上,但在"人的自然本性"里,却总是存在着一些未知的力量,而恰恰是这种未知力量的不确定性,赋予了医学研究丰富的生命力。医学预科,虽然课程看似与医学并无关联,但恰恰是医学预科丰富的人文性、哲学性、艺术性,体现了真正大学教学在知识以外更多的追求。塑造"整全的人",这是更宽泛,也更重要的一种教育,任何伟大的科学家首先必须作为一个人去投身到探索真理的事业当中。这样的人,是一种"整全的人",而不仅仅是一位"医学专家"。协和的办学理念体现了大学教育必须要做的三件事,除"职业训练""科学研究"以外,更重要的是"教化整全的人"。对于医学生来说,他们在正式接触医学之前,应该准备一颗"人文心"和一副"科学脑"。协和数十年对医学预科的设置与坚持,实现了医学教育与综合大学教育相结合的设想,凸显了医学生人文素养培育的重要性。

### 思政元素分析

1. 马克思主义人学思想是马克思主义理论的重要组成部分,它主要讨论的是人、人性和人的价值等一系列问题。不同于传统的哲学思想,马克思主义人学思想把人看作是社会中的人,认为人的本质不是抽象的,而是具体的,是一种社会关系,脱离了社会关系就不存在人的意义。马克思主义人学思想还认为人的价值在本质上也是一种社会关系,社会主义核心价值观在本质上也是为了更好地处理人与人之间的关系,也就是社会关系。马克思的人学思想贯穿了尊重生命、尊重人性、尊重人格的全部人内容,从价值观上强调了构建沟通、信任、人道的医患关系的重要性,而医疗工作也正是"以人为本"思想的集中体现。协和医学院浓厚的人文与社科氛围与历史积淀,使他们有资本在医学科学与医学教育之前加入医学人文教育的相关内容,而医学人文或医学预科教育已成为国内外医学院校人才培养的共识。医生集医学工作者、科研工作者、教育工作者、保健工作者等角色于一身,但他们首先应成为一个拥有健全人格、高尚情操、坦荡胸怀、心存善意的人,而这正是协和医预科教育的意义。同时,马克思主义人学思想的最终目的是实现人的全面发展,社会主义核心价值观在很大程度上就是为人的全面发展提供思想保障。

2. 社会主义核心价值观是凝聚人心、汇聚民力的强大力量。其中"爱国、敬业、诚信、友善"是公民的基本道德规范,它覆盖社会道德生活的各个领域,是公民应该恪守的基本道德准则,也是评价公民道德行为选择的基本价值标准。"爱国"具有鲜明的时代特性,它集中体现于对伟大祖国的认同、对中华民族的认同、对中华文化的认同、对中国特色社会主义道路的认同;"敬业"意味着热爱、看重自己所从事的工作,并将这种自豪转化成对工作的动力,对生活、集体和国家的热爱;"诚信"就是以诚恳待人,靠诚实取信于人,只有人人从自身做起,让诚信真正根植人心,人与人之间才会更加友善,社会文明才能更加进步;"友善"包含善待亲友、他人、社会、自然等,只有在日常生活中倡导并保留一份友善之情,社会才能充满更多的真情,更加和谐。

### 教学建议

本案例可用于《外科学》绪论,以及任何医学人文相关案例的辅助教学,帮助学生感受人文素养对医学教育的重要性和核心地位,鼓励学生在医患关系复杂的当下,坚守初心,在追求医学真理的道路上培养自己高尚的道德情操与全面的人格修养。

### 知识链接

1. 景深:2021年的另一个百年庆典[EB/OL].[2021-12-03]. https://baijiahao.baidu.com/s?id=1718093979396194784&wfr=spider&for=pc
2. 黄宁. 马克思主义人学思想:社会主义核心价值观的思想源泉[EB/OL].[2017-08-15]. http://www.rmlt.com.cn/2017/0815/490065.shtml?from=singlemessage&isappinstalled=0

(常易凡 杜 萍)

## 2 医学与艺术——达·芬奇的医学解剖手稿

### 教学目标

通过案例教学使学生了解达·芬奇手绘解剖图的故事,深刻理解艺术与医学科学并不矛盾,艺术可以使医学更富有人文气息,引导学生学习达·芬奇的艺术实践和科学研究精神。

### 案例描述

《蒙娜丽莎》是法国卢浮宫博物馆三大镇馆之宝之一,是意大利文艺复兴时期画家列奥纳多·达·芬奇(Leonardo da Vinci,1452—1519年)创作的油画。该作品高77厘米,宽53厘米,是达·芬奇传世的5幅女性肖像中最大的一幅。《蒙娜丽莎》还被冠以众多"世界级"的称号:全球最珍贵的艺术珍宝之一,世界上被观看次数最多、报道次数最多的名画之一。《蒙娜丽莎》的光影与色彩之间的柔和感,令欣赏这幅画作的人感到舒适,最引人注意的是她嘴角神秘的微笑,以及无论从哪个角度都能够感受到的眼神,吸引了无数观众。据悉,每年来到卢浮宫鉴赏《蒙娜丽莎》作品的人大约有600万。

达·芬奇是一个博学者,他在绘画、音乐、建筑、数学、几何学、解剖学、生理学、动物学、植物学、天文学、气象学、地质学、地理学、物理学、光学、力学、发明、土木工程等领域都有显著的成就。这使他成为文艺复兴时期人文主义的代表人物,也是历史上最著名的艺术家之一,他与米开朗琪罗和拉斐尔并称文艺复兴三杰。达·芬奇没有接受过正规的学校教育,这反而成为他的一大优势。他一辈子对知识充满渴望,不会被动接受现有的经验和知识,而是通过大量细致入微的观察、学习和实践,去探索各个领域的知识,这种强烈的好奇心贯穿了他67年的人生。

达·芬奇通过长期的解剖实践,了解人体肌肉、血管、内脏的结构,他的手稿中画了大量人体的几何比例、肌肉和内脏的结构图,他甚至还专门研究过人类的牙齿有多少颗,分几类,以及切牙、尖牙、磨牙牙齿的根部是什么样的,可以说他是人体局部解剖图的开创宗师。他亲自解剖了30多具各个年龄段的男尸、女尸,手绘了超过200篇解剖图作品。拿达·芬奇画的心脏切面图和现代的心脏病理学教科书比较,会发现达·芬奇的图和病理学家描述的切面图是完全一样的。他在看到每一个部位时,不光是把它画得像,还会去思考它们之所以存在的生理学意义。至今,他研究成果的准确性都没有人能超越。达·芬奇没有想到他的画作会流传下来,自己会名垂千古。如果他的画作在当时能够发表并被认同,不知道会对医学的发展产生多大的影响。

### 思政元素分析

达·芬奇的艺术实践和科学钻研精神对后世产生了巨大而深远的影响,他的解剖学贡献充分说明了实践是认识的来源,是认识发展的动力,是认识的目的。人在能动地改造世界的过程中必然需要产生对事物的认识。而对事物的认识无论是起点还是终点都是围绕着改造世界而展开的。同时,实践也是检验认识真理性的标准。人的认识是否符合认识的客体,是否符合客观规律,既不能从认识的本身得到判别,也不能从认识的主客体方面得到直观的答案,只有通过实践即主客体之间的相互作用才能得以验证。因此,我们在现实的实践过程中,要注重对实践的总结和思考,以产生正确的认识。并以认识为导向指导实践的再次进行。积极从实践获得新的收获,对认识不断进行反馈,改良,完善。只有让这种过程循环往复,不断推进认识及实践的发展,使二者达到有机的统一,才能最终达到改造世界和完善自身精神境界的目的。

### 教学建议

本案例可用于《外科学》中"外科绪论"章节的辅助教学,可作为课程开始的引入案例,通过介绍达·芬奇的传奇人生,帮助学生体会认识与实践之间的辩证关系。

### 知识链接

1. 肖鹰.达·芬奇:天才与他的旷世杰作[N/OL].光明日报,2019-04-26. https://epaper.gmw.cn/gmrb/html/2019-04/26/nw.D110000gmrb_20190426_1-13.htm
2. 刘君.走近莱奥纳多·达·芬奇[N/OL].光明日报,2019-07-15. https://epaper.gmw.cn/gmrb/html/2019-07/15/nw.D110000gmrb_20190715_2-14.htm

(余咏潮 孙 瑜)

##  自研防闪爆装备　守护我军生命安全

### 教学目标

通过学习防闪爆装备相关知识,使学生了解我国自主研发生产防闪爆装备的历程,熟悉海战中密闭舱室内瞬间燃爆对舰员的巨大危害,以及通过防护装备守护官兵生命安全的重要性。通过思政元素的融入,让学生体会"科技强军"的重要性,激发学生的爱国、爱党、爱军情怀。

### 案例描述

2021年10月,央视军事栏目某期节目成为网上讨论的热点,报道视频中显示了我海军参加常规演习的官兵首次配发了新型的防闪爆面罩和手套。

在海战中,舰艇一旦被反舰导弹或鱼雷击中爆炸起火,密闭船舱内的燃爆火焰会对舰员的生命安全造成极大威胁,特别是头面颈部、双手等关键部位严重烧伤会使舰员即刻丧失作战或自救能力,而防闪爆面罩和手套能在关键时刻保护舰员的生命。1982年英阿"马岛战争"中考文垂号驱逐舰舰长曾回忆:当时一枚1000磅炸弹直接命中指挥中心上方的舱室,由于战时官兵都穿戴了防闪爆面罩和手套,即使在瞬间的高温火焰燃爆冲击下,指挥中心内的绝大多数舰员却只是表层皮肤烧伤,战后痊愈甚至没有留下瘢痕。

制作这种防闪爆面罩和手套的特殊织物主要是美国杜邦公司研制的长丝芳纶——NOMEX防火纤维(聚间苯二甲酰间苯二胺)。NOMEX材料具有优良的耐热性能,能在距离明火3厘米、300~400℃时,保持10秒不被点引燃,260℃下能持续使用100小时依然保持原强度的70%。此外,它还具备耐酸碱、重量轻、柔韧性好等特点。由于NOMEX材料研制技术难度大、生产工艺复杂、投资成本高,世界上仅有美国能够量产。美国不仅垄断了全球长丝芳纶的市场,而且也一直把NOMEX材料认定为战略物资,对华实行出口管制,这使得我国海军既往一直无法大规模配发这种欧美海军的标准装备。

经过数十年独立自主的研究攻关,中国芳纶工程技术研究中心突破了长丝芳纶的核心技术壁垒,已经研制出同类产品——芳纶1313(品牌名"泰美达"),并降低了其生产工艺和成本,成功批量生产,打破美国在该领域的垄断甚至成为其主要竞争对手。我们有理由相信,防闪爆面罩和手套等个人防护装具,能够在未来的海上作战中最大限度地保护海军官兵生命安全,提高战斗力。

### 思政元素分析

1. 面对世界新军事革命,我们实施科技强军战略,建设创新型人民军队,建设强大的现代化后勤,国防科技和武器装备建设取得重大进展。科技强军是我军现代化建设的指导原则和根本途径,武器装备是现代科技水平的集中体现和突出标志,是军队战斗力的重要物质基础,是决定战争胜负的重要因素。我们要大力增强国防实力,提高武器装备的科技含量,努力跟踪世界现代科学技术发展,不断缩小同世界先进水平的差距。

2. 坚持自主创新,掌握国防科技创新和发展主动权。自主创新是我们攀登世界科技高峰的必由之路。自主创新的本质,就是要在科技创新特别是国防科技创新发展上始终坚持自力更生,掌握核心关键技术,把国家和国防安全的命脉牢牢掌控在自己手里。面对美国的战略出口管制,我国企业自主创新研发数十年,终于成功打破技术垄断。科技创新能力越来越成为国际竞争的决定性因素,我们唯有始终把独立自主、自立自强、自力更生作为发展的根本基点,方能解除诸多客观限制,从"人有我无,受制于人"到"人有我有,形成竞争",最终达到"人无我有,占据上游"。

### 教学建议

本案例可用于《外科学》"烧伤"章节中特殊部位烧伤及吸入性损伤的内容引入,通过设问"为什么海军官兵需要在作战时佩戴这种外观奇特的防闪爆面罩手套",引导学生思考,阐明海战时密闭舱室内瞬间燃爆对官兵的巨大危害。此次配发防闪爆面罩手套体现了人民海军个人防护装具贴近实战的巨大进步,这得益于我国化学工业坚持自主创新,持续技术攻关的重大突破。

### 知识链接

1. 解放军海军装备单兵装备升级：防闪火面罩＋骨传导耳机[EB/OL].[2021-10-13]. https://baijiahao.baidu.com/s?id=1713432927760387683&wfr=spider&for=pc
2. 全面推进科技强军[EB/OL].[2021-08-03]. https://baijiahao.baidu.com/s?id=1707000273838990177&wfr=spider&for=pc
3. 魏寅. 吹响科技强军的时代号角[N/OL]. 解放军报,2022-10-13. http://www.81.cn/xue-xi/2022-10/13/content_10191349.htm

（汤陈琪　孙　瑜）

## 4 长津湖冰雕连——雪中的丰碑

### 教学目标

通过讲述"冰雕连"的英勇事迹，带领学生深入了解抗美援朝战争的重大历史意义，深刻感悟抗美援朝精神，激励学生对标先辈英雄，在全面开启中国特色社会主义现代化国家建设新征程中勇毅奋进、不懈斗争。

### 案例描述

在电影《长津湖》的结尾部分有这样一个片段，美军南逃时被沿途的情景震惊：一排排中国人民志愿军战士俯卧在－40℃的阵地上，已无生命迹象。但是他们手握钢枪、手榴弹，保持着整齐的战斗队形和战斗姿态，形成了一组随时准备战斗的"冰雕"群像。这样的惨烈场景并非导演虚构，而是长津湖战役中志愿军战士战斗精神的真实写照。

1950年11月，抗美援朝战争第二次战役中的长津湖战役打响。当时，执行战斗任务的中国人民志愿军第9兵团是从长江以南的淞沪地区紧急开赴朝鲜战场的，没有配齐冬季御寒服装，战士们大多穿着单衣。1950年的冬天是朝鲜50年间气温最低的冬天，长津湖战场位于朝鲜北部的高寒山区，海拔在1000～2000米之间，白天最高气温只有－20℃，夜间温度甚至会在－40℃以下。

由于没有足够的御寒冬服，志愿军冻伤减员十分严重，很多战士出现肢体坏死需要截肢，甚至冻死。但是"冰雕连"的战士没有向严寒屈服，根据战斗命令埋伏在美军撤退的必经之路上。1950年12月8日，志愿军第9兵团司令员宋时轮向上级汇报时说："80师239团3营6连在攻击新兴里之敌时，受敌火力压制即卧倒冰地上，最后打扫战场时，发现全连除一个掉队战士与一个通信员外，其余200多名干部战士呈战斗队形，全部冻死在阵地上，细查尸体，无任何伤痕与血迹。"战后，人们在冰雕连一名战士的口袋里，找到了一张薄薄的纸条。这名战士叫宋阿毛，来自上海。他在纸条上写道：

我爱亲人和祖国，

更爱我的荣誉,
我是一名光荣的志愿军战士,
冰雪啊!我决不屈服于你,
哪怕是冻死,我也要高傲地,耸立在我的阵地上!

### 思政元素分析

1. 抗美援朝精神是人民军队宗旨、本色和作风的体现,是中华民族不畏强暴、敢于斗争的历史传统的弘扬,是中国人民极其宝贵的精神财富。2020年10月19日,习近平总书记强调,在新时代继承和弘扬伟大抗美援朝精神,为实现中华民族伟大复兴而奋斗。2021年9月,党中央批准了中宣部梳理的第一批纳入中国共产党人精神谱系的伟大精神,抗美援朝精神被纳入。抗美援朝精神主要包括:祖国和人民的利益高于一切、为了祖国和民族的尊严而奋不顾身的爱国主义精神;英勇顽强、舍生忘死的革命英雄主义精神;不畏艰难困苦、始终保持高昂士气的革命乐观主义精神;为完成祖国和人民赋予的使命、慷慨奉献自己一切的革命忠诚精神;为了人类和平与正义事业而奋斗的国际主义精神。

2. 党中央明确提出党在新时代的强军目标是建设一支听党指挥、能打胜仗、作风优良的人民军队,把人民军队建设成为世界一流军队。同时,要大力培育有灵魂、有本事、有血性、有品德的新时代革命军人。当兵是要打仗的,必须有血性。血性就是战斗精神,核心是一不怕苦、二不怕死。作为军人,应当充分学习革命先烈不畏牺牲、英勇顽强的战斗精神,不断磨炼自我意志,提升自我素质,为建设强大的人民军队而奋斗。

3. 英雄是国家和民族的脊梁。我们要在全社会树立崇尚英雄、缅怀英烈的良好风尚。对为国牺牲、为民牺牲的英雄烈士,我们要永远怀念他们,给予他们极大的荣誉和敬仰。特别要警惕历史虚无主义者抹黑英雄人物、歪曲光辉历史的行径。设立烈士纪念日、中国人民抗日战争胜利纪念日、南京大屠杀死难者国家公祭日,建立健全党和国家功勋荣誉表彰制度,制定《中华人民共和国英雄烈士保护法》,印发《关于加强新时代烈士褒扬工作的意见》,迎接志愿军烈士遗骸归国……国家通过一系列重大举措,在全社会塑造了崇尚英雄、学习英雄、关爱英雄的良好的社会氛围。

### 教学建议

本案例可用于《外科学》"冻伤"章节的辅助教学。从医学的角度来看,这些壮烈牺牲在朝鲜战场的志愿军战士都属于全身性冻伤(冻僵),可引导学生从此案例情景出发学习冻僵的临床表现、诊断与急救处置方法。

### 知识链接

1. 真实的长津湖战役:三个冰雕连仅两人生还[Z/OL].[2021-10-08]. https://www.12371.cn/2021/10/08/VIDE1633677601032721.shtml

2. 杨悦,崔鹏. 中国共产党人的精神谱系——抗美援朝精神[N/OL]. 解放军报,2021-08-10. http://www.81.cn/j-s/2021-08-10/content_10073545.htm

(汤陈琪 孙 瑜)

## 5 塞麦尔维斯——手卫生之父

**教学目标**

通过手卫生之父——塞麦尔维斯的故事,使学生了解手卫生在临床医务工作中的重要性,并掌握手卫生相关知识。同时启发学生在学习和工作中要善于观察,勤于思考,勇于挑战,敢为先锋。

**案例描述**

塞麦尔维斯(1818—1865年),匈牙利产科医师,世界公认的手卫生之父。1818年7月1日,塞麦尔维斯医生出生于匈牙利布达的一个商人家族中,殷实的家庭为他提供了深造的机会。1837年,他进入维也纳大学学习,并于7年后获得了医学博士学位,后来专攻妇产科。1846年,塞麦尔维斯医生被任命为维也纳总医院第一产科诊所约翰·克莱因教授的助手。当时,产褥热(现代医学中的产后感染)在产妇中横行肆虐,导致的死亡率高达10%。今天,我们早已知道产褥热是病菌传播导致的感染和死亡,但当时细菌学理论尚未诞生,医生并不清楚产褥热是如何发生的。塞麦尔维斯通过细致的临床观察和分析推测,是由于医院的医生和学生在解剖尸体后沾染了所谓的"尸体毒物",而接触尸体标本后没有洗手就继续检查孕妇,又将这些未知的"尸体毒物"传播给孕妇,引起了产褥热,直接导致产妇死亡。因此,他立刻定下一条规矩,要求医生在为患者做检查之前,必须用氯化石灰溶液彻底清洗双手和检查器械。这项措施推行数月后,产妇的死亡率直接降至1%。这有力证实了塞麦尔维斯判断的准确性,即医生的手部卫生状况影响产妇的安全。

1850年,在一次维也纳医生工会演讲中,塞麦尔维斯大胆表达了"医生受污染的双手和器械将灾难传播给了孕妇"的观点。然而,这一说法触动了保守医学界的尊严,遭到了权威人士的反对,包括其导师。饱受非议和排挤的塞麦尔维斯被逐出医院,被迫离开维也纳,回到自己的故乡匈牙利继续从医,但他没有放弃心中的信念,仍然坚持推广普及自己的消毒方法,使更多的产妇得以幸免。1861年,塞麦尔维斯将自己17年来研究产褥热的成果以观察报告的形式,出版了一部医学史上公认的经典著作——《产褥热的病原、实质和预防》。遗憾的是,晚年的塞麦尔维斯因长期的心理压抑导致精神错乱,生活十分悲惨,于1865年被送进了维也纳精神病院,被守卫打伤后继发败血症离开了人世。

就在塞麦尔维斯去世那一年,法国微生物学家巴斯德在显微镜下发现了细菌,这才证实了塞麦尔维斯所谓的"尸体毒物"即致病物质确实存在,人们才认识到塞麦尔维斯的消毒措施具有多么重要的医疗价值。后来人们为了纪念他,用他的名字命名了布达佩斯最著名的医科大学,他被尊称为"母亲们的救星"。他的遗书中有这样一段话:"回首往事,我只能期待有一天终将消灭这种产褥感染,并用这样的欢乐来驱散我身上的哀伤。但是天不遂人愿,我不能亲眼看见这一幸福时刻,就让坚信这一天早晚会到来的信念作为我的临终安慰吧。"世界卫生组织(WHO)于2009年发起倡议,将每年5月5日定为"世界手卫生日",旨在强调在医疗护理过程中提高医护人员手部卫生、减少医源性感染的重要性。

### 思政元素分析

1. 不忘从医初心,牢记医生使命。医生的使命是救死扶伤,尊重生命和真理。塞麦尔维斯作为一名普通的产科医生,他将自己发现的临床诊疗中的谬误公之于世并提出改良方法,面对学术权威的反对和诋毁,他没有屈服,而是为改正这个谬误奋斗了一生。这种不屈不挠、追求真理的精神值得每一位医生学习。也正是医学领域的先驱们孜孜不倦地努力探索和不遗余力地为真理斗争,乃至付出生命的代价,才有了如今医学领域的不断革新与全面发展。

2. 塞麦尔维斯用一生奋斗和生命守护的真理,我们要用心去践行。即使是在医疗卫生和技术水平发达的今天,手卫生依旧是临床工作的重要基石。我们在临床实践中要时刻谨记做好手卫生,守护患者的生命健康。此外,手卫生的意义也不仅局限于临床工作,更是日常生活中切断接触传播疾病的重要途径之一。新型冠状病毒全球传播的背景下,经常洗手、保持手部清洁的理念已经深入人心。作为医生,要担当起社会责任,积极向大众科普宣教手卫生的医学常识,帮助提高社会整体卫生水平。

3. 敏锐的观察能力是优秀医生的基本素养。观察是一种有目的、有计划、比较持久的直觉行动,是知觉的高级形式。它不仅是人们认识一切客观事物和现象的基本能力,也是逻辑思维的"触角",是认识的出发点。达尔文曾说:"我既没有突出的理解能力,也没有过人的机智。只是在观察那些稍纵即逝的事物并对其进行精细观察的能力上,我可能在众人之上。"敏锐的观察能力对取得重要成就极其重要,医学生应该时刻谨记,并认真实践。

### 教学建议

本案例可用于外科"无菌术"或"术前准备"的课堂教学。手卫生是医学有创操作、外科手术的基石,对于减少医源性感染、提高患者生存率具有重要作用。从"手卫生之父"塞麦尔维斯的故事引入课程内容,可以激发兴趣,鼓励学生善于发现与思考,培养其探寻真理的意志和勇气,并引导学生在未来的工作中努力践行和传播手卫生理念。

### 知识链接

1. 保持手卫生 Keeping Hands Clean [EB/OL]. [2021-06-28]. https://www.xuexi.cn/lgpage/detail/index.html?id=9827890523277570097&item_id=9827890523277570097

2. 惊悚:6年间,2 680位母亲离奇丧命……[EB/OL]. [2022-01-03]. https://baijiahao.baidu.com/s?id=1720916597390734407&wfr=spider&for=pc

(汤陈琪 孙 瑜)

## 6 中国力量,从废墟中重新站立

**教学目标**

通过汶川大地震灾后重建的故事,使学生了解中国特色社会主义制度的优越性,增强国家与民族自豪感。同时,也使学生明白严重创伤患者犹如遭受人生的"大地震",需要多学科共同携手救治,除了缓解身体上的病痛,也要抚慰患者心理的创伤。

**案例描述**

2008年5月12日14时28分,这个记录于中华民族史册上沉痛的哀歌——特大地震在四川省汶川县爆发。10万平方公里范围内的交通、电力、通信尽数被毁,山河改道,次生灾害频发。阴雨绵绵的灾区沦为一座座孤岛,无数人的生命在大地的撕裂中摇摇欲坠。69 227人遇难,374 643人受伤,17 923人失踪……这一组组伤痛的数字,我们不能忘记。

从古至今,中华民族面临过无数次危难。这些危难、苦难,中国人是怎么闯过来的呢?只有一条路,那就是万众一心、众志成城。在中国共产党的带领下,全国上下同心同德。食品、药品、器材迅速筹备,物资筹款更是火速集结,航空侦测、遥感卫星、电子生命探测仪,中国现代化装备手段一一得到检阅。鲜红的党旗高高飘扬,让灾区群众也重燃起了生的希望。他们奋起自救,创造了一个又一个生命的奇迹。

国外媒体当时曾忧心断言,汶川地震灾后重建是一个世界性难题。但是,任何困难都难不倒英雄的中国人民!在汶川救灾重建中,震后10天完成1 500多万人应急安置,震后100天完成1 200多万人过渡性安置,震后3周年之时完成了95%的国家重建项目,创造了世界救灾史上的奇迹。地震发生1个月后,中国共产党党员自愿交纳了近70亿元的特殊党费,19个省和直辖市以不低于1%的财力一对一对口支援重灾县市。经过新中国成立以来动员范围最广、投入力量最大的伟大再造工程,汶川从废墟上站立起来了。

14年如白驹过隙,如今的这片土地,公共设施完善,道路整洁,商铺林立。在党中央的坚强领导下,全国凝聚起万众一心、众志成城、不畏艰险、百折不挠、以人为本、尊重科学的抗震救灾精神,这份精神包含着与时间赛跑的勇气,把损失降到最低的底气,还有化险为夷、灾后重建的志气,更有兑现再造一个秀美山川的豪气。

灾情是集结号,斗争艰苦。家园的美,是我们中国人骨子里坚韧良善的美,是中国共产党从人民群众中走来的初心使命——人民至上,生命至上!

**思政元素分析**

1. 民族精神的内涵,总是在历史进步中不断得到丰富,在一次次重大考验中不断得到升华。正是在这场举世罕见的抗震救灾和灾后重建过程中,中华民族形成了万众一心、众志成城,不畏艰险、百折不挠、以人为本、尊重科学的伟大抗震救灾精神。这种精神是中华民族在灾害面前奋力拼搏,长期形成的一种民族文化和民族历史的高度总结。在下个一百年的伟大征程中,我们要继续高举抗震救灾的精神,为实现中华民族伟大复兴取得更大的胜利。

2. 汶川地震发生后,党中央一声号令,人民解放军的千军万马第一时间奔赴一线。同时,千千万万的救援队员、志愿者驰援灾区,形成了人民群众发动起来的汪洋大海般强大的社会力量。按照中央做出的对口支援的决策,19个对口支援省市,带着700多亿元援建资金,肩负着庄严使命,迅速奔赴灾后重建的战场。汶川灾后恢复重建发展取得的历史性成就,生动展现了中国共产党坚强有力的领导和我国社会主义制度的优越性。中国共产党具有强大的战斗力,能够应对各种风险考验、驾驭各种复杂局面。中国特色社会主义制度能够集中力量办大事、团结各方渡难关。只要我们坚持发挥政治和制度优势,就一定能够战胜前进道路上的一切艰难险阻。

3. 对于严重创伤患者来说,他们就像经历了人生中一次惨烈的"大地震",创伤后应激障碍(Post Traumatic Stress Disorder,PTSD)极易发生。如何使他们从人生的废墟上重新站立起来,是医患双方都需要思考的问题。面对多发伤伤员,作为医生,不仅要使用专业知识动员各学科力量全力救治、修补破碎的躯体,更需要在精神上给予伤者抚慰与支持,帮助他们建立重生的希望和站立的勇气。

### 教学建议

本案例可用于外科创伤,特别是多发伤的辅助教学。通过地震灾后重建的过程,使学生了解中国特色社会主义制度的优越性,感悟伟大的抗震救灾精神。同时,通过灾后重建和多发伤伤员救治过程的对比,使学生认识只有动员多学科力量共同救治,在躯体和精神上给予伤员最全面有效的支持,才能帮助伤者从人生的废墟中重新站立。

### 知识链接

1. 广东省中国特色社会主义理论体系研究中心. 救灾重建彰显制度优势[N/OL]. 经济日报,2013-05-24. http://paper.ce.cn/jjrb/html/2013-05/24/content_157367.htm
2. 陈菲,谢佼,刘夏村. 一方有难 八方支援——抗震救灾精神述评[EB/OL]. [2021-09-13]. https://baijiahao.baidu.com/s?id=1710789870642465980&wfr=spider&for=pc

(汤陈琪　孙　瑜)

## 夏照帆——白衣战士,国之名医

### 教学目标

通过"国之名医"夏照帆院士的生平事迹,使学生了解烧伤学界前辈的名医风采,感受她在烧创伤救治的关键时刻召之即来、来之能战、战之必胜的使命担当,激励学生做一名拥有仁心仁术的优秀医者。

### 案例描述

夏照帆,中国工程院院士,海军军医大学附属长海医院烧伤外科主任、全军烧伤研究所所长、国家重点学科(烧伤外科)及教育部创新团队带头人。夏照帆院士是我国烧伤疾病学科的泰斗,长期致力于烧伤疾病的临床诊疗、教学和研究工作,在危重烧(创)伤救治、烧伤休克救治、皮肤组织工程、瘢痕防治等领域成绩卓著。

烧伤外科是长海医院的传统优势学科,也是一个要随时准备应对突发性灾难事件的科室。每逢重大救治任务,上级总是"钦"点夏照帆之名。这些年哪里有烧伤险情,哪里就有她的身影。年过六旬的她,常年像年轻人那样"冲"在一线。

2005年,"麦莎"台风袭击上海,夏照帆带领团队连续作战,一刻不休地救治了118位化学烧伤人员;2006年,东北大兴安岭火灾,她作为原总后勤部特派专家连续3个星期对火灾中被烧伤的34名武警官兵进行救治;2008年,上海842路公交车火灾,她带着团队坚守在病房20多个日夜,让10多位严重烧伤的市民"浴火重生";2014年,昆山某企业发生金属粉尘爆炸事故,她从外地会场直接赶赴昆山事故一线,连续奋战20多个小时,先后抢救了6批共10名重度烧伤患者;2015年,天津滨海新区爆炸事故,她半夜10点抵达天津,拎着行李直奔病房,在抢救大爆炸事故伤员的数个日夜,她每天只睡三四个小时,吃饭时间不超过10分钟。"睡几个小时就会耽误病人一辈子啊,闭上眼全是这些火海里抢来的生命,让我如何能合眼!"

烧伤科有高强度的工作、高难度的技术,更有一般女性难以吃得消的"苦脏累"。当年义无反顾地选择,如今坚定不移地付出,这样的坚持一干就是30多年,夏照帆院士妙手仁心,创造了一个又一个生命的奇迹。2016年6月因家中煤气爆炸,浙江一名不到10岁的女孩朵朵全身被火焰烧伤多处,当即被送往当地医院烧伤科抢救。由于深度烧伤面积达90%,又伴有重度吸入性损伤、休克,当地医院医生表示救治没有希望。情急之中,朵朵父母联系到了长海医院夏照帆院士团队。从抗感染到创面换药,从脏器支持到手术方案的制定和实施,从心理辅导到康复锻炼,夏照帆率领团队亲自诊治。他们运用改良自、异体微型皮片混合移植技术、瞬时自控式笑气镇痛技术,融合微型皮肤组织工程技术与理念和序贯细胞保护策略,使朵朵渡过了一个又一个难关,最终创造了生命奇迹。

"那些被烧得貌似'狰狞'的表象下,都是工人、幼儿和老人这类弱势群体。"夏照帆坦言:"有些伤者的不幸经历,我已听了10多遍了,但仍要用心去倾听、用爱来开导。"为此,她与自己那些烧成"异形"的患者交朋友、解心结,不仅履行医者职责,更要当好"心灵导师"。这些年,夏照帆和团队使数以万计的患者回归了健康生活,她既医伤又治心,用自己的光热为他们点亮了生命的春天。医者仁心,大爱无疆!

2013年,夏照帆当选中国工程院院士,但她的口头禅依旧带有军人烙印:现代生产安全事故和恐怖活动极易造成大批突发烧伤事件,院士就是战士,必须召之即来、来之能战、战之必胜!2018年8月,由中华医学会、中华预防医学会、中国医师协会等60家分会共同参与,经过初选、主席团评议、公示、征询意见等环节推举发布第二届"国家名医"盛典,夏照帆院士荣登"国之名医"榜单。

### 思政元素分析

1. 烧伤外科是应对突发灾难事件的重要科室。每次有重大群体性救治任务,步入花甲之年的夏院士总是不顾长时间高强度工作的疲惫,迎难而上,冲锋在救治一线,彰显军人和医者的责任与担当。唯其艰难,方显勇毅;唯其磨砺,始得玉成;唯其危重,方显无私。夏院士在工作中体现出来的敬业精神和专业技能值得所有医生认真学习。

2."医乃仁术",专业技术与仁爱之心是医学的两翼,二者兼备才称得上仁心仁术。对于患者而言,医药是有时而尽的,唯有不竭的爱能拯救一颗受苦的灵魂。夏院士对患者的全心救治,悉心关怀,既医伤又治心,以实际行动践行医者誓言,诠释仁爱精神。

### 教学建议

此案例可用于《外科学》"烧伤"章节的辅助教学。通过烧伤外科前辈的故事,树立学习的榜样,勉励学生传承医师职业精神,关键时刻能够迎难而上,冲锋在前,勇担重任,彰显医者的责任担当。同时引导学生敬佑生命、爱护和尊敬患者,真正以治病救人为本、以仁爱精神为准则,将医者仁心融入未来医疗工作的细节之中。

### 知识链接

1. 彭科峰,王泽锋. 医坛之花夏照帆[N/OL]. 中国科学报,2015-09-07. https://news.sciencenet.cn/sbhtmlnews/2015/9/304075.shtm?id=304075

2. 杨月. 夏照帆:召之即来来之能战的烧伤团队[N/OL]. 健康时报,2018-07-20. http://www.jksb.com.cn/html/2018/newspaper_0720/128481.html

（汤陈琪　孙　瑜）

## 创面治疗领域的革新技术

### 教学目标

通过该案例的讲解,使学生了解创面治疗领域的最新治疗技术,勉励学生在未来的临床工作中悉心观察、勤于思考、拓宽眼界、大胆创新。

### 案例描述

封闭式负压引流(Vacuum Assisted Closure,VAC),亦称负压封闭引流(Negative Pressure Wound Therapy,NPWT),是利用负压吸引装置与特殊创面敷料连接,间歇地或持续地在创面处产生低于大气压的压力,通过一系列的作用机制促进创面愈合的新颖的、日趋成熟的治疗方法。

1985年美国的查里克(Chariker)和杰特(Jeter)医生应用纱布包裹一根扁的外科引流管,将它们放在伤口内,盖上透明的密封贴膜,并用贴膜包裹引流管,将引流管连接于负压泵,来进行伤口的治疗。这是早期应用负压治疗创面的有益探索,通过这项临床研究,人们认为封闭负压引流系统对腹部外伤后合并肠瘘的处理具有重要作用和里程碑意义。

1993年,德国乌尔姆大学创伤外科的弗莱施曼(Fleischmann)博士创造性地提出将传统负压引流与现代封闭性敷料相结合的新型引流技术,该技术用医用泡沫敷料(聚乙烯醇或聚氨酯醚材料,polyvinyl alcohol or polyurethane ether)包裹多侧孔引流管,将泡沫敷料裁剪后置于创面,并用半通透性的薄膜密闭创面,再通过外接引流瓶及负压源进行负压引流。该技术首先被运用于感染创面治疗并取得显著效果,随后美国维克森林大学的阿真塔(Argenta)和莫里卡斯(Morykwas)等继续对这项技术进行临床和实验研究,并以封闭式负压引流命名,获得了美国食品和药物管理局(Food and Drug Administration,FDA)的认可,在北美和欧洲得到迅速推广。

该项技术是一种高效、简单、经济,促进创面愈合的纯物理疗法,被认为是创面治疗领域的一次革命。它能够加速创面部位的血液循环,显著促进新生血管进入创面,刺激肉芽组织的生长,充分引流,减轻水肿,减少污染,抑制细菌生长,促进愈合,为手术修复创造条件。该技术适用于各种类型的创面,包括急、慢性皮肤软组织缺损创面、感染创面、植皮创面以及各种难治性创面。

### 思政元素分析

1. 观察与思考是科学技术创新的源泉。外科负压引流的雏形是纱布包裹一根扁的外科引流管,加上透明的密封贴膜和负压泵。这项技术使用的物品并不复杂高深,但这背后是对临床问题的细致观察与深入思考,只有敏锐地发现传统方法的局限性,才能迈出创新的第一步。观察是获取信息、知识、经验、技术和方法的手段,也是从事创新思维活动的基础和源泉;而思考则是创新活动的核心和灵魂。每个医生都将观察和思考贯穿于医学理论学习和临床实践的全过程,才能不断推动医学技术的不断革新发展。

2. 学科交叉是现代科学技术创新的一条必然路径。据统计,近20年来诺贝尔自然科学奖中,交叉研究成果占比已超过1/3。弗莱施曼博士正是基于学科交叉(医学与材料学)研究,创造性地使用泡沫性敷料,进一步开创了创面治疗的新时代。随着新一轮科技革命和产业变革加速演进,一些重要科学问题和关键核心技术已经呈现出革命性突破的先兆,新的学科分支和新增长点不断涌现,学科深度交叉融合势不可挡。广大医务人员应用好学科交叉融合这个"催化剂",打破传统的学科专业壁垒,为取得更多原创成果、实现高水平医学科技创新做出新贡献。

### 教学建议

本案例可用于《外科学》创面修复的辅助教学。通过案例帮助医学生了解学科前沿进展,勉励大家在临床实践中善于观察总结,拓宽思路眼界,勇于开拓创新。

### 知识链接

1. 韩京媛.创面封闭式负压引流[EB/OL].[2010-04-09].https://www.bjsjth.cn/Html/Mobile/Articles/1002910.html

2. 蒋建科.用好学科交叉这个"催化剂"(创新谈)[N/OL].人民日报,2022-09-05. http://paper.people.com.cn/rmrb/html/2022-09/05/nw.D110000renmrb_20220905_2-19.htm

(汤陈琪 孙 瑜)

## 9 浴火重生的"吹哨人"

### 教学目标

通过案例讲述,使学生感受最美逆行者、和平年代的一等功臣谢晓晖同志对消防事业的深厚感情,勇于面对人生挫折的英雄情怀。引导学生致敬英雄、学习英雄,从他身上汲取精神力量,以饱满的热情投入未来的医疗工作。

### 案例描述

谢晓晖(1977— ),福建省漳平市人,大学本科毕业,1999年7月入伍,2001年4月入党,历任福建省三明市三元区公安消防大队排长、参谋,三明永安市消防大队参谋。

2004年7月26日下午,永安市上坪乡翔鹭蚊香厂发生火灾,谢晓晖和战友组织部分留守工人和群众转移到安全地带,不料存有大量易燃易爆原料的库房轰然倒塌,剧烈的粉尘爆炸把他卷进火浪,谢晓晖因此被严重烧伤入院。烧伤面积达75%,其中Ⅲ度烧伤面积高达50%,前后经历33次手术,虽然他保住了性命,但容貌已经与受伤前有巨大差异。

然而谢晓晖没有消沉,没有放弃,从活动第一根僵硬的手指开始,展开了漫长的康复锻炼。从卧床不起到重新站立,从寸步难行到生活基本自理。他的身体机能慢慢恢复,为了增强体质、防止肌肉萎缩,热爱运动的谢晓晖开始寻找一种适合自己的运动方式。"我觉得骑自行车时的自己,看起来更像一个肢体正常的人。"于是,谢晓晖加入骑行俱乐部,骑行路程常常达到上百公里。几年间,他骑遍了三明各个县市区,路上常有学生认出他、向他敬礼,谢晓晖则举起变形的右手,向孩子们庄严回礼。

在骑行的过程中,谢晓晖意识到三明属于山区,农村点多面广,许多村民的防火意识十分淡薄,于是退役后,他带头组建了"消防宣传骑行队",打通消防宣传的最后一公里,深入山区农村开展消防安全宣传,排查用电用火隐患。3年来,他累计入户宣传超1 000次,培训人数超5 500次,成为山区农村消防安全的"吹哨人"。

### 思政元素分析

谢晓晖经历了特重度烧伤后没有消沉与放弃,而是通过漫长的康复,重新站立起来,不仅培养了骑行爱好,而且成为山区农村消防安全的"吹哨人"。在这背后他所经历的疼痛、艰苦、挫折是旁人无法想象的,这种坚不可摧的意志、百折不挠的精神令人动容。命运以痛吻我,我却报之以歌,谢晓晖没有屈服于命运,而是向命运展现了人性的光辉。正如海明威所说:"我可以被杀死,但永远不会被击败!"拥有这样伟大情怀的英雄,应该是每个人学习的榜样。

### 教学建议

此案例可用于《外科学》"烧伤"章节的辅助教学。通过谢晓晖浴火重生的故事,使学生了解大面积烧伤患者康复过程的漫长和艰难,增强其爱伤观念。同时,可以引导教育学生在面对人生挫折时应有怎样的正确态度和行为。

### 知识链接

1. 蒋巍. 世界上最美的脸[N/OL]. 光明日报,2021 - 08 - 13. https://epaper. gmw. cn/gmrb/html/2021-08/13/nw. D110000gmrb_20210813_1-14. htm
2. 消防员谢晓晖:浴火重生[Z/OL]. [2021 - 11 - 23]. http://tv. cctv. com/2021/11/23/VIDEWp2GxnE4prXhjCSLTZRq211123. shtml
3. 这张敬礼照,令人肃然起敬[EB/OL]. [2021 - 10 - 21]. https://baijiahao. baidu. com/s? id=1714187357879288796&wfr=spider&for=pc.

（汤陈琪　孙　瑜）

## 10 助力公益行动　关爱烧烫伤儿童

### 教学目标

通过案例使学生了解目前儿童烧烫伤的发病率和防治现状;了解公益基金会在推广急救科普常识、帮扶贫困家庭烧烫伤患儿等方面的作用,鼓励学生自觉做医学科普的参与者,公益活动的推动者、践行者。

### 案例描述

2022年9月3日,由中国社会福利基金会烧烫伤关爱公益基金主办、新华网等单位支持的"预防儿童烧烫伤宣传周"启动仪式在北京举行。第十届全国人大常委会副委员长、中国关心下一代工作委员会主任顾秀莲宣布"预防儿童烧烫伤宣传周"正式启动。与会人士倡议,将每年9月的第一周定为"预防儿童烧烫伤宣传周",以宣传周形式作为学校、幼儿园、社区等开展活动的载体,开展各种形式面向孩子和家长的科普活动,让烧烫伤预防和急救知识利于传播、公众便于参与,从而发挥长效的科普作用。

相关数据显示,中国每年有2600万人发生不同程度的烧烫伤,其中30%以上是儿童。0~5岁的儿童烫伤占烧伤儿童的70%左右,家长的疏忽大意、预防安全意识差、缺少正确的急救知识是主要原因。烧烫伤死亡率仅次于交通事故,全球每年有9.6万儿童因烧烫伤死亡。烧烫伤儿童可能面临局部畸形、容貌损毁和心理创伤,其家庭也会面临巨大经济负担和心理压力,因病致贫、因病返贫屡见不鲜。对此,国家正在从政策法规层面不断完善对儿童烧烫伤的预防保护措施。2021年9月,国务院印发《中国儿童发展纲要(2021—2030年)》,预防儿童烧烫伤等伤害也被纳入"儿童与安全"发展领域的第4条主要目标"减少儿童跌倒、跌落、烧烫伤和中毒等伤害的发生、致残和死亡",并明确策略措施为"教育儿童远离火源,引导家庭分隔热源,安全使用家用电器,推广使用具有儿童保护功能的家用电器,预防儿童烧烫伤"。

在这一背景下,我国已发起成立多个公益基金会,在关爱烧烫伤儿童领域发挥着不可或缺的作用,旨在积极推广儿童烧烫伤预防及急救科普常识,帮扶贫困家庭救治患儿。中国社会福利基金会烧烫伤关爱公益基金发起了"全民预防烧烫伤教育工程",其品牌公益项目——"远离烫烫小怪兽儿童课堂"秉承国际先进的儿童科普理念与模式,通过科普性、趣味性、互动性于一体的科普课堂,让孩子认知烧烫伤的风险与自救互救知识。截至2021年12月,项目已走进29个省市258个地区,共有150万儿童及其家庭受益。"天使宝贝公益基金会"是致力于开展0~14岁儿童的意外伤害预防及救助相关的公益项目,通过预防科普、紧急救助等方式,提升公众特别是父母对于儿童意外伤害的认知水平,同时,合众之力为意外伤害儿童(包括烧烫伤儿童)开设绿色生命通道,争取宝贵的救援时间。截至2021年8月底,天使宝贝累计救助意外伤害儿童1055人次,救助范围涉及29个省市,拨款医院145家,举办患儿冬令营、夏令营5次,大型免费义诊5场,开设安全课堂149节,公益安全教育片100集。

### 思政元素分析

1. 儿童是国家的未来、民族的希望。当代中国少年儿童既是实现第一个百年奋斗目标的经历者、见证者,更是实现第二个百年奋斗目标、全面建成社会主义现代化强国的生力军。促进儿童健康成长,能够为国家可持续发展提供宝贵资源和不竭动力,是建设社会主义现代化强国、实现中华民族伟大复兴中国梦的必然要求。党和国家始终高度重视儿童事业发展,先后制定实施3个周期的中国儿童发展纲要,为儿童生存、发展、受保护和参与权利的实现提供了重要保障。党的十八大以来,党中央把培养好少年儿童作为一项战略性、基础性工作,坚持儿童优先原则,大力发展儿童事业,保障儿童权利的法律法规政策体系进一步完善,党委领导、政府主责、妇女儿童工作委员会协调、多部门合作、全社会参与的儿童工作机制进一步巩固,儿童发展环境进一步优化,儿童发展和儿童事业取得了历史性新成就。党的二十大报告指出要坚持以人民为中心的发展思想,维护人民根本利益,增进民生福祉,不断实现发展为了人民、发展依靠人民、发展成果由人民共享,让现代化建设成果更多更公平惠及全体人民。《中国儿童发展纲要(2021—2030年)》正是"坚持以人民为中心的发展思想"在关爱儿童成长成才领域的生动实践。

2. 烧烫伤对个人来说是一个非常大的应激事件,会对人造成心理创伤。儿童烧烫伤一旦发生,不仅可能对患儿造成局部畸形、容貌损毁、功能障碍等躯体损伤和心理创伤,也会给整个家庭带来经济压力和心理压力。作为医生,不仅要竭尽全力悉心治疗,还要关心关爱患儿及家属的心理状态,努力做好心理疏导和抚慰,帮助其家庭走出困局。与此同时,每个医生都应该成为医学科普的宣传者,根据烧烫伤发生发展的病理、生理机制向目标人群讲授正确的烧烫伤急救方法——"冲、脱、泡、盖、送",帮助更多的儿童和家庭避免烧烫伤损伤。积极推动社会公益项目的实践,为患儿救治提供更多帮助。

### 教学建议

此案例可用于《外科学》"烧伤"章节的辅助教学。通过案例讲述,使学生认识到儿童烧烫伤对患儿、家庭和社会的不利影响。引导学生怀有仁爱之心,面对有困难的家庭,给予更多的关注和人文关怀,积极帮助联系基金会救助,确保患儿获得最佳治疗。此外,鼓励学生践行烧烫伤公益的理念与目标,致力于烫伤急救科普宣讲,实现烫伤急救知识人人知,减少这些不幸事件的发生。

### 知识链接 ▶

1. 中国儿童发展纲要(2021—2030)[EB/OL].[2023-04-18]. http://www.thfn.gov.cn/news_show.aspx?id=553
2. 王冰洁.在预防未成年人烧烫伤征途上加速奔跑[EB/OL].[2022-08-10]. https://www.mca.gov.cn/article/xw/mtbd/202208/20220800043365.shtml
3. 周南,王晓慧.保护儿童远离烧烫伤:从"冲脱泡盖送"到建立预防长效机制[EB/OL].[2022-09-06]. https://baijiahao.baidu.com/s?id=1743214190546686366&wfr=spider&for=pc

(汤陈琪 孙 瑜)

## 11 "八二"昆山爆炸救治侧记

### 教学目标 ▶

通过案例使学生深刻感受中国特色社会主义制度的优越性,增强国家与民族自豪感。

### 案例描述 ▶

2014年8月2日7时37分,江苏省昆山市某公司汽车轮毂抛光车间因铝粉尘爆炸,导致75人遇难、185人重伤,伤员平均烧伤总面积为95%体表总面积(Total Body Surface Area, TBSA),平均Ⅲ面积达82%TBSA,90%的伤员合并吸入性损伤。这起事故堪称国内近几十年来最为严重的群体烧伤事故,从烧伤人数、烧伤总面积、烧伤深度来看,都是前所未有的,给当时的灾难应急体系和烧伤专科治疗都带来了巨大挑战。

严重群体烧伤事故与其他重大突发事件一样,需要依靠党中央和地方政府的力量,统一指挥、统一调配、多方支援。本次救治得到全国包括军队和地方共计171家医疗单位的支持,其中江苏省有86家单位参与,而北京、上海、天津、重庆及福建、广东、河南、湖北、湖南、黑龙江、吉林、辽宁、江西、山东、陕西、甘肃、四川、浙江省等省市共有85家单位参与。直接或间接参与抢救人员1200余人,包含烧伤、重症医学、呼吸、肾内、感染、心理卫生、精神卫生、护理等学科专家。

爆炸事故发生后,昆山市民自发展开救援活动。从爆炸发生当日上午开始,昆山市内的4个献血点就已开始排队,在只有10分钟高铁路程的苏州市,市民也纷纷走进献血站献血,苏州市中心血站紧急调配4万毫升血液支援昆山市。至15时40分,昆山市血库就已满库。此外,江苏省血液中心第一时间查看血液库存,在保证当地医院的临床急救用血需求的前提下,将10万毫升血浆、3.6万毫升红细胞紧急出库,从南京出发,运抵苏州昆山市,用以抢救在爆炸事故中受伤的伤员。常州、扬州市也向昆山市伸出了援手,当地血液中心分别向苏州市援助血浆 10 万毫升。

### 思政元素分析

1. 集中力量办大事的显著优势，是在实践中形成并不断完善和发展的。我国的国家制度和国家治理体系有利于形成集中力量办大事的显著优势。新中国成立以来，我国能够创造经济快速发展奇迹和社会长期稳定奇迹，形成举世瞩目的"中国之治"，一个重要原因就是坚持全国一盘棋，调动各方面积极性，集中力量办大事，党的统一领导是保证。爆炸发生后，党中央高度重视，迅速做出部署，各级党委和政府服从党中央统一指挥、统一协调、统一调度，伤员救治坚持一盘棋策略。最终完成艰巨的救治任务，并取得满意结果，实属不易。

2. 医疗机构每年都有大量因外伤性出血、产后大出血、严重烧伤、各种血液病等危重情况而亟待输血的患者。而无偿献血是当前临床用血的唯一来源，也需要更多的公众参与和支持。但因受到献血宣传效果不佳及部分社会舆论的影响，仍然有人对无偿献血持有怀疑态度，认为献血对自己的身体有损害。实际上，人体内的总血量是体重的 7%～8%，如果献血不超过自身总血量的 13%，一般对身体没有不良影响。为了鼓励更多的人无偿献血，宣传和促进全球血液安全规划的实施，世界卫生组织、红十字会与红新月会国际联合会、国际献血组织联合会、国际输血协会将 2004 年 6 月 14 日定为第一个世界献血者日。2022 年世界献血者日的主题是"献血是一种团结行为。加入我们，拯救生命"（Donating blood is an act of solidarity. Join the effort and save lives）。无偿献血是一项崇高的社会公益事业，是传递人间真情的红色纽带，是构建和谐社会的重要组成部分，也是践行社会主义核心价值观"友善"理念的生动实践。

3. 我国是一个有着 14 多亿人口的大国，防范化解重大疫情和重大突发公共卫生风险，始终是我们须臾不可放松的大事。人命关天，人民群众生命安全和身体健康一定要放在第一位。提高应对重大突发公共卫生事件能力，要害在于防患于未然，核心在于提高患者特别是重症患者的救治能力，尽最大努力挽救更多患者生命。在此次爆炸事故伤员救治中，广大医务工作者义无反顾、日夜奋战，人民解放军指战员闻令而动、能打硬仗，为重伤救治做出突出贡献。

### 教学建议

本案例可用于《外科学》中"成批伤""烧伤"等章节的辅助教学。通过案例使学生了解成批烧伤的巨大救治难度，必须动员全国的医务人员和医疗资源采用资源密集型、人力密集型的救治模式。

### 知识链接

1. 与时间赛跑　与死神争速——昆山"8·2"爆炸事故救援纪实[EB/OL]. [2014-08-03]. http://www.gov.cn/xinwen/2014-08/03/content_2728838.htm

2. 昆山爆炸事故：救治伤员　官兵奉献爱心[Z/OL]. [2014-08-04]. http://tv.cctv.com/2014/08/04/VIDE1407155442181657.shtml

（汤陈琪　孙　瑜）

## 12 汶川地震空降兵十五勇士——与时间赛跑的胆识与勇气

**教学目标**

通过案例使学生了解十五勇士依靠自身过硬技能,在地震灾区人民最需要的危急关头舍身一跃的勇毅与果断;体会人民军队永远将人民放在心中、全心全意为人民服务的光荣传统;教育学生作为医务工作者,必须有担当、有能力、有智慧,平时注重夯实专业技术,在重症抢救等关键时刻敢于亮剑、勇于担当,具备与时间赛跑的胆识与勇气。

**案例描述**

2008年5月12日,四川汶川发生8.0级大地震。震后,地震灾区道路损坏严重,地面救援部队难以抵达,处于震中地带的茂县与外界通信和交通中断,成为一座"孤岛"。空降兵成了进入灾区了解灾情的最后希望。

2008年5月14日,茂县上空。汶川大地震后的第三天,连续两天的大雨稍做停歇。此时,空降兵某部接到原总参谋部命令:立即派遣伞降人员进入震中茂县,执行通信联络、灾情勘查、情况上报任务,为上级决策提供依据!

很快,一架运输机飞到重灾区茂县上空。这是在5 000米的高空,如果再算上茂县4 000米以上的海拔,这里无疑是万米高空。这是一场没有地面指挥引导、没有地面标识、没有气象资料的"三无"空降,机上的伞降队员没有人知道跳下去等待自己的会是什么,无异于生死盲跳。着陆时稍有差池,陡峭的山崖、奔腾的岷江、茂密的丛林、纵横的高压电线以及被震坏的房屋都有可能威胁伞降队员的生命,这要求队员具备过硬的技术和过人的胆量。

14日中午12时左右,运输机一步步接近震中茂县灾区,并开始在其上空盘旋,寻找最合适的伞降时机。大约5分钟后,运输机下方的云层突然散开一个伞降窗口,透过这个窗口可以看到茂县城关大桥,于是伞降指挥官立即抓住转瞬即逝的有利时机,果断下达伞降命令,李振波大校第一个跃出机舱,紧随其后14名伞降队员分成两批纷纷跃入空中。瞬间,雪白的伞花朵朵绽放,飘向孤城茂县。12时25分,震后第一批伞降的15名勇士,终于踏上了震中茂县的土地。事前,他们曾写下生死决绝的请战书:"我愿意付出自己的一切,去挽救灾区人民的生命,实现我们军人的价值。"

空降震中后的7个昼夜里,他们翻越了4座海拔3 000多米高的山峰,徒步220公里,在7个乡、55个村庄侦查灾情,上报重要灾情30多批次,为后续救援提供了宝贵的科学依据。他们还在茂县、汶川沿途开辟机降场6个,引导机降、空投20多架次。其中,在汶川开辟的首个机降场,为震中地区输送了大量救援物资;在茂县牟托村开设的空投、机降点,一举解决了附近10万受灾群众和伤病员的困境。

## 思政元素分析

1. 地震无情，人间有爱，哪里有危险，哪里就有人民子弟兵。灾情就是命令，在抗震救灾一线、在灾区人民最需要的地方，14.6万人民子弟兵听令而行、不畏艰险，哪里最紧急、最艰难、最危险就冲向哪里，勇于突进震中地带，敢于跨越生死界限，充分发挥了主力军和突击队的作用，没有辜负党和人民的重托，书写了当代军人的使命担当。

2. 精神是一个民族赖以长久生存的灵魂，唯有精神上达到一定的高度，这个民族才能在历史的洪流中屹立不倒、奋勇向前。面对突如其来的巨大灾难，在中国共产党的坚强领导下，组织开展了新中国成立以来救援速度最快、动员范围最广、投入力量最大的抗震救灾斗争和灾后恢复重建。在这场波澜壮阔的伟大实践中，形成的"万众一心、众志成城，不畏艰险、百折不挠，以人为本、尊重科学"的伟大抗震救灾精神，是中国共产党和中国人民精神品格及精神风貌的鲜明写照。万众一心、众志成城，展现了中华民族团结奋斗、抗击灾难的磅礴力量；不畏艰险、百折不挠，展示了中国人民战胜一切艰难险阻的大无畏精神；以人为本、尊重科学，发挥了科技在战胜灾害中的重要支撑作用。

3. 在没有地面指挥引导、没有地面标识、没有气象资料的"三无"空降条件下执行任务，死亡、致伤风险极高。这些勇士抓住机会纵身一跃，顺利进入震中茂县完成任务，主要得益于过人的胆量与军人的担当，更得益于平时扎实全面的专业训练。素质过硬，能打胜仗是空降兵十五勇士的集体写照。只有平日从难、从严磨砺摔打，才能积累宝贵经验，才能锤炼出真正全时待战、随时能战的精英。事实上，外科抢救与之有相似之处，需要医生争分夺秒，把握机遇与时间赛跑。例如昏迷的患者出现呼吸衰竭，需要紧急气管插管方能挽救生命，但是用喉镜挑起患者的舌根，却无法清晰地看到声门，黏稠的痰液阻挡视野，不断下降的氧饱和度，顺利插管的机会可能稍纵即逝，如果医者畏难退缩或技术不扎实，患者就可能无法得到及时有效的处置，甚至死亡。

## 教学建议

此案例可用于外科急危重症抢救情况下（气管插管、休克复苏等）的辅助教学，激励医学生苦练专业本领、夯实临床技能，熟练掌握相关理论与技术。只有真正具备了过硬的技术，才能在考验面前有担当、不畏惧、打胜仗。

## 知识链接

1. 生死一跳 跳伞勇士五千米高空纵身一跃[Z/OL].[2017-08-25]. https://tv.cctv.com/2017/08/25/VIDE2pzQVgdTI2e9RuVkOqIf170825.shtml?spm=C52507945305.P21cLy2r8Brw.0.0

2. 江山,冯春梅.忠诚刻在天地间——献给抗震救灾中的中国军人[N/OL].人民日报, 2008-06-19. http://www.gov.cn/jrzg/2008-06/19/content_1020811.htm

（汤陈琪　孙　瑜）

## 13 《民法典》给予器官捐献者更多生命尊严

**教学目标**

通过案例教学使学生了解目前器官移植技术中器官短缺的现状；明确我国现阶段器官的合法来源途径；熟悉《民法典》中对器官捐献的相关规定。

**案例描述**

器官移植作为治疗各类终末期器官功能衰竭的终极手段，是20世纪医学领域最伟大的成就之一，被誉为"医学皇冠上最耀眼的明珠"。中国器官移植事业起步于20世纪60年代，经过艰辛、全面、迅速的发展，目前年移植手术数量已位居全球第二。但世界各国对于器官的需求量仍远超供给，我国器官移植的供需比例更是低于全球平均水平，捐献数量短缺成为制约器官移植事业发展的瓶颈。2007年3月，国务院正式颁布实施《人体器官移植条例》；2010年3月，中国人体器官捐献工作启动试点；2015年1月1日起，我国全面停止使用死囚器官，公民自愿捐献成为唯一合法器官来源。十八大以来，在党中央的领导下，在国务院、国家卫健委、中国红十字会的支持推进和大力宣传下，我国建立了人体器官捐献、人体器官获取与分配、人体器官移植临床服务、人体器官移植术后登记、人体器官捐献与移植监管五大体系，"中国模式"逐渐受到世界认可和赞誉，进一步推动了器官移植事业的发展。截至2021年12月30日，中国人体器官捐献管理中心网站有效志愿登记人数为4 261 954人；实现捐献37 809例，共捐献器官113 187个。即便如此，器官数量的短缺仍是当前面临的最大困难，提高社会人群器官捐献率和个人器官捐献数量仍是当务之急。

《中华人民共和国民法典》（简称《民法典》）是新中国成立以来第一部以"法典"命名的法律，是新时代我国社会主义法治建设的重大成果，被称为社会生活的百科全书。《民法典》共7编84章1 260条，创下新中国立法史的新纪录，自2021年1月1日起施行。实施一周年之际，中央广播电视总台制作并播出的《民法典进行时》纪录片，通过一个个真实的案例，反映了《民法典》实施元年我国社会生活和个人生活的显著变化，展示出抽象的法律条款在具体的基层实践中落地生根的真实过程。纪录片第二集《生命尊严》中"两代人签署器官捐献"的案例令人印象深刻。2019年，吕新东的父亲患淋巴癌去世时，他的母亲曾提出捐献丈夫器官的想法，但出于对父亲深深的爱，吕新东非常抗拒，他希望父亲能够带着完完整整的身体离开这个世界，器官捐献因家属意愿不一致未能实现。两年之后，吕新东的母亲因病离世时，他经过慎重的考虑，做出了捐献母亲器官的重要决定。与此同时，他自己也登记成为一名人体器官捐献志愿者，希望未来像母亲一样去挽救更多的生命和家庭。吕新东对于父亲的深厚感情正是为人子女的真实情感表达，但他后来做出捐献母亲器官的决定并登记成为捐献志愿者的行动更加让人肃然起敬，这是一种更高层次的生命大爱，我们的社会需要很多这样的志愿者和先行者。

每一个生命都应该得到尊重和保障，这是立法的本源，也是司法的核心。在生命的最后时刻，有人选择以完整的身躯与尘世做最后的告别，有人选择用捐献的方式让自己的一部分延续下来,无论何种选择,《民法典》都以法律的形式尊重和保护了每个人的意愿。《民法典》第1006条规定"完全民事行为能力人有权依法自主决定无偿捐献其人体细胞、人体组织、人体器官、遗体。任何组织或者个人不得强迫、欺骗、利诱其捐献。完全民事行为能力人依据前款规定同意捐献的,应当采用书面形式,也可以订立遗嘱。自然人生前未表示不同意捐献的,该自然人死亡后,其配偶、成年子女、父母可以共同决定捐献,决定捐献应当采用书面形式。"此条规定,着重强调了尊重具有完全民事行为能力人的自我意愿,并要求以书面形式或者订立遗嘱的方式予以明示,这就从法律层面尊重和保障了每一个人对自己在去世后身体、器官、组织如何处理的决定权和选择权,为促进我国器官捐献提供了坚强的法律保护。

首先,年满18周岁的完全民事行为能力人享有活体捐献的自主决定权,但器官接受人仅限于捐献者的配偶、直系血亲或者三代以内旁系血亲,或者有证据证明与活体器官捐献人存在因帮扶等形成亲情关系的人员。其次,自然人享有逝世后人体细胞、人体组织、人体器官和遗体的自主决定权,可以决定自愿捐献,也可以决定不捐献。第三,生前未表示不同意捐献的自然人,逝世后其配偶、成年子女和父母共同拥有是否捐献的决定权,但家属意见必须统一,任何一人不同意捐献都不能实施。这一方式在实践层面难度较大,因为可以一票否决,但这却平等地尊重了配偶、子女、父母与死者的情感联系。中国社会中的家庭是具有深厚文化内涵的伦理单位,千百年来的医疗实践中,在面对生死的重大问题时家庭作为伦理决策的角色十分常见。在实际操作中,因家属拒绝而未能成功捐献器官的案例非常多,因此绝不能忽视家庭、家属的角色和作用,必须在政策机制方面不断完善和细化,提供规范、长效、诚信的捐献救助缅怀体系,让捐献者家庭感受到公平公正和充分尊重,这样才能促进家庭决策向着有利于捐献的方向发展。

思想家孟德斯鸠说:"在民法慈母般的眼睛里,每一个人就是整个国家。"《民法典》为呵护每一个普通的、弱小的个体生命尊严鲜明地举起了以人为本的大旗,它将对器官捐献者生命尊严的保护落地于每一次知情同意和签字确认,这不仅是《民法典》回应"时代之问",努力让人民群众在每一项法律制度、每一个执法决定、每一宗司法案件中都感受公平正义的实践路径,更是把体现人民利益、反映人民愿望、维护人民权益、增进人民福祉落实到依法治国全过程的现实写照。

### 思政元素分析

1. 《民法典》在国家法律体系中居于基础性地位,其根本目的是依法保障人民权益,在新时代我国法治建设进程中具有里程碑意义。《民法典》体现了对公民生命健康、财产安全、交易便利、生活幸福、人格尊严等各方面权利的平等保护,是民事权利保护的宣言书,更是人民群众可以用来维护自身合法权益的保障书,集中体现了"以人民为中心"的法治理念,开启了我国公民权利保护的新时代。

2. "法律是治国之重器,良法是善治之前提",高质量立法是全面依法治国的前提和基础。《民法典》作为民事领域的基础性、综合性法律,它规范各类民事主体的各种人身关系和财产关系,涉及社会和经济生活的方方面面,是保证国家制度和国家治理体系正常有效运行的基础性法律规范。《民法典》的制定,对于以法治方式推进国家治理体系和治理能力现代化,更好地发挥法治固根本、稳预期、利长远的保障作用,意义重大而深远。

3. 社会主义核心价值观是中国特色社会主义的精神动力和道德源泉,塑造了民法典之魂,融入了民法典编纂的全过程。民法典将"弘扬社会主义核心价值观"确立为基本原则,大力弘扬社会公德和中华民族的传统美德,强化规则意识,增强道德约束,倡导契约精神,维护公序良俗,努力使民事主体自觉将社会主义核心价值观内化于心、外化于行,成为民事主体从事民事活动的内在戒律和外在约束。

### 教学建议

本案例可用于《外科学》中"器官、组织和细胞移植"章节的辅助教学,可作为课程开始的引入案例,帮助学生了解我国器官捐献与移植的概况,明确与器官捐献和移植相关的法律条款,感受中国特色社会主义法治体系建设的成果,引导学生自觉做全面依法治国的坚定拥护者、积极推动者、忠实践行者,鼓励学生成为器官捐献工作的宣传者和参与者。

### 知识链接

1. 中华人民共和国民法典[S/OL]. [2021-06-01]. http://www.gov.cn/xinwen/2020-06/01/content_5516649.htm
2. 民法典进行时[Z/OL]. [2022-01-02]. https://tv.cctv.com/2022/03/28/VIDEoXOC1n3Rur0M9UAHAsW4220328.shtml?spm=C55953877151.P5RmqTVOTiLV.0.0

(杜 苹 高 原)

## 14 无偿献血挽救患者生命

### 教学目标

通过案例教学使学生熟悉《中华人民共和国献血法》(简称《献血法》)的相关知识,明确我国执行无偿献血制度,充分认识血液资源的宝贵和科学合理规范临床用血的必要性,了解《全国无偿献血表彰奖励办法(2022年版)》等相关规定。

### 案例描述

血液一直被认为是最神秘的生命源泉,是救治严重贫血或大量出血患者不可或缺的重要医疗资源。血液也是国家的战略资源,无法脱离人类进行工业化生产,只能从健康人的血管内抽取。1978年以前我国通过经济补偿、有偿献血的方式来保证血液供应,1978年之后,我国推行无偿献血,临床血液供应依赖政策推动。随着我国社会法治化进程的推广,1998年《献血法》颁布,彻底改变了有偿供血状况,实行无偿献血制度。

无偿献血就是健康适龄公民自愿献出自己少量血液或血液成分,去挽救危重患者的生命,而献血者不要任何报酬。无偿献血是供血者给受血者的一种礼物。无偿献血制度彻底改善有偿献血隐含的职业献血人、高危献血人及穷人供血、富人用血等社会伦理问题。这一制度最大限度地保证了临床医疗用血的需求和安全,保障了广大人民的身体健康。

法制已经成为我国当代社会主旋律,《献血法》将血液强化管理,纳入法治化轨道,确保用好血液这一国家战略资源。经过多年的修订,围绕血液安全、血液供应和合理用血等血液管理工作的核心内容,我国建立了以法律、法规、规章、规范、标准和指南为层次的完善的血液管理法律体系,使血液管理更加科学化、规范化,最大限度地降低了经输血传播疾病的风险,在保障我国临床用血和维护献血者合法权利方面发挥了重要的作用。

《献血法》第十四条规定:"公民临床用血时,只交付用于血液采集、储存、分离、检验等费用;具体收费标准由国务院卫生行政部门会同国务院价格主管部门制定。"血液本身是无价的,随着医疗卫生技术的发展,血液采集、储存、分离、检验的方法持续改进,血液成分单采和病毒核酸检测等所需费用远远超过目前的医疗用血的费用。我国所有的血站均是非营利单位,体现了国家对人民健康的重视和投入。

《献血法》第十七条规定:"各级人民政府和红十字会对积极参加献血和在献血工作中做出显著成绩的单位和个人,给予奖励。"无偿献血,发扬人道主义精神,推动了我国社会主义精神文明建设的发展,赠人玫瑰,手有余香。根据《全国无偿献血表彰奖励办法(2022年版)》每两年开展一次全国无偿献血表彰活动,表彰和奖励在无偿献血事业中做出显著成绩和贡献的个人、单位、省(市)和部队。设立无偿献血奉献奖,用以奖励多次自愿无偿献血者;无偿献血促进奖,用以奖励为无偿献血事业做出贡献的单位和个人。无偿献血志愿服务奖用以奖励积极参与无偿献血和造血干细胞捐献志愿服务工作的个人等。

无偿献血救人利己,加入无偿献血,每个人都是挽救他人的英雄。人的生命只有一次,也许因为你的一个爱心举措,可以让他人的生命得以延续。无偿献血用爱的点滴,汇聚成血的海洋,点燃生命的希望。

### 思政元素分析

1.《献血法》明确我国实行无偿献血制度,保证了血液这一宝贵的医疗资源能让所有需要输血的患者获得平等输血的机会,摒弃患者个人财力能力等的影响,体现了"以人民为中心"的法治理念。

2. 在血液管理方面,我国建立了以法律、法规、规章、规范、标准和指南不同层次的完善的血液管理法律体系,这是推进国家治理体系和治理能力现代化的重要体现。法治是国家治理体系和治理能力的重要依托,全面依法治国是国家治理的一场深刻革命,是中国特色社会主义的本质要求和重要保障。

3. 无偿献血是社会文明进步的表现,是无私奉献、救死扶伤的崇高行为,是社会主义核心价值观的生动体现,是精神文明建设的重要成果。《全国无偿献血表彰奖励办法(2022年版)》的出台,将更加有力地营造无偿献血的良好社会氛围。

### 教学建议

本案例可用于《外科学》中"输血"章节的辅助教学,可作为课程开始的引入案例,帮助学生通过《献血法》了解我国无偿献血和临床输血的发展概况,感受中国特色社会主义法治体系建设和"我为人人,人人为我"的精神文明建设的成果,鼓励学生成为无偿献血工作的宣传者和参与者,科学合理规范临床用血的执行者。

### 知识链接

1. 中华人民共和国献血法[S/OL]. [2005-08-01]. http://www.gov.cn/banshi/

2005-08/01/content_18963.htm

2. 全国无偿献血表彰奖励办法（2022年版）[S/OL].[2022-05-05].https://www.thepaper.cn/newsDetail_forward_17950019

（顾海慧 孙 瑜）

## 15 器官移植术后感染处理——刀尖上寻求平衡的艺术

### 教学目标 ▶

通过案例教学使学生熟悉目前外科感染术后处理的现状；了解在器官移植术后这一特殊情境下感染处理的复杂性；了解目前在外科感染领域中的一些前沿进展。

### 案例描述 ▶

近代抗生素的发现和发明，仿若"救世主降临"，让人类对抗细菌有了强大而"万能"的武器。而被认为"万能"的抗生素，由于被过度使用、不合理应用，细菌耐药性问题越来越严重，感染的治疗难度加剧。现在我们把难度再向上推一个高度：在某些特定的群体中，如器官移植受者群体中，他们一旦感染，又应该如何入手治疗呢？这个问题的处理难度在于：器官移植受者长期处于免疫功能抑制状态，感染往往预示免疫抑制功能过度；合理提高受者免疫功能有助于感染的控制，但是免疫功能过度提高却可能导致移植物被排斥，继而引发一系列器官功能障碍，最终使整体治疗难度加大。这种小心翼翼、处处掣肘的感染治疗，被形象地描述为"在刀尖上寻求平衡"。

器官移植术后感染的特点是起病急、进展快、病情重、病原体来源复杂，尤其是一些特殊类型的病原体，如耶氏肺孢子菌、巨细胞病毒、泛耐药菌株，容易导致受者死亡。对此移植专家的初期治疗探索也是充满艰辛，面对不明的病原体和来势汹汹的病情，往往采取"大包围"的治疗策略，所有可供选择的抗生素一拥而上。但是这样做又会导致药物相关不良反应、器官功能损害等并发症的出现，并且容易继发二重感染。因此，早期移植术后感染的治疗成功率很低。

这个时候，中国移植专家从古老的中国哲学思想中汲取了宝贵的经验——阴阳哲学。阴阳是宇宙间相互关联的事物或现象对双方属性的概括，也可以说是世间万物的发展源泉和动力，是中国传统辩证法的基本规律。感染与排斥，就像移植术后受者体内终身存在的"阴"与"阳"的风险投射，对立而统一，因此在这一特殊群体中的治疗，不能只着重于感染的处理，更要平衡受者自身的免疫功能，即既要"驱邪"，也要"扶正"。所以，免疫抑制方案的调整、营养支持、对症治疗的重要性大幅度提高，移植后感染的处理方案也逐步成熟并得到推广。

近年来，现代科技支持下的病原体检测的技术不断进展，譬如二代测序（Next Generation Sequencing，NGS），让我们得以更快地锁定病原体；更新的抗生素方案也不断涌现，让我们可以摆脱"大包围"的治疗弊端；再加上古老的阴阳哲学指导，移植术后感染的治疗在这个新时代终于被成功攻克，移植医生终于能在"刀尖上"取得平衡，帮助感染受者度过移植领域的最大难关之一。

### ● 思政元素分析 ▶

1. 外科感染是外科学中的一个重要内容，是现代外科手术的基石之一——感染的治疗，并不只是仅仅是通过抗生素清除病原体，而是涉及多个学科的综合评估和治疗，要引导学生运用全面、系统的观点去审视这个问题。

2. 阴阳五行学说是中国古代人民创造的朴素的辩证唯物的哲学思想。古代医学家借用阴阳五行学说解释人体生理、病理的各种现象，并用以指导总结医学知识和临床经验，逐渐形成了以阴阳五行学说为基础的中国医学理论体系。阴阳学说是以自然界运动变化的现象和规律探讨人体的生理功能和病理的变化，从而说明人体的机能活动、组织结构及其相互关系的学说。这种学说对后来古代哲学有着深远的影响，如中国的天文学、气象学、化学、算学、音乐和医学，都是在阴阳五行学说的协助下发展起来的。在处理器官移植术后感染这个棘手的问题时，我们可以引导学生将马克思主义基本原理同中华优秀传统文化相结合，在中国传统哲学思想的指导下去辩证思考在潜移默化中接受传统文化的熏陶，使学生树立"文化自信"。

3. 文化是一个国家、一个民族的灵魂。在西方医学教育体系中很少见到中国文化的身影，但其实很多方面东西方的智慧互相并不排斥，甚至很多情境下可以互相参照、互相补充。从5 000多年历史发展中可以看到传统文化积淀着中华民族最深沉的精神追求，代表着中华民族独特的精神标识，是中华民族生生不息、发展壮大的丰厚滋养。因此，非常有必要在教育过程中加入一些中国文化的教育，达到潜移默化的作用。

### ● 教学建议 ▶

本案例可用于《外科学》中"外科感染"和"器官、组织和细胞移植"章节的辅助教学，可作为课程开始的引入案例，帮助学生更好地理解外科感染现状，同时树立中国传统文化的自信。

### ● 知识链接 ▶

陈丹. 全球首例移植猪心脏者死因初探：心脏携带动物病毒[EB/OL].[2022-05-07]. https://m.gmw.cn/2022-05/07/content_1302934291.htm

（隋明星　杜　萍）

## 16 超级细菌——狡猾的"逃犯"

### ● 教学目标 ▶

通过案例教学使学生熟悉目前外科感染术后处理的现状；了解目前外科感染领域的前

沿进展;掌握耐药细菌的现状。

**案例描述**

抗生素的发明无疑是人类历史上最伟大的发明之一,引发了药物革命,拯救了数百万人的生命。理想情况下,只要抗生素能覆盖病原体的药敏结果,就一定会药到病除。然而这只是理想情况,真实情况是,仅仅数十年后抗生素的耐药问题就成为医学领域新的噩梦,成为许多临床科室面对的严峻挑战,尤其是重症医学科、血液科、呼吸科、感染科、老年科以及器官移植科。

在诸多耐药细菌中,目前临床最关注的是以下 6 种耐药菌:屎肠球菌(Enterococcus faecium),金黄色葡萄球菌(Staphylococcus aureus),肺炎克雷伯菌(Klebsiella pneumonia),鲍曼不动杆菌(Acinetobacter baumannii),铜绿假单胞菌(Pseudomonas aeruginosa)和肠杆菌属细菌(Enterobacter species)。这 6 种细菌的首字母恰好拼为"ESKAPE",即"逃脱"的寓意,也被认为是能突破重重抗生素防线的最狡猾的"逃犯",一旦出现在临床报告上,就会让医生们如临大敌、严阵以待。

全世界的科学家围绕细菌耐药性的相关问题展开了多学科交叉研究,陆续研发出了多种方案,如新型抗生素、噬菌体、纳米化学技术,甚至"老药新用",医生手握利器,审时度势,慢慢束缚住了部分脱缰的耐药菌。然而这种胜利也只是短暂的,我们距离突破多重耐药的困境依然长路漫漫。因为耐药菌也在继续进化,新型的耐药机制也在陆续涌现,譬如产 NDM - 1(New Delhi metallo-β-lactamase 1,Ⅰ型新德里金属-β-内酰胺酶)的泛耐药肺炎克雷伯菌,它对目前市面上绝大部分的商用抗生素均具有耐药性。由此可见,抗生素和细菌之间的斗法,就像一部融合了科学、技术、政治和经济的宏大史诗,也是医学领域中极富戏剧性的故事,体现了人与自然永恒的博弈。

"那些杀不死你的,只会让你更强大",这句话可以同时送给抗生素和细菌,两个博弈者互相竞赛,像一个无限演变又无法终结的局。那我们普通医生又该如何做呢?我们必须时刻保持对自然生命和科学技术的敬畏之心,只能在合理使用的前提下及时使用新型抗生素,以争取宝贵的治疗时机,更好挽救患者生命,并且避免加剧目前日益恶化的抗生素耐药现状。

**思政元素分析**

1. 抗生素和细菌的博弈,从认识论的角度来说,反映了实践与认识的辩证运动规律。客观现实世界的运动变化永远不会完结,人们在实践中对于真理的认识也就永远没有完结。认识是一个反复循环和无限发展的过程,对细菌的研究还将不断地持续下去。

2. 从人类进化的历史角度来看,人类和病原生物之间是一种自然的抗争模式,也就是互容共存、彼此适应。人类的免疫系统在抗击病原生物感染的过程中不断得到锻炼和增强,病原生物也发生各种适应性的改变。如果人类抗击感染的能力太过强大,彻底清除了病原生物并且拥有了免疫力,这势必会对病原生物的生存造成威胁,所以病原生物也要发生适应性的改变以增强它的侵害能力。如果病原生物的侵害能力太过强大,就会使感染者死亡,也会使病原生物自身陷入生存危机,它需要寻找新的宿主才能确保自身的存活和延续。人类与病原体之间的复杂而又矛盾的关系提示我们需要敬畏自然。人类只有遵循自然规律才能有效防止在开发利用自然上走弯路,人类对大自然的伤害最终会伤及人类自身,这是无法抗拒的规律。自然是生命之母,人与自然是生命共同体,人类必须敬畏自然、尊重自然、顺应自然、保护自然。保护自然就是保护人类,敬畏自然就是造福人类。

### 教学建议

本案例可用于《外科学》中"外科感染"和"器官、组织和细胞移植"章节的辅助教学,可作为课程开始的引入案例,通过介绍当下日趋严重的抗生素耐药现状和抗生素药物研发,帮助学生更好地理解外科感染现状,更好地理解目前临床中最为重视的"ESKAPE"这6种病原体,以及目前药物研发进展,增加对感染和抗生素的感性临床认识。

### 知识链接

1. 李曾骙. 抗生素耐药性与"超级细菌"[N/OL]. 光明日报,2018-10-7. https://epaper.gmw.cn/gmrb/html/2018-10/07/nw.D110000gmrb_20181007_2-04.htm
2. 齐芳. 对抗耐药致病菌 中国科学家在行动[EB/OL]. [2018-4-27]. https://baijiahao.baidu.com/s?id=1598891522231261500&wfr=spider&for=pc

(隋明星 杜 洋)

##  脑死亡——对生命的重新定义

### 教学目标

通过案例教学使学生了解"脑死亡"的概念和立法的现状,在学习过程中树立正确的生命价值观。

### 案例描述

1959年,第23届国际神经学大会上出现了一个惊世骇俗的概念——脑死亡,一词激起千层浪。事实上,自从脑死亡这个概念问世后,它就一直站在风口浪尖,至今人们对于它的讨论仍未停止。1968年,美国哈佛大学医学院死亡审查特别委员会发表报告,提出了脑死亡的确定标准,虽然仍然存在争议,但得到了医学界的普遍认可。关于脑死亡的诊断标准,目前全世界已经提出30多种,基本一致的看法是大脑、小脑、脑干在内的全部机能完全、不可逆转地停止。

长期以来,人类文明把心脏看作生命的根基与中枢以及灵魂和智慧的寓所,因此认为只有心脏停止跳动才是生命的终点。脑死亡概念的提出重新定义了生命,把大脑的作用提到了高于心脏的地位。从医学角度来看,脑死亡比心脏死亡更为精准。过去囿于技术手段,心脏被认为是生命最重要组成部分,功能不可替代。但是现代医学已经可以通过心脏移植或借助于人工心脏系统进行功能性替代,从而维持生命。而真正不可替代的人体器官是大脑,人的脑细胞和脑组织在数量上和结构上具有不可再生性,一旦全脑机能丧失,则死亡不可挽回和逆转。维持脑死亡患者的安慰性、仪式性的治疗费用是极其庞大的,对于医疗资源是巨大的浪费,确立和实施现代脑死亡标准,既可以极大降低家庭、医院和社会的负担,也可以有效节约医疗资源去治疗其他危重患者。另一方面,随着器官移植学科的发展,相较于心脏死亡标准,脑死亡标准更容易提高可供移植的高质量器官数量,挽救更多生命。

目前,全球近80个国家确立了脑死亡标准,近70个国家已经制定并实施了与脑死亡相关的法律法规。还有些国家虽不制定具体的法律制度,但司法上承认脑死亡,并在医学临床上采用脑死亡标准。我国医学界普遍认可脑死亡标准,但由于缺乏法律保护,医生在执行操作时常常面临尴尬的境地。早在2000年,中国就进行了首例脑死亡器官捐献,然而脑死亡判定程序复杂,不仅涉及医学问题,更涉及社会、法律、伦理和经济问题,所以至今尚未立法。

作为一名医学生,我们有更多的机会直面人间的生离死别,因此在进入临床前就必须树立健康的、正确的生死观。任何生命都是平等的、高贵的、唯一的,我们使用的医学干预手段只有能满足患者生存和健康的最大目标时才是合理的。相较而言,脑死亡的判定标准更容易帮助我们确定医疗行为是否必须、是否恰当。虽然目前脑死亡仍存在喧闹的争议,但这一判定标准已经重新定义了生死。

### 思政元素分析

1. 引导学生树立正确的生死观,理解生命的意义,尊重生命,敬畏生命。在医学生的医学教育中,生死观是常常容易被忽略,而事实上又非常重要的一部分内容。根据统计,只有不到七成的医学生对于脑死亡有基本的了解,其中大部分甚至不能区分脑死亡和植物人状态两个概念。本案例的设计有助于学生在接受医学知识的同时,对于生命本质有更深刻、更科学的认识,自觉感悟生命,深刻理解生命,树立正确的生死观和价值观,推动医疗科技发展和社会进步。

2. 引导学生从伦理学角度分析思考脑死亡判定中的各类问题,加强学生的医学伦理教育。

### 教学建议

本案例可用于《外科学》中"肾移植"章节的辅助教学。器官移植是一个极为特殊的学科,具有显著的两面性:一面是死亡的升华,一面是生命的延续。通过思政元素对学生进行正确的生死观的教育十分必要。

### 知识链接

1. 王钟陵. 庄子学派生死观的演化[EB/OL]. [2019-5-25]. https://mp.weixin.qq.com/s?__biz=MzU3ODM5MzgwMA==&mid=2247485345&idx=1&sn=6769eca567003aa1e280733b307c68fa&chksm=fd774406ca00cd10fb1892962f6f93beaf4fe2836ed091b42df15e81988d1f2ac02d8d3bb0c4&scene=27

2. 高校设"死亡教育课" 引导学生敬畏生命[EB/OL]. [2021-04-02]. https://baijiahao.baidu.com/s?id=1695936549656408614&wfr=spider&for=pc.

(隋明星 杜 萍)

## 18 以人为本，以康复为基准——加速康复外科

### 教学目标

通过案例教学使学生了解加速康复外科这一新兴理念，了解这一概念的核心和发展历程，感受医学以人为本的人文精神，塑造正确的职业观念。

### 案例描述

术后加速康复（Enhanced Recovery After Surgery，ERAS），是指以降低并发症的发生、促进患者快速康复为目的，控制炎症，减少应激反应，并应用一系列具有循证医学依据且多学科参与的围术期优化处理措施。术后加速康复、微创外科和人工智能是引领21世纪现代外科技术进步的3个重要发展方向。事实上术后加速康复并不是一项新的手术或者操作技术，而是一种围手术期管理的全新理念，是对传统外科学的重要补充。

哥本哈根大学亨里克·科勒特（Henrik Kehlet）教授被誉为"加速康复外科之父"，他于1997年提出了术后加速康复概念，这一理念使外科治疗从"手术为主"变成"促进康复"。在循证医学的基础上，术后加速康复更加注重围手术期患者康复体验，在医生精准化微创手术方式下，精于术前宣教，严于术后落实，通过多学科整合，在围手术期实施各种已被证实有效的方法以减少手术患者的应激及并发症，缩短住院时间，加快患者的康复速度。术后加速康复主要内容包括：①对患者进行术前教育；②优化麻醉，减少应激反应，减轻疼痛；③强化术后康复治疗，包括早期下床活动及早期肠内营养。因此可以说，术后加速康复挑战了长期以来遵循的围手术期护理观点，是外科界乃至医学界的一个重大改变。而这一观念的变革背后体现了目前医学理念中"以人为本"的精神。医生不再只是治疗一个个冰冷的疾病案例，而是治疗一个个有血有肉的人。

医学从来就是一个充满人文和温度的学科。医院应该是一个传承和弘扬仁爱精神的地方，一个崇真、向善、求美的地方，始终致力于"照亮人性的美"。医生应该要做"特别有爱心、特别有自信、特别善解人意"的大写的"人"；医生更要尊重患者生命，尊重患者人格、尊严和权利，主要体现在对患者生理健康的关怀，心理健康的关怀，生命的终极关怀。

### 思政元素分析

1. 医学模式是对人类健康与疾病的特点和本质的哲学概括，是在不同的社会经济发展时期和医学科学发展阶段，认识和解决医学与健康问题的思考。医学模式的核心是医学观，主要研究医学的属性、职能、结构和发展规律。在新的"生物-心理-社会"医学模式下，医生不仅要学习临床专业知识技能，培养良好的医疗习惯，锻炼临床思维能力，还要学习医学伦理学等相关内容，学习与患者及家属沟通，注重健康教育，以取得患者信任，建立良好的医患关系，使医疗过程最终得以顺利进行。术后加速康复的存在就已经说明目前医学理念是在动态演化的，医学需要一边探索发展最新的科学技术，另一边承载人类文明的温暖和

关怀。

2. 在健康中国战略的引领下,坚持预防为主,让以治病为中心转变为以人民健康为中心成为全社会共识,健康管理受到关注。对医生来说,诊疗过程中,不能单纯以"病"为中心,而是以"患者"为中心,最好是"治病也能治人,医人也医心",力所能及给予脆弱生命更多关怀,最终达成有效的治疗。医生不仅要寻求科学的方法去拯救患者,还要处处为患者着想,尊重患者生命,尊重患者人格、尊严和权利。

### 教学建议

本案例可用于《外科学》中"围手术期处理"章节的辅助教学。通过介绍术后加速康复这一"以人为本"的加速康复外科理念,让学生对目前外科手术的综合治疗有更好的认知,避免把患者当成一个个冰冷的疾病承载体。

### 知识链接

1. 健康中国行动推进委员会. 健康中国行动(2019—2030 年)[EB/OL]. [2019 - 07 - 15]. http://www.gov.cn/xinwen/2019-07/15/content_5409694.htm

2. 管仲军. 人民为中心　健康是根本[EB/OL]. [2017 - 09 - 26]. http://www.china.com.cn/opinion/theory/2017-09-26/content_41647565.htm

(隋明星　于　浩)

## 19 一个人的球队——生命的礼物

### 教学目标

通过案例教学使学生了解器官捐献的概念和器官短缺的现状,明确目前脑死亡立法的现状,树立正确的生命价值观,成为器官捐献的积极倡导者和宣传者。

### 案例描述

在 2018 年的中国女子篮球甲级联赛全明星赛上,有这样一支特殊的球队——队员中有 3 位 50 岁左右的大叔,还有 1 位 22 岁的小伙子和 1 位 14 岁的女孩。他们是一个球队,他们也是"一个人"的球队。这支篮球队的名字叫叶沙队,每个人的球服上除了队名"YE SHA",还印着不同的人体器官图案,有肾脏、有肺脏、有眼睛、有肝脏……这 5 个球员的号码牌上分别是 20、1、7、4、27,组合起来是 2017 - 4 - 27,这正是本文主人公离开的日子。

他叫叶沙,16 岁,因突发脑出血抢救无效离世。叶沙生前成绩优异,热爱音乐和篮球,最大的愿望是考入上海交通大学医学院,做一名悬壶济世的医生。一条年轻的生命离去,父母顿觉天昏地暗、痛苦不堪,但是他们想到如果捐献了儿子的器官,只要器官在跳动,孩子就相当于存在于这世间,仿佛有了一丝安慰。虽然恋恋不舍、心如刀割,叶沙的父母还是在"人体器官捐献登记表"上签了字,之后叶沙的心、肺、肝、2 个肾和一对眼角膜,被捐献给了急需器官移植的患者,这些幸运儿们获得了重生。后来这个故事被媒体报道,在多方积极推进下,心怀感激、希望报答捐赠者的5位受益人组成了一支篮球队,他们要为叶沙打一场比赛,完成他的心愿。

多方面的媒体报道和推广,使冷门的器官捐献话题走进了大众视野。随着中国器官移植事业的发展,我国移植手术数量和器官捐献的数量均已位居全球第二位,但是器官供者数量仍然远远不能满足移植患者的需求。器官短缺是全球范围内约束器官移植事业发展的瓶颈。目前,每年因终末期器官衰竭而苦苦等待器官移植的患者约有30万人,但实际完成的器官移植数量仅约2万例,移植的缺口很大。每一天都有很多器官等待者从等待名单中移除,有的是幸运获得重生,有的是已经去世。

器官移植既有痛苦的抉择,也有欣喜的重生,当然还有源源不断的思念和绵延不绝的感恩。孟德斯鸠曾经说:"能将自己的生命寄托在他人的记忆中,生命仿佛就加长了一些;光荣是我们获得的新生命,其可珍可贵,实不下于天赋的生命。"而万千的器官捐献者使生命的价值升华,让其他人获得新生,他们的庄严选择,成为这个世界上至高无上、最温暖慷慨的——生命礼物。

### 思政元素分析 ▶

1. 自2010年3月我国启动公民逝世后器官捐献试点工作以来,我国公民逝世后捐献的器官挽救了数万人的生命。截至2022年10月底,我国已累计完成公民逝世后器官捐献4.25万例,捐献大器官12.63万个。在生命弥留之际,将自己的器官留在了这个世界上,为他人的生命创造了机会,这无疑是他们为这个世界留下的最好的告别仪式。

2. 器官捐献对于供者方来说是一个痛苦而高尚的选择,对于受者方来说是一份来自人间的温暖慷慨的礼物。站在亲情的角度,人们都希望逝者没有真正地死去,希望他们永远地活下去。这是很正常的情感。但是,站在客观的角度,每个死亡的生命,至少在肉体上已经失去了生命的特征,并且整个肉体也必然会被自然规律破坏。生命的延续,完全是脱离了生物学的理念,在精神层能延续多久,取决于这个生命为这个世界带来了什么值得怀念的东西。所以,现代生命观要跳出肉体的观念。如果一个生命在告别这个世界的时候,能让曾经属于自己生命体的某个部分,为其他生命的延续发挥光和热,不管从哪个角度,都是自己生命的最好延续,也是自己死亡之后,与这个世界继续交流的最好纽带。

### 教学建议 ▶

本案例可用于《外科学》中"肾移植"章节的辅助教学。器官捐献是一个极为敏感而且特殊的话题,对于深受"入土为安"传统文化影响的中国人来说,是一个比较禁忌的话题。通过"一个人的球队"的媒体故事(可结合视频),更容易切入这个话题。

### 知识链接 ▶

1. 关于人体器官移植条例(修订草案)(征求意见稿)公开征求意见的公告[EB/OL]. [2020-07-01]. http://www.jiangxi.gov.cn/art/2020/7/1/art_16142_2485466.html

2. 中华人民共和国民法典[S/OL]. [2020-06-02]. https://www.12371.cn/special/mfd/

3. 潘高峰. 一个人的球队[EB/OL]. [2019-02-28]. https://baijiahao. baidu. com/s?id=1626690303963558624&wfr=spider&for=pc

(隋明星　邱影悦　高　原)

##  殷红的事业——萧星甫与志愿军血库的建立

### 教学目标

通过案例教学使学生了解我国在抗美援朝时期志愿军血库的缘起与建立过程,体会老一辈专家在建设新中国国防卫生事业中付出的艰辛与努力,强化新时代革命军人应具有的责任感与使命感。

### 案例描述

萧星甫(1919年3月2日—2011年4月20日),江西省泰和县人。湘雅医学院毕业,历任中央医院(新中国成立后先后更名为解放军华东军区总医院、南京军区总医院,现东部战区总医院)外科总住院医师、血库负责人、基础外科主任;南京抗美援朝医疗团第二手术队及血库队队长、解放军原总后勤部卫生部沈阳中心血库副主任;解放军军事医学科学院输血及血液学研究所附属医院外科主任、血站主任;中国医学科学院输血及血液学研究所附属医院外科及血站主任;中国医学科学院输血研究所(成都)所长、研究员;中国协和医科大学临床输血学教授;《中国输血杂志》名誉主编,新中国输血事业的奠基人之一,被誉为"新中国输血第一人"。

1938年,19岁的萧星甫考入湘雅医学院,毕业后进入中央医院,医院的医疗水平、设备以及输血器材在当时都属国内一流。以此为基础,萧星甫建立了国内第一家医院血库,并进行了多项输血技术的改良。1951年初,萧星甫兼任医院总住院医师和血库负责人。经过他的几项技术改良后,血库在输血技术、输血疗效方面都达到了国际领先水平。而这一年正是抗美援朝的第二年,随着战事不断紧张,志愿军伤亡不断增加,各地都在积极组建医疗团前往支援。南京在组建抗美援朝医疗团的过程中,萧星甫提出建立血库队,此项建议被采纳,南京医疗团遂成为全国唯一配备血库队的医疗团,他也被任命为南京医疗团第二手术队及血库队的队长,成为全国唯一身兼两个队长的专家。

同年2月,医疗团赴长春市开展工作,萧星甫带领血库队依托当地一所野战医院建起血库,采用原中央医院配备的输血器材,应用改良采、输血模式(密闭式血瓶采血、密闭式重力输血法),并创造性地利用地下巷道代替冷藏箱储存血液。就这样,在3个多月的时间里,血库队创下了新中国输血史的数个"第一次":第一次制订献血者体检及实验室检查标准,其中规定两次献血间隔不短于2个月(此前一般为1个月甚至1个星期);第一次采用密封玻璃瓶连同其他器械消毒后备用;第一次医院配备随时可用的已消毒输血器材;第一次制作输血后不良反应卡。这些"第一次"不仅在当时的中国输血领域是一个个创举,现在看来也为建立一个城市中心血库做出了完美的范例。

南京抗美援朝医疗团血库队的成功,也让萧星甫意识到,要想更好地救治伤员,必须建立一个更具规模，制度更加完善的血库。于是1951年8月，在沈阳举行的首届中华医学会外科学会第四次大会上，萧星甫在输血与血库分组会上介绍了长春野战血库的经验，并提出尽快着手建立志愿军中心血库的建议。此建议被外科学会采纳，并以学会的名义向上级建议，很快得到批准。

在党中央的关怀下，志愿军中心血库的筹建工作紧锣密鼓开展起来，由军事医学科学院沈克非教授负责主持筹备工作，并快速抽调国内著名临床专家和输血专家前往沈阳，研究解决各种组织和技术问题。萧星甫被任命为志愿军中心血库副主任，协助血库的筹建工作。在周总理亲自过问下，血库地址选定在沈阳市中心城区毗邻火车站的交叉路口，以方便人民群众献血及在最短时间把血液送往前线。与此同时，一批批来自全国各地的专家和刚刚毕业的青年才俊都响应号召，以最快的速度和饱满的热情投入到血库的建设工作中。设备耗材方面，在周总理的指示下也是一路绿灯，从储存血液的冰箱到消毒灭菌用的高压锅等，凡是血库需要的设备，均做到了当时国内乃至国际上较为先进的水平。技术方面，杨成民、孙振海、苏教武等人在极端艰难的战地条件下，为适应急救与建立野战血库的需要，敢当肯干，就地取材，用炮弹壳等自制设备，并以自身做实验，利用山涧溪水做出无热源静脉注射用水。当时的献血人员大多是来自各大高校的学生和工厂的工人，在当地政府的动员下热情高涨，人数众多，采血组人员工作量很大，每天需要在10张采血床不间断地采血达10小时之久。由于当时的检测水平有限，血液只能做有限程度的检测，包括血型检测（玻片法及试管法）、康华氏实验（试管血清康氏检测法）和血红蛋白检测（硫酸铜比重法及比色法），由于采集量大而集中，也只能采取一次检测法。在这样艰苦的条件下，血库的工作人员都以非凡的毅力和惊人的效率克服了种种困难，完成了从人员体检、采血到血液检测、分装、储存、运输等方面的工作，使得前线的血液供应得到了充分的保障。仅历时3个月，1953年3月，中央军委原总后勤部卫生部直属的志愿军中心血库在沈阳市落成并开始采血。

1953年4月1日，沈阳中心血库首次向朝鲜前线的志愿军运送全血、红细胞、血浆以及已消毒包装的输血器材。由于受制于战场条件，无法对战士进行血型鉴定，因此运送的血液以O型血为主，以全血的形式运输，其他血型的血液采集后用沉淀法制成混合血浆，用于抗休克治疗。储血用的玻璃瓶连同输血用的皮条一起放在木质箱子内，并置入冰块保温，装箱运往丹东。到达目的地后，借助二战时期美国遗留的冷藏车送往抗美援朝前线战场，萧星甫与杨成民等人面对地上冰雪封路，天上美军轰炸的恶劣条件，克服重重困难，将凝聚着全国人民爱心的血液护送至志愿军战地血库。有了充足的血液供应，众多志愿军官兵的生命得以挽救。到战争结束，沈阳血库总共向前线运送全血和血浆101万毫升，仅用3个月时间，得到供血的伤员总数便超过此前2年多的总和，战伤休克死亡率明显降低。志愿军某兵站医院在得到供血后，伤员现场死亡率下降90%，这在现在看来都是一个十分惊人的数字。以萧星甫为首的中心血库前辈们又一次为我国现代战场中的血液保障和战伤输血救护建立了功勋！

1953年7月，随着战事进入尾声，志愿军中心血库也结束了其光辉的历史任务，一部分人员留守血库继续深造，大多数人员于1955年9月被派往上海刚刚成立的急诊外科医院（今上海长征医院前身）工作。萧星甫则在回国后与著名血液学家邓家栋教授等人着手筹建军事医学科学院血液研究所。1957年8月，军事医学科学院输血及血液学研究所（简称血研所）在天津建立，次年转归中国医学科学院，改名中国医学科学院输血及血液学研究所。该所一成立便设立了血站，后成为新中国第一个民用血站，萧星甫任主任。

### 思政元素分析

1. 志愿军血库在我军历史上是一个从无到有的突破,其建立过程不仅包含了萧星甫等人对国防医学事业付出的努力,更是千千万万人的一腔热血所成就的,之所以能在短短几个月内完成这个奇迹,根本原因在于我国具有集中力量办大事的制度优势,这是我们成就事业的重要法宝。深刻认识这一科学判断,对于增强中国特色社会主义制度自信,实现社会主义现代化强国建设目标,具有十分重要的理论和实践意义。

2. 萧星甫、杨成民等老一辈输血医学工作者们在经济落后和物质十分匮乏的艰难情况下,以热爱祖国和输血事业的赤子之心,创建了朝鲜"战地血库"和世界上最大的"军委卫生部中心血库",为抢救我们最可爱的人——中国人民志愿军做出了历史性贡献!他们兢兢业业,勇于探索,诲人不倦,先后为我国输血医学发展填补了多项"空白",创建了十多项第一,被誉为中国现代输血医学的奠基者。他们用首创精神和坚韧不拔的毅力充分证明,人是社会发展和科技进步的第一资源和决定因素!山再高,路再远,我们都能爬到顶峰和走到尽头!他们是值得我们尊敬和学习的好榜样!

3. 输血是战伤救治的关键技术之一,是降低伤死率的重要手段。由于血液的来源、保存、储运都有着特殊的严格要求,因此维持血液供应链路就成了血液保障的重点和难点。志愿军中心血库的建立具有历史性意义,为我军在现代战争中的血液保障体系建设,首次收获并积累了宝贵的实战经验。抗美援朝战争结束后,这套血液保障体系在我军保留、固定下来,并逐渐实体化、专业化,并在其后逐渐推广至全国,转向民用,为我国各大城市建设中心血站打下了坚实的基础。

### 教学建议

本案例可用于《外科学》中"输血"章节的辅助教学,可作为课程开始的引入案例,帮助学生了解我国输血事业特别是野战输血事业的发展历史,感受老一辈输血医学工作者心系祖国的爱国热情和无所畏惧的战斗精神,引导学生积极投身于国防医学事业,努力践行"人民军医为人民,白衣执甲铸忠诚"的伟大使命。

### 知识链接

刘嘉馨,蔡辉. 新中国输血第一人——萧星甫教授[EB/OL]. [2021-12-20]. https://www.sohu.com/a/510355290_120370885

(查占山 孙 瑜 高 原)

##  TNM 分期系统——构建从"人群"到"个体化"的桥梁

### 教学目标

通过案例教学使学生了解目前肿瘤分期研究领域中的一些前沿进展,熟悉肿瘤分期系统知识。

> **案例描述**

恶性肿瘤分期系统是用于判断肿瘤所属阶段的重要手段和工具,对于指导患者的临床治疗以及预测预后具有关键作用。目前,国际抗癌联盟(Union for International Cancer Control,UICC)与美国癌症联合会(American Joint Committee on Cancer,AJCC)联合发布的恶性肿瘤 TNM 分期标准是认可度最高、应用最为广泛的分期系统。

在 TNM 分期系统中,T 代表 tumor 即原发病灶,N 代表 lymph node 即区域淋巴结转移,M 代表 metastasis 即远处转移。此概念由学者皮埃尔·德诺瓦(Pierre Denoix)在1940—1950 年首次提出。第一版美国癌症联合会 TNM 分期系统出版于 1977 年,其中指出:肿瘤分期并非一成不变的科学体系,随着对病因学研究的深入以及临床诊疗技术的发展,肿瘤的分期分类会发生相应的改变,因此,该分期系统应进行定期的更新以及时反应相应进展。第二版美国癌症联合会 TNM 分期系统出版于 1983 年,除了相应的更新外,该版分期与国际抗癌联盟的分期系统保持了一致,并指出:目前,解剖学上的范围是分期的主要依据,在部分类别中,肿瘤的分化程度和患者年龄也是重要因素。未来,可以继续纳入像生物标志物等其他因素。第三、第四、第五版美国癌症联合会 TNM 分期系统分别出版于1988、1992 及 1997 年。在 20 世纪 90 年代的美国,美国癌症联合会 TNM 分期系统的重要性得到进一步加强,在肿瘤诊疗相关的医院中,TNM 分期强制用于肿瘤报告系统,这极大提升了临床医师对 TNM 分期系统的了解与认识。2002 年,第六版美国癌症联合会 TNM 分期有预见性地加入了少量经过严格筛选的非解剖因素用于修正分期系统,因为大量研究显示,某些非解剖因素是肿瘤分期系统的重要补充。在 2009 年出版的第七版美国癌症联合会 TNM 分期中,更多非解剖因素被纳入相关分期系统,帮助分期系统能够更好地提供预后和治疗的指导作用,并首次起用"解剖分期与预后分组"这样的标题。

最新的第八版美国癌症联合会 TNM 分期系统发布于 2016 年 10 月 6 日,并于 2018 年1 月 1 日正式在全球执行。第八版分期系统保留了解剖学分期作为基础,但在从更传统的人群角度转变为更现代的个体化角度方面进行了大量切实的努力,主要包括新纳入生物学标志物及分子特征等。该分期系统不仅能够在人群层面作为分类的可靠工具,更能在个体层面的治疗指导上提供重要帮助。在每种肿瘤中,预后相关的因素都进行了详细的讨论和分析,涵盖了肿瘤不同层面的信息,而不仅仅局限于解剖学。例如,在乳腺癌的第八版美国癌症联合会 TNM 分期中,首次将乳腺癌的生物学标志物包括组织分化程度、雌激素受体(Estrogen Receptor,ER)状态、孕激素受体(Progesterone Receptor,PR)状态以及人类表皮生长因子受体 2(Human Epidermal growth Factor Receptor-2,HER2)状态与传统的TNM 分期进行整合,提供预后分层。同时,将包含 21 个基因测序分析结果的复发风险评分也纳入该预后分层,对于 T1-2,N0 且 ER+/HER- 的乳腺癌,如果复发风险评分小于 11分,现在均划分为 IA 期,与肿瘤大小无关。最近的回顾性研究指出,利用整合生物学标志物的乳腺癌 TNM 分期对患者进行分层比传统的 TNM 分期更接近临床实际结局。

TNM 分期系统旨在为肿瘤诊治提供更有力的、合乎循证医学的指导,它的每次更新与修订都充分反映了肿瘤学研究的最新证据与最前沿进展。从最初仅依赖解剖学到逐渐加入非解剖学因素,如生物学标志物、分子特征等,不仅更好地实现了总体患者分层,也为指导患者的个体化治疗起到了重要作用,对临床实际诊疗工作具有极大的帮助。

### 思政元素分析

1. 肿瘤分期是临床实践中指导患者预后与治疗策略的重要工具,其中美国癌症联合会TNM分期系统是目前国际上被接受和认可程度最高的分期方式。在过去几十年中,TNM分期系统通过应用于临床实践,并根据最新的临床研究结果进行不断修正和完善,达到了良好的动态平衡,充分体现了实践与认识的辩证运动过程。这个过程就是一个由感性认识到理性认识,又由理性认识到实践的飞跃,是实践、认识、再实践、再认识,循环往复以至无穷的辩证发展过程。

2. 肿瘤分期系统主要是从宏观角度对肿瘤进行分析,而近年来大量基于分子水平的研究显示,肿瘤的微观特征对于肿瘤的生物学行为往往更能起到决定性作用。在最新的美国癌症联合会TNM分期中,除了传统的解剖学分期,在部分得到充分研究证实的肿瘤中,加入了包含生物标志物的预后分期,这为重新认识患者疾病状态以及治疗策略带来革命性突破,也充分表明基础科学在医学科学整体进步中的基石作用。

### 教学建议

本案例可用于《外科学》中"肿瘤"章节的辅助教学,可作为课程部分内容的拓展引申,通过介绍目前对于恶性肿瘤分期系统的认识,帮助学生更好地理解恶性肿瘤的分期分级,更好地理解恶性肿瘤群体特征与个体化特征之间的关系。

### 知识链接

尚文超. 基础研究是科技创新的源头[N/OL]. 光明日报,2021 - 03 - 07. https://epaper. gmw. cn/gmrb/html/2021-03/07/nw. D110000gmrb_20210307_5-08. htm

(郑楷炼　邱影悦　杜　苹)

##  恶性肿瘤的特征——分子生物学的全新认知

### 教学目标

通过案例教学使学生了解目前分子生物学在恶性肿瘤基础研究领域中的一些前沿进展。

### 案例描述

恶性肿瘤是目前导致人类死亡的重要原因之一。过去由于人们对恶性肿瘤的认知受限,缺乏有效的治疗手段及干预措施,癌症的死亡率居高不下。随着分子生物学技术的更新换代,基础医学在肿瘤研究领域取得了长足的进步,尤其是二代测序、单细胞测序等技术的出现,为深度揭示肿瘤发生发展的根本原因提供了重要的技术支撑。从机制上明确肿瘤的最重要特征为肿瘤的治疗,尤其是靶向治疗,奠定了坚实的基础。

在分子生物学水平上,恶性肿瘤的特征是指正常人体细胞在癌变的过程中为维持恶性肿瘤表型发生的各类功能性改变。总结这些特征可以为系统性认知各种恶性肿瘤提供最基本的理论框架。2000年,分子生物学专家第一次对恶性肿瘤特征进行6个方面科学总结:①生长信号的自给自足:正常细胞在促有丝分裂生长信号的刺激下才能进行增殖,而在恶性肿瘤中,许多原癌基因通过模拟正常情况下的生长信号从而实现增殖。有些恶性肿瘤获得合成自身所需生长信号的能力,构成正反馈循环。②对生长抑制信号不敏感:在正常组织中,存在多种生长抑制信号用于维持细胞和组织的稳态。这些信号包括可溶性生长抑制剂,也包括细胞外基质及邻近细胞表面相对固定的抑制剂。③逃避凋亡:肿瘤细胞群体扩增的速度,不仅受细胞增殖速度的影响,也取决于细胞损耗速度。作为程序性死亡,凋亡是这种细胞损耗的主要原因。但越来越多的体内外实验及临床样本研究表明,凋亡抵抗是恶性肿瘤的一项重要特征。④无限的增殖能力:理论上生长信号的自给自足、对生长抑制信号不敏感以及逃避凋亡就可以保证形成肉眼可见的肿瘤组织。但实际并非如此,大量研究表明细胞中还存在着与信号通路无关的、内源性的、细胞自主的机制限制其增殖能力。最终肿瘤组织的形成,是因为该机制被破坏了。⑤持续的肿瘤血管生成:血管所提供的氧分及营养是细胞存活所必需的。在机体发育成熟后,血管生成过程即受到严格调控。但肿瘤组织的进一步增长必须具备这项功能。⑥组织侵袭与转移:转移是肿瘤致死的最主要原因。转移的发生是肿瘤细胞与所募集的正常细胞共同作用的结果。

2011年,最新的特征总结中又加入了4个方面:①能量代谢的重编程:肿瘤细胞为对失控的细胞增殖进行能量支持,会对能量代谢尤其糖代谢进行重编程,即使存在氧气的情况下,也更倾向于利用糖酵解提供能量。②免疫逃逸:长期以来的理论认为,免疫系统负责实时监督和清除体内早期产生的肿瘤细胞,扼杀肿瘤于萌芽之中。③基因组不稳定性和突变:在肿瘤细胞生长过程中,依赖突变产生不同的选择优势从而实现不断进展。④促肿瘤炎症反应:炎症反应可以为肿瘤提供多种有利的细胞因子,包括生长因子、促血管生成因子以及其他通路因子等。

而在最近一次的总结中,再次增加4个方面:①表型可塑性:逃避终末分化状态。②衰老细胞:细胞衰老被认为是维持组织稳态的一种保护机制,然而越来越多的证据提示,在某些情况下,衰老细胞可以各种方式促进肿瘤的发生、发展。③非突变的表观遗传重编程:DNA序列没有发生变化,但通过表观遗传学修饰使基因功能发生了变化。④多态微生物组:大量的研究显示,肿瘤的发生发展与肠道菌群的作用相关,或肿瘤本身即存在微生物组。

随着基础医学研究的全面深入,对于肿瘤的系统性认识越来越清晰,随之而来的是各类肿瘤患者生存期的逐渐改善。在肺癌、乳腺癌等恶性肿瘤中,针对各类特征的靶向药物实现了患者预后跨越式的进步。相信未来更多肿瘤特征的挖掘以及相应靶点药物的开发,将为肿瘤的临床诊疗带来更大的突破,人类向彻底攻克肿瘤又迈进了一步。

> **思政元素分析**

1. 恶性肿瘤一直是全世界科学家聚焦攻克的重点问题。伴随科学技术的飞速发展,二代测序等技术手段的出现,对深入了解恶性肿瘤潜在的分子生物学特征起到了重要作用,揭开了从生物学角度重新认识恶性肿瘤的序幕。"科技是第一生产力"在医学领域中也同样适用。继续推动医学科学技术的发展,对于提高现有医疗水平具有重要意义。

2. 恶性肿瘤具有诸多不同正常细胞的特点。随着基础研究的全面深入,恶性肿瘤各种不同的生物学特征逐渐被揭示,这表明实践是认识的来源。然而,值得注意的是,所述恶性肿瘤的基本特征仅是大体总结,无论是不同肿瘤类别之间还是同种肿瘤内部,其所具有的分子生物学特点都不尽相同。唯物辩证法指出,矛盾的普遍性和特殊性是辩证统一的关系。我们既要认识到恶性肿瘤特征存在的普遍性,也要认识到某种肿瘤具体特征的特殊性,辩证思考,加深理解。

### 教学建议

本案例可用于《外科学》中"肿瘤"章节的辅助教学,可作为课程部分内容的拓展引申,通过介绍目前分子生物学水平对恶性肿瘤特征的认识,帮助学生更好地理解恶性肿瘤的实质,更好地理解恶性肿瘤细胞所具备的各类不同生物学功能,以及未来靶向药物开发方向。

### 知识链接

刘欣大. 世纪性的总结:科学技术是第一生产力[N/OL]. 光明日报,1998-03-06. https://www.gmw.cn/01gmrb/1998-03/06/GB/17623%5EGM5-0603.HTM

(郑楷炼 邱影悦 杜 萍)

## 23 多角度透视现代麻醉学的发展

### 教学目标

通过案例教学使学生了解现代麻醉学不同发展过程中的主要矛盾问题;掌握麻醉安全性中的辩证整体论问题;了解我国麻醉学科在新时代的发展目标。

### 案例描述

在医学发展中,麻醉学的发展相对较晚,但是麻醉学的发展为外科学,乃至整个现代医学的发展奠定了重要的基础。麻醉学的发展基本上可以视为3个阶段:①古代麻醉学发展阶段;②近代麻醉学发展阶段;③现代麻醉学发展阶段。

基于鸦片、大麻、曼陀罗等植物药物的古典麻醉方法被认为是古代麻醉发展阶段的代表,其中我国华佗创制的"麻沸散"被认为是世界上最早的麻醉方剂。国外还有报道称利用压迫颈部血管致昏迷,捆绑四肢致神经血管压迫而缓解疼痛,肢体冷冻致麻木,甚至是用放血等手段达到意识消失的目的。这些方法在麻醉效果和安全性方面均存在极大问题,人们对麻醉的理解尚处于蒙昧或萌芽状态。

近代麻醉学发展阶段以19世纪中叶乙醚等化学药物兴起为代表,这种安全性高、可控性强的麻醉方式为外科学的发展提供了重要铺垫。这种麻醉方法的代表性人物是美国乡村医师克劳福德·朗(Crawford Long,1815年11月—1878年6月)和美国波士顿牙科实习医师威廉·莫顿（William Morton，1819 年 8 月—1868 年 7 月），尽管究竟谁应该是现代乙醚麻醉的发明人一直存在争议，但是朗医师于 1842 年 3 月 30 日首次使用乙醚吸入麻醉实施颈部肿物切除，因此美国将每年 3 月 30 日定为国家医师节；莫顿医师首次于 1846 年 10 月 16 日公开演示乙醚麻醉，被认为是现代麻醉学的开端，哈佛大学麻省总医院将 10 月 16 日定为"乙醚日"，美国麻醉科医师协会将 10 月定为每年学术年会的举办月份，莫顿医师入选"影响人类历史进程的 100 名人排行榜"，位列第 37 位。在化学气体广泛应用于临床麻醉的同时，化学、药学和工程学的发展也促进了其他静脉与局部麻醉药物以及麻醉设备的开发，如水合氯醛、巴比妥类药物、可卡因类药物和麻醉呼吸机等，也极大地推动了麻醉药和麻醉安全性的发展。尽管如此，早些年的麻醉仍会导致接近 1∶1000 的死亡率，那个年代的手术以拔牙、肛周疾病、浅表肿瘤、肢体损伤和泌尿系结石为主，如此高的死亡率在现代是不可接受的。随后，相关学者对死亡原因进行了分析，并且开始在麻醉中监测患者的脉搏和血压，并且更多的医师开始专职进入麻醉学领域，并提升急救复苏的技能，从而逐步降低了麻醉的并发症发生率和死亡率。

现代麻醉学发展阶段以 20 世纪中叶以后健全的麻醉学科体系建立以及临床麻醉、急救复苏、危重症医学、疼痛医学等亚学科兴起为代表。伴随着基础医学、临床医学、物理化学以及生物医学工程等学科的高速发展，麻醉学也得到了巨大的飞跃，在高水平医院里麻醉引起的死亡概率已经降到了数十万分之一，并且麻醉学科的内涵也已从手术室内拓展到了围手术期，乃至出院以后的远期康复问题。在追求围手术期安全性的问题之外，医师和患者开始追求医疗行为的舒适性，让患者得以在一个轻松而舒适的氛围下接受治疗，并尽可能地让患者术后快速地恢复到术前状态，缩短康复时间。不仅如此，学者们还发现麻醉与手术应激可能会给患者带来更深远的影响，如术后免疫力的下降，认知功能的减退等问题，因此，学者们开始将围手术期管理和手术患者远期的认知功能情况和肿瘤复发情况联系起来，但是这种远期相关性在学术圈内还存在一定的争议。总体而言，这些进展反映了麻醉学科的发展已经从宏观转向了微观，从眼前拓展到了远期，以期最大限度地帮助患者安全舒适地度过围手术期，最大限度地降低麻醉与手术对患者带来的影响。

我国的麻醉学发展与国外相比更要滞后一些，尽管在 19 世纪后期随着西方医学传入我国，化学气体麻醉的方法也被引进，但是随后的数十年来，麻醉工作一直是有技师、护士，或者外科助手承担，麻醉相关的意外事件时有发生。经过尚德延、吴珏、谢荣等老一辈麻醉学家的不懈努力，直至 1989 年 5 月卫生部 12 号文件（卫医字[89]第 12 号）的颁布，麻醉学科才从一个辅助科室转变为正式的二级临床学科。该文件指出：近年来，我国医院临床麻醉学科有了较大的发展，其工作性质、职责范围已超出了原"麻醉"词义的范畴，这主要表现在：①麻醉科工作领域，由原来的手术室逐步扩大到了门诊与病房。②业务范围，由临床麻醉逐步扩大到急救、心肺脑复苏、疼痛的研究与治疗。③临床麻醉的工作重点将逐步转向人体生理机能的监测、调节、控制及麻醉合并症的治疗等。尽管如此，我国麻醉学的发展仍面临着从业人员不足，地域间发展不平衡，以及麻醉学科内涵落实仍不到位等问题。为此，2018 年 8 月 17 日，国家卫生健康委员会会同国家发展和改革委员会、教育部、财政部、人力资源和社会保障部、国家中医药管理局、国家医疗保障局等七部委联合发布《关于引发加强和完善麻醉医疗服务意见的通知》（国卫医发[2018]21 号）。该《通知》指出：麻醉学是临床医学的重要组成部分，麻醉科是体现医疗机构综合能力的重要临床专科。加强和完善麻醉医疗服务，是健康中国建设和卫生事业发展的重要内容,对于提升医疗服务能力,适应不断增长的医疗服务需求,满足人民日益增长的美好生活需要具有重要意义。该《通知》还进一步要求:深入贯彻落实党的十九大精神和健康中国战略,坚持以问题和需求为导向,深化供给侧结构性改革,加强麻醉科医师培养和队伍建设,增加麻醉科医师数量,优化麻醉专业技术人员结构。扩大麻醉医疗服务领域,创新推广镇痛服务,满足麻醉医疗服务新需求。通过完善麻醉医疗服务相关政策,调动医务人员积极性,确保麻醉医疗服务质量和安全。

### 思政元素分析 ▶

1. 矛盾分析法:矛盾分析法是指观察和分析各种事物的矛盾运动,进而解决矛盾的一种方法。这是唯物辩证法的根本方法,首先把事物看成是由多种矛盾构成的统一体。其次,从矛盾中找出主要矛盾和矛盾的主要方面,事物的性质是由主要矛盾的主要方面所决定的。再次分析矛盾发生变化的内部条件和外部条件,即主要矛盾转变发展的条件与时机。现代麻醉学的发展是十分符合矛盾分析法的,几大矛盾贯穿了现代麻醉学的发展历程。现代麻醉学的挑战无外乎疼痛问题、麻醉的安全性问题和医疗的舒适性问题3个矛盾点,尽管这3个问题至今仍未得到全面的解决,但是麻醉学发展的主要矛盾是沿着这3个问题演化的。近代麻醉气体、静脉麻醉药物和局部麻醉药物的研发主要针对疼痛问题展开,后期麻醉监测学和麻醉学的专科化是麻醉安全性问题带来的必然结果,现如今人们普遍关心医疗的舒适性,以及内科介入操作和外科手术治疗带来的整体和远期影响,是我们当代麻醉医师所需要面临的最大挑战。这3个主要矛盾的演化反映了现代麻醉学的发展历程,也将指导着麻醉学科的下一步发展。

2. 辩证整体论:辩证整体论是用辩证的观点更正确、更深刻地看待和处置系统整体与内部、外部关系的理论。这种理论认为:①客观世界和精神领域是一种存在着内外关系复杂的交互作用的系统整体。②这种系统整体是把"矛盾""系统"和"过程"统一起来加以研究和优化处置的过程。③整个社会系统是一种复杂的系统整体。④应当辩证地研究和处置必然性与偶然性、确定性与随机性的辩证关系。从麻醉学的发展历程来看,麻醉安全性的提升是现代麻醉学发展的基础,只有在安全的基础上,我们才能进一步追求所谓医疗的舒适性。西方医学体系对各类疾病进行了精细的区分,进而延伸出内科、外科等二级学科,甚至还可细分至甲状腺外科、减肥外科等高度专科化的学科。但是对于麻醉学而言,一定要认识到整体与局部的关联,手术或操作带来的局部影响,可能通过神经、体液产生巨大的系统性影响,如三叉神经心脏反射,三叉神经受到刺激可能会引起严重的心动过缓甚至是心搏骤停,这种反射的来源可能只是眼球压迫,也可能只是颌面部的手术切割。再如控制性降压可以很大地实现降低手术出血量的目的,但是血压究竟可以降至什么水平是因人而异的,此时需要结合患者血液中的乳酸水平、尿量以及末梢的灌注情况来综合判断患者全身的血供情况,才能了解何种程度的低血压才是安全的。因此,辩证法整体论是把握麻醉安全性的重要理论方法。

3. 我国现代麻醉学的进展体现了"以人民为中心"的根本立场。新时代我国社会主要矛盾已经转变为"人民日益增长的美好生活需要和不平衡不充分的发展之间的矛盾"。经过百余年的学科发展,现代麻醉学已经在一定程度解决了手术疼痛和麻醉安全性的问题,但是舒适性问题仍未得到全面的解决。在我国人民生活条件日益提升的同时,人们对医疗的舒适性要求也越来越高,这在无痛苦胃肠镜检查、无痛分娩、医美手术等方面得到了充分的印证。但是,我国麻醉学科的现状也和经济发展的现状具有相同的特点,即地域差异极大,如无痛分娩的普及率,不同省市间的差距也非常大。这种不平衡不充分发展的问题亟须我们通过政策引导、规范化培训、继续医学教育等手段来解决,这也是 2018 年国家卫生健康委员会会同七部委联合发布《关于印发加强和完善麻醉医疗服务意见的通知》的主要原因。解决我国麻醉学科发展不平衡不充分的问题,是化解新时代社会主要矛盾的必然要求,这也为我们医务人员的下一步发展方向提供了价值引领。

### 教学建议 ▶

本案例可用于《外科学》中"麻醉学"章节,或者《临床麻醉学》中"绪论"的辅助教学,可作为课程开始的引入案例,帮助学生了解世界与我国麻醉学的发展历程,理解麻醉学发展中的矛盾转变,了解麻醉安全性中辩证整体论的重要性,了解新时代现代麻醉学发展所面临的挑战,引导学生以学科发展为己任,提升学习目标,为下一步学科和我国卫生事业的发展贡献出自己的力量。

### 知识链接 ▶

1. 陈松友,王雷. 以人民为中心:百年大党的根本价值取向[EB/OL]. [2021 - 07 - 01]. https://m.gmw.cn/baijia/2021-07/01/34965090.html

2. 如何认识把握新时代我国社会主要矛盾[N/OL]. 光明日报,2017 - 10 - 22. https://epaper.gmw.cn/gmrb/html/2017-10/22/nw.D110000gmrb_20171022_1-08.htm

(王嘉锋 邱影悦 于 浩)

## 24 血管外科技术创新——来自中国古诗词的启示

### 教学目标 ▶

通过案例教学使学生了解中国血管外科的艰辛起步;理解中华优秀传统文化中蕴含的丰富哲理;培养学生面对质疑,勇于坚持的高贵品质。

### 案例描述 ▶

景在平(1955— ),中国人民解放军海军军医大学教授、博士生导师,海军军医大学附属长海医院心脏瓣膜疾病腔内微创诊治中心主任、主动脉夹层腔内微创诊治中心主任,血管外科荣誉主任,中国医师协会腔内血管学专委会主任委员,腔内血管学的创立者。

1988 年,景在平毅然选择血管外科为一生的专业道路。对此,有好友说:"你选择的,不是一条死路,就是死路一条。"当时,景在平想起鲁迅的名句"地上本没有路,走的人多了,也便成了路",在心里立下誓言:于无路处创出路,于死路处出活路。

在选定血管外科道路后,以什么为切入点就成了起步的关键。景在平遍览国际前沿期刊,发现对血管系统疾病实施传统手术前途不大,基因药物治疗前景不明。于是,他毅然决定,选择"小荷才露尖尖角"的腔内微创治疗为研究方向。

创科一开始,医院拿不出经费支持科室建设,景在平就多方奔走,以个人名义获得62万元无息贷款,大胆从国外引进国内首台血管镜系统,首次看清了心脏不停跳条件下人体血管内的立体结构。从此,他开展了一系列开拓性临床研究,积累了一大批微创诊治病例,竖起了腔内血管外科大旗,迈出了我国腔内血管微创诊治的第一步。

1998年景在平在国内成功完成第一例胸主动脉夹层动脉瘤微创腔内隔绝术,2000年又完成世界首例肾周腹主动脉瘤开窗型腔内隔绝术。进入21世纪,景在平的创新成果连续荣获军队医疗成果一等奖,刘华清上将欣然为其题词"创新为魂"。

2000年,"国际腔内血管学大会"在上海召开,景在平决定做一台在会议现场实况直播的示教手术。患者为主动脉弓右弓转位畸形和巨大的夹层动脉瘤,由于患者的夹层动脉瘤腔特别大,把他原来的主动脉真腔挤压得特别细,景在平在手术台上,无论从上臂还是腿上都无法将导丝穿入其主动脉真腔,上下两方向来的导丝,都很容易因血流冲击而滑入巨大的夹层动脉瘤腔内。如果导丝不能贯穿真腔,血管腔内移植物就无法导入到夹层撕裂口处,也就意味着微创腔内治疗无法成功实施。时间快速流失,眼看这台直播手术将以失败告终。面对如此困境,景在平并没有惊慌退却。他的大脑异常活跃,一首《忆秦娥·花深深》(宋·郑文妻)突然在他脑海里闪现,"花深深,一钩罗袜行花阴。行花阴,闲将柳带,细结同心"。女主人公在春和景明的日子,独自徘徊于花荫之下,非常思念游学未归的丈夫,她看到长长的柳条就随意攀折几枝,精心地编成了一个同心结,以表达对丈夫的思念。正是"闲将柳带,细结同心"的诗词意境,使他灵光一现、茅塞顿开。他很快用导丝在手术台上自制出一个"圈套器",通俗地说,就是导丝头端缠了一个圆环,将其从股动脉导入到夹层动脉瘤腔内,同时将另一弯头导丝从臂动脉导入,让其在血流冲击下进入瘤腔,导丝头端进入下方导丝的圆环内,顺势形成相互套接,实现了"巧结同心",从而通过牵引一举实现了贯穿导丝于主动脉真腔的奇想。

难题迎刃而解,手术大获成功,巨大的夹层动脉瘤被完全隔绝。"国际腔内血管学大会"会议大厅里爆发出经久不息的雷鸣般掌声。

### 思政元素分析

1. 党的二十大报告指出,中国共产党人深刻认识到,只有把马克思主义基本原理同中国具体实际相结合、同中华优秀传统文化相结合,坚持运用辩证唯物主义和历史唯物主义,才能正确回答时代和实践提出的重大问题,才能始终保持马克思主义的蓬勃生机和旺盛活力。"中华优秀传统文化源远流长、博大精深,是中华文明的智慧结晶",是我们最深厚的文化软实力,是我国的独特优势。我们要做到医学与人文相结合,技术与艺术相结合,科学与文化相结合,善于从中华优秀传统文化中找到解决问题的方法和路径,达到在科研上启发克难的目的,不断坚定我们的历史自信、文化自信。

2. 血管外科是一门比较新的学科,"新"就意味着从零开始,"新"就意味着将要面对的是他人从未面对过的领域。好友的"质疑提醒",处境的一穷二白,不仅没把景在平教授击垮,反而给了他坚定自己选择的勇气,事实证明,只有坚持不懈、绝不轻言放弃才能成功。

3. 景在平教授的成功还离不开他勇于创新的精神。党的二十大报告指出,"坚持创新在我国现代化建设全局中的核心地位","培育创新文化,弘扬科学家精神,涵养优良学风,营造创新氛围"。我们要善于创新、勇于创新,为我国卫生健康事业发展贡献力量。

### 教学建议

本案例可用于"周围血管疾病概论"章节的辅助教学,帮助学生了解中国血管外科的艰辛起步之路,明确创新是医学技术进步的最大原动力。

### 知识链接

陈劲松. 30年做好一件事——海军军医大学教授景在平的仁心大爱[N/OL]. 光明日报,2019-10-25. https://epaper. gmw. cn/gmrb/html/2019-10/25/nw. D110000gmrb_20191025_7-01. htm

(张 磊 杜 萍)

## 25 生命至上是医务工作者的价值追求

### 教学目标

通过案例教学使学生了解在医疗资源匮乏的年代,竭尽全力救治重症伤员的不易和艰辛;理解医者的鼓励和不放弃会给患者带来生的希望和信心。

### 案例描述

仲剑平(1923— ),江苏常熟人。专业技术一级、文职特级教授,主任医师。1950年毕业于国立江苏医学院(本科)。曾任第二军医大学专家组组长,长海医院普外科教授、主任医师,兼任《中国外科年鉴》名誉主编。

1981年9月5日上午8时许,上海第一钢铁厂青年工人陆德才的左下肢被绞入卷扬机,左下肢连同半个骨盆被撕脱,腹壁缺损,部分小肠外露,膀胱破裂,髂血管断裂,左上腹及胸背部软组织也有严重挫伤。

伤员被紧急送至长海医院,医院迅速组成救治组,普外科主任仲剑平担任救治组组长。采取紧急止血、抗休克、清创和骶前区纱布填塞措施之后,伤员血压渐趋稳定,暂时脱离了生命危险,但在后续治疗过程中,伤员持续发热一个多月,其间还出现了骶前区渗血不止、严重感染、膀胱破裂漏尿、肠梗阻等创伤并发症。

仲剑平在仔细研究病情之后,决定采用"蚂蚁啃骨头"的治疗策略,施行了坏死组织分次切除,巧妙地避免了大型清创手术带来的打击和风险,在清洁膀胱瘘局部创面后,适时大胆缝闭了膀胱瘘。

经过3个多月的精心治疗护理,一个濒死的生命终于奇迹般地活了下来,这是我国首例特重伤员救治成功的纪录。陆德才康复出院之后,组建了家庭,成了父亲,仲剑平还定期随访陆德才,协助他处理一些康复方面的问题。

1997年1月3日下午,上海钢铁五厂青年女工顾春妹在劳动中不慎被2.3吨重的钢锭砸中下腹部,受伤部分占整个躯体约 1/4,血肉模糊。当她被送到长海医院时已进入深度休克,生命垂危。

已经 74 岁的仲剑平再次担任救治组副组长。当时伤员的骨盆如同碎裂的鸡蛋壳般残破,膀胱也有裂口。经过 10 余个小时的抢救手术,终于把伤者从鬼门关拉了回来。术后,救治组每天都要进行两次大会诊,由仲剑平综合各位专家意见,及时确定当天的救治方案。仲剑平说,当时伤员的病情"犹如大海航行的一叶扁舟,稍有不慎即会沉没"。

术后伤员体内残留坏死骨组织和肌肉组织又发生感染,高热不退,出现呼吸窘迫综合征和毒血症,必须手术切除。在救治陆德才的经验基础上,仲剑平在关键时刻再次选择循序渐进的方案,由杨瑞和、霍正禄等几位救治组专家为伤员精心治疗,经过多次手术治疗,输血 3 万多毫升,医护人员在病床边 200 多个日夜地精心护理,顾春妹终于逐渐康复直至出院,又一次创造了我国医学史上严重创伤救治的奇迹。

仲老说"医学是一门用心灵温暖心灵的科学,是为给患者永不言弃的信念和人生,让他们有尊严地活着"。他是这么说,也是这么做的。70 多年的执医生涯诠释了医者的大爱,也影响着一代又一代的后辈。

### 思政元素分析 ▶

1. 生命至上是医务工作者的价值追求。20 世纪 80 年代初期,国内医疗资源匮乏,缺乏特效药和辅助支持药,危重症伤员的救治不仅难度大,而且周期长。每一名重症伤员的救治都需要耗费医生的大量精力,同时消耗大量的医疗资源。但关爱生命、敬佑生命是中华民族一脉相承的文化传统。我国古代医学家推崇"医乃仁术"的医学伦理道德观,强调首要之心,对患者要有悲悯、关怀之情,才能树仁爱之德,施仁爱之术,除人类之病痛。著名医学家张仲景提出"上以疗君亲之疾,下以救贫贱之厄,中以保身长全,以养其生",体现了张仲景坚持以仁爱为怀、普同一等、济世救人的崇高医德思想。唐代孙思邈指出:"若有疾厄来求救者,不得问其贵贱贫富。长幼妍媸,怨亲善友,华夷愚智,普同一等,皆如至亲之想。"明代裴一中写道:"学不贯今古,识不通天人,才不近仙,心不近佛者,宁耕田织布取衣食耳,断不可作医以误世!""仁爱"思想作为中国传统医学文化的核心思想,蕴含着悠久的中华传统医学文化底蕴,具有尊重生命、敬畏生命的人文主义精神。对生命的尊重与敬畏是激励医务工作者排除万难、细心救治患者的精神动力。

2. 一个好医生,眼里看的是病,心里装的是人。医生对患者的心灵抚慰是与治疗技术同样重要的"良药"。仲老坚持大医精诚、仁术仁心的初心,始终把治病救人作为自己的第一要务,急患者之所急,想患者之所想。这世界上不缺乏专家,不缺乏权威,缺乏的是一个"人",一个肯把自己给出去的人。医药是有时而尽的,唯有不竭的爱,能照亮一颗受苦的灵魂。

### 教学建议 ▶

本案例可用于《外科学》中"外科感染""休克""创(战)伤挤压伤""水、电解质及酸碱平衡失调"等章节的辅助教学,帮助学生了解特定历史条件下救治危重症伤员的困难和不易,充分理解医者和患者的相互关系,只有医者心中长存医者大爱、竭尽全力,患者才会更有信心。

### 知识链接 ▶

1. 对生命至上理念的认识与思考[EB/OL].[2022-08-31].https://baijiahao.baidu.

com/s? id=17426426326160595288wfr=spider&for=pc

2. 曹继军,马德茂,刘琉,等.文化浸润着校园每个角落[N/OL].光明日报,2011-10-26. https://epaper.gmw.cn/gmrb/html/2011-10/26/nw.D110000gmrb_20111026_7-13.htm

(张磊 杜萍 高原)

## 26 国家最高科技奖获得者王振义——教癌细胞改邪归正

▶教学目标▶

通过案例教学使学生了解三氧化二砷用于治疗急性早幼粒细胞白血病(Acute Promyelocytic Leukemia,APL)的发现过程;理解科学探索就是在许多不可能中创造可能;感悟以王振义为代表的科研工作者孜孜不倦、上下求索的探索精神。

▶案例描述▶

王振义,江苏省兴化人。内科血液学专家,中国工程院院士,法国科学院外籍院士,瑞金医院终身教授,2010年度国家最高科学技术奖获得者。从医70余年,他开创性地提出了白血病的诱导分化疗法,开拓了人类治疗肿瘤的新思路与新途径,奠定了诱导分化理论的临床基础,被誉为"癌症诱导分化之父";他和学生陈竺、陈赛娟等创造性地提出"全反式维甲酸联合三氧化二砷"治疗方法,使得这个曾经最为凶险的白血病成为第一个可被治愈的白血病。该成果被誉为"上海方案",并被国际权威指南指定作为一线经典治疗方案,还被誉为"新中国对世界医学的八大贡献"之一。

1953年,王振义在临床中遇到这样的情况:有些患者在平时没有出血症状,但在拔牙等小手术后会出血不止。王振义翻阅了大量文献,了解到血浆中凝血因子的高低值是出血的关键,一般实验室检验无法发现,需要用凝血活酶生成实验。但做该实验时,需要将硅胶涂在玻璃管壁上。当时国内无此材料,王振义用石蜡代替硅胶,成功地在国内首先确立了这种检测方法,并做出诊断,解决了这种不明原因出血的诊断和治疗问题。

自1954年起,王振义主要从事血栓和止血研究,在国内首先建立血友病A与B以及轻型血友病的诊断方法。1980年起,开始研究癌肿的分化疗法。1986年,在国际上首先倡导应用全反式维甲酸诱导分化治疗急性早幼粒细胞白血病,获得很高的缓解率,为恶性肿瘤在不损伤正常细胞的情况下,可以通过诱导分化疗法取得效果这一新的理论,提供了成功范例。王振义依据诱导分化学说,在大量实验的基础上提出了治疗急性早幼粒细胞白血病的诱导分化疗法,证明采用全反式维甲酸可以将恶性早幼粒白血病细胞诱导分化为良性细胞,在有效缓解治疗急性早幼粒细胞白血病的基础上,王振义不断优化治疗方案,发现联合应用维甲酸和三氧化二砷治疗急性早幼粒细胞白血病,可使5年生存率上升至95%,从而使急性早幼粒细胞白血病成为第一个可治愈的成人白血病。

20世纪80年代中期,王振义领导的团队与中国科学院药物研究所合作,从生蒲黄中分离出4种有效成分,确定了它们的化学结构,并阐明了它们在防治食饵性动脉粥样硬化中的作用机制。同一时期,王振义所领导的研究组,在中国首先提纯了血管性血友病因子(von Willebrand Factor,vWF),建立了检测该因子抗原与功能,以及甲型血友病携带者的方法,因而两次获卫生部科研乙级奖;研究组还在中国首先提纯和检测抗凝蛋白(蛋白C和S)、β血小板球蛋白、血小板第4因子,首先发现和报道蛋白S缺乏症。

### 思政元素分析

1. 唯物辩证法是关于联系和发展的科学,而对立统一规律揭示了事物联系和发展的根本内容,提供了理解唯物辩证法其他规律及范畴的钥匙,其最根本的方法即矛盾分析法。离开对立统一的观点,就无从理解辩证认识和辩证方法的实质。急性早幼粒细胞白血病是一种恶性疾病,预后较差。三氧化二砷即砒霜,是一种剧毒物质。毒药和良药风马牛不相及,但王振义团队创新性地使用三氧化二砷治疗急性早幼粒细胞白血病取得成功,获得了很好的治疗效果,充分体现了哲学中的辩证思想,即便是剧毒药物也可以成为某些特定疾病的良药。

2. "两点论"是指在分析事物的矛盾时,不仅要看到矛盾双方的对立,而且要看到矛盾双方的统一;不仅要看到矛盾体系中存在着主要矛盾、矛盾的主要方面,而且要看到次要矛盾、矛盾的次要方面。王振义教授团队采用全反式维甲酸可以将恶性早幼粒白血病细胞诱导分化为良性细胞,说明良性恶性之间没有严格的界限,矛盾的对立面在一定条件下可以相互转化,关键看分化剂是好是坏。推而广之,每个人都应该努力成为团队的好分化剂,达到"众人拾柴火焰高"的效果。

3. 王振义教授始终淡泊名利,敬业奉献,严谨治学,为医务工作者、科技工作者、教育工作者做出了表率,值得学习。

### 教学建议

本案例可用于《外科学》中"肿瘤""组织移植"等章节的辅助教学,帮助学生了解三氧化二砷治疗急性早幼粒细胞白血病的发现过程。

### 知识链接

2010 国家最高科技奖获得者王振义:教癌细胞改邪归正[EB/OL]. [2011 - 01 - 14]. https://www.safea.gov.cn/ztzl/gjkxjsjldh/jldh2010/jldh10ztxw/201101/t20110114_84291.html

(张 磊 杜 萍)

##  医者最清澈的爱只为患者

### 教学目标

通过案例教学使学生感悟好医生应具有的大医精诚、救死扶伤的行医理念;理解裘法祖为患者生命健康不顾个人安危的国际人道主义精神;学习裘老放弃优厚待遇,克服万难回国,为祖国做贡献的赤子情怀。

> **案例描述**

  裘法祖(1914—2008年),浙江杭州人,著名医学家、中国现代普通外科的主要开拓者、肝胆外科和器官移植外科的主要创始人和奠基人之一、晚期血吸虫病外科治疗的开创者、中国科学院资深院士,被誉为"中国外科之父"。其刀法以精准见长,被医学界称为"裘氏刀法"。

  1914年,裘法祖出生于杭州一个书香世家,他家一共7个孩子,而裘法祖是家中最小的,从小受到了哥哥姐姐们的宠爱。18岁那年,学习成绩优异的他考进了同济大学医学院预科班学习德语。1933年春天的一个傍晚,裘法祖的母亲突然感到腹内疼痛,并因此呻吟不止,请的医生都无计可施。没多久,他的母亲就痛苦地离开了人世。后来裘法祖满怀悲伤地查阅西医书籍,最后发现母亲的死因竟是阑尾炎,而这个病在国外只需要做个十几分钟的手术就能解决问题。深感祖国医学落后的裘法祖,暗下决心要做一名医生,祛除千千万万母亲的病痛,让她们免受疾病的折磨。

  1936年,在两个姐姐的资助下,裘法祖只身远赴德国留学。仅仅3年后,他就以14门全优的成绩,拿到了德国医学博士学位,还获得了德国外科专门医师证书。那一年,裘法祖25岁。

  按照德国的惯例,刚刚毕业的医学生在一年之内是没有手术资格的,甚至连最基础的拉钩权利都没有。但有一次,主任外出休假,病房便由裘法祖顶替值班,这时有一台阑尾切除的手术需要完成。由于裘法祖在平时表现十分优秀,所以医院便破例让他在毕业8个月时提前参与手术。然而不久后,由裘法祖主刀的第三台阑尾炎手术出现了问题,患者在术后第5天离开了人世。尽管尸体解剖没有发现手术方面有什么问题,但裘法祖的导师用严肃的目光看着他,说了句:"她是4个孩子的妈妈!"就是这句话,让裘法祖内疚了一辈子,也更加坚定了他严格要求自己,立志成为一名出色的外科医生的决心。

  后来,裘法祖成为德国一家医院的分院院长。第二次世界大战时期的德国被纳粹统治着,但在那段特殊时期,就连军队都对他客客气气,因为他从纳粹的枪口下救出40多位集中营的犹太人,被犹太人称为"中国神医"。1945年4月的一天,裘法祖正在做手术,一名护士匆匆跑进来,告诉裘法祖外面躺着许多从集中营来的囚犯。裘法祖不顾危险,直接冲了出去。在他的眼前,有许多带着枪的纳粹士兵,还有40多名虚弱地瘫在地上的犹太囚犯。当时,那些士兵们都在大声吆喝着让这些倒地的囚犯抓紧起来。但这些没有把裘法祖吓住,他冲士兵们大喊:这些囚犯患有伤寒,我们必须把他们带走! 就这样,裘法祖和同事们将囚犯带走藏进了地下室并对他们进行了治疗。不久,德国投降,这些犹太人重获自由,而与他们同一时期被转移的人则绝大部分被杀害了。

  1946年底,抗日战争胜利的消息传到了德国,裘法祖动了回国的念头,但当时的中国依旧动荡,而他在德国已经娶妻生子,并且拥有了良好的社会地位,还买了房子和汽车。得知他要回去,周围的人几乎没有站在他那一边的,还劝他说:"连孩子的奶粉都买不到,干吗回去?"但他依旧退掉了洋房,卖掉了汽车,带着妻子和孩子踏上了回国的海轮。就在回国的轮船上,一名乘客突然精神病发作,把另外一名乘客刺伤,导致其肝脏破裂。当时,裘法祖二话没说便出手相救,虽然船上没有什么医疗设备,但是凭借着一身本领,他还是成功把乘客从死神的手中抢了回来。正是这件事,船还没抵达上海,裘法祖的名气就传遍了整个上海滩。裘法祖一下船,记者和群众就都围了过来,甚至很多医院负责人站在码头上,准备请裘法祖去,但他都没有答应,而是径直回到了母校——同济大学医学院。1951年,抗美援朝战争前线急需医疗力量,裘法祖就带头报名参加了第一批抗美援朝医疗队。在报名志愿书"工作地点"一栏中,他义无反顾地写上了"最危险的地方"。

  大家都说,裘法祖是外科全才,他的刀法更被誉为中国外科的一把"宝刀"。裘法祖是一名大医,他说"德不近佛者不可以为医,才不近仙者不可以为医"。他刚回国的第一年,有位女教师找裘法祖看病,她说自从10年前做完手术后就经常消化不良、便秘,还肚子疼,裘法祖一摸她的肚子,就摸到了一个拳头大的包块。裘法祖当即决定为她进行手术,打开患者腹部后,裘法祖大吃一惊,原来让她难受的是一条手术用的布巾,那块布巾缩成一团,被肠襻牢牢包裹着。事后,女教师给裘法祖写了一张"生枯起朽"的横幅,以此来感谢他的帮助。做完这个手术后,裘法祖定下了一条规矩:术前一定要亲自清点每一件器械、每一块纱布,术后再一一点对。

  有一次,一位儿科老医生患了十二指肠溃疡,来找裘法祖会诊。但他看到X线片上十二指肠球部有一龛影,诊断已经很明确,就没有再做腹部检查。这位老医生回去后说:"我很失望,裘医生虽然说了治疗意见,但没有摸一下我的肚子。"这句话传到了裘法祖的耳朵里,他十分后悔。在这之后,裘法祖接诊过一个老妇,问过病情后,裘法祖让其躺下,又仔细按摩检查她的腹部。检查后,那位老妇紧紧握住裘法祖的手,久久不放,说:"你真是一个好医生。我去了六七家医院,从来没有一个医生按摩过我的肚子检查。"裘法祖后来谈到这件事时说:"像这样一项每一个医生都应该做的简单的常规检查,竟会对患者产生如此巨大的安慰。"

  裘法祖还对自己有个要求:凡是自己的手术患者,一定一天看望3次。如果是其他医生的患者请教了自己,也要一天3次地看。裘法祖告诉后辈:"医生治病,是将患者一个一个背过河去的。一个患者愿意在全身麻醉的情况下,让医生在他肚子上划一刀,对医生是多大的信任啊!这种以生命相托的信任,理应赢得医生亲人般的赤诚……"

  裘法祖总结自己的人生,有4点:一身正气、两袖清风、三餐温饱、四大皆空。他总是告诉后辈:"做一个医生不难,做一个好医生很难,永远做一个好医生更难。"裘老的一生是救死扶伤、无私奉献的一生,是诲人不倦、教书育人的一生,是探索创新、硕果累累的一生。他用高超的医术、高尚的医德,为我国医学界树立了不朽的丰碑。他是外科医生敬仰的榜样,更是老百姓口中的"人民医学家"。

### 思政元素分析

  1. 医乃仁术,是仁爱之心与精湛技术完美结合的职业。裘法祖先生说"德不近佛者不可为医,才不近仙者不可为医",这句话引用自明代裴一中(明末医家,字兆期,浙江海宁人)撰写的《裴子言医》。这本书论述了行医原则、医德及医风,强调博学、审问、慎思、明辨、笃行五者,医家不可缺一。原文是"学不贯今古,识不通天人,才不近仙,心不近佛者,宁耕田织布取衣食耳,断不可作医以误世!医,故神圣之业,非后世读书未成,生计未就,择术而居之具也。是必慧有夙因,念有专习,穷致天人之理,精思竭虑于古今之书,而后可言医。"这段话是说,如果一个人的学问不贯通古今,见识不通达贯穿天地人间的大道,才华不脱俗出众,心灵不亲近于佛,即不具有慈悲之心,这样的话,宁可种田织布维持生计,也断不可将医生作为职业去贻误生命。医生是一种光明神圣的职业,并非读书未成、生活未有着落而解决就业择业问题的一种渠道。它需要天资聪颖,并刻苦学习,通达贯穿天地人间的大道之理,认真钻研古今之书,而后才可谈得上行医。这两句话是裘老一生的座右铭,也是医学生应该努力的方向。

2. 裘法祖一生致力于党和国家的医疗卫生、教育、科研事业,开创了中国医学史上的多个先河,而且还广泛开展并促进了国际的医疗合作与交流。这些成绩的取得,源于他内心深处对党的信任、对人民的赤诚、对祖国深深的热爱。1983年,69岁的裘法祖正式成为了一名光荣的中国共产党员。他的入党申请书中有一句发自肺腑的话:"参加抗美援朝医疗队,让我深深感受到了中国共产党有远见、有胆量、有魄力,中国像巨人一样站起来了。"他用一生诠释着仁医不仅有高超的医术、大爱之心,还有强烈的家国情怀。他常说:"我有3位母亲,一位是生养我的母亲,一位是教育我的同济,一位是我热爱的祖国。"

3. 2005年,世界反法西斯胜利60周年纪念日来临之前,德国媒体不远万里专程来中国采访裘法祖,这位拯救了40多位犹太人鲜活生命的伟大中国外科医生,他的身上彰显出的人本精神和天下情怀,闪耀着人类命运共同体理念所内含的国际人道主义精神光芒,直至今天,依然历久弥新。进入新时代,人类命运共同体的倡议不断成为各国之间的共识。构建人类命运共同体是在马克思主义理论中国化与时代化的基础上提出的中国理念,中国在经济、政治、文化、社会和生态各方面始终践行人类命运共同体的现实构建,开创了人类文明新形态。在全球化视域下理解构建人类命运共同体的中国理念与实践,才能更好地彰显中国既立足民族又面向世界的全球视野、世界胸怀和大国担当,展现中国共产党为中国人民谋幸福、为世界进步谋发展做出的伟大贡献。

### 教学建议

本案例可用于《外科学》中"绪论""外科感染""肝脏疾病""胆道疾病""阑尾炎"等章节的辅助教学,帮助学生了解裘老堪称传奇的一生,不仅开创了我国外科手术的新时代,更是悬壶济世,著作等身,桃李满天下,把自己的所学毫无保留地传授给后人。

### 知识链接

1. "中国外科之父"裘法祖:加入中国共产党是我光荣的归宿[EB/OL].[2021-09-16]. https://edu.gmw.cn/2021-09/16/content_35169873.htm

2. 裘法祖:裘氏刀法代代传[EB/OL].[2021-06-21]. https://baijiahao.baidu.com/s?id=1702983824749552773&wfr=spider&for=pc

3. 冒死拯救犹太人生命的中国医生裘法祖[Z/OL].[2015-05-28]. http://tv.cctv.com/2015/05/28/VIDE1432791602114470.shtml

(张 磊 杜 萍)

## 28 肾脏透析机的研发——人工器官的传奇

**教学目标**

通过案例教学使学生熟悉目前人工器官发展的历史,尤其是肾脏透析技术的发展;了解威廉·科尔夫教授的生平,以及他对患者的同理心如何影响了他的从医生涯。

**案例描述**

根据全国血液透析病例信息登记系统的数据,截至2021年底,我国大陆地区透析总人数接近88万人,2011—2021年这10年间,透析患者总人数增加了3.2倍。只有极少数的幸运儿可以在诊断尿毒症后不久就能获得匹配的肾脏捐献,绝大部分的患者都需要接受肾脏透析维持自身的水电酸碱平衡,肾脏透析是维持等待器官移植患者继续生存的唯一方法。现代人觉得习以为常的这种治疗方法是第二次世界大战后由威廉·科尔夫(Willem Kolff)教授发明的。

1938年,科尔夫教授还是荷兰格罗宁根大学一名内科医生。他收治了一个22岁的男性急性肾损伤患者,水、电解质和酸碱平衡严重紊乱,被疾病折磨得生不如死。患者漫长而痛苦的经历,对科尔夫教授影响很大,这使他萌生了发明人工透析机的念头。

在此之前已有人推测,可以利用渗透原理分离物质,排出尿毒症患者血液中蓄积的毒素挽救患者的生命。科尔夫教授利用制香肠的肠衣作为透析膜进行实验,发现这个思路的确可行,随后他就在第二次世界大战期间投入了肾脏透析设备的研究。最初的结果并不理想,先后有15位患者死去。他并没有因此而气馁,他根据汽车发动机的水泵设计,对透析机进行反复改进,并且不断优化自己的方案,包括改进血液稀释剂和防止凝血。功夫不负有心人,血透仪终于获得成功。1945年,第二次世界大战后在监狱中因肾功能衰竭而昏迷的一位67岁妇女应用了该装置治疗,最终得救。之后,他把人工肾脏设备送到美国大力推广并进一步改进,最终成为一种常规肾替代治疗方法。我国血液透析患者的5年存活率已经达到50%~70%,换句话说,因为有了血液透析,大多数患者可以长期存活。

科尔夫教授终其一生都在从事人工器官研究,包括心脏、眼、耳以及肢体,成为蜚声全球的人工器官专家。然而追溯他的成功起点,却不过是他年轻时代的一次"不忍",这份"不忍",就是医者仁心,就是同理心。每一个患者都是在生命中孤独过冬的行人,他们的痛苦和绝望,无人知晓;而医生的这份"不忍",这份感同身受,就是黑夜中的一丝萤火,扑朔着人间的温暖。

**思政元素分析**

1. 任何实践活动都是在真理尺度和价值尺度共同制约下进行的。任何成功的实践都是真理尺度和价值尺度的统一,是合规律性和合目的性的统一。真理尺度与价值尺度是紧密联系、不可分割的辩证统一关系。正确把握真理尺度和价值尺度的辩证关系,对我们的理论认识和实践活动都具有重要的现实指导意义。脱离了真理尺度,价值尺度就偏离了合理的、正确的轨道。另一方面,人类自身需要的内在尺度,推动着人们不断发现新的真理。脱离了价值尺度,真理就缺失了主体意义。科尔夫教授从事人工器官研究,采用科学的方法探寻疾病的诊疗方法,符合真理尺度;其目的是拯救备受病痛折磨的患者,符合价值尺度。

2. 新时代中国特色社会主义的伟大实践,充分体现了真理尺度与价值尺度的辩证统一。中国共产党人的理想信念,建立在马克思主义科学真理的基础之上,建立在马克思主义揭示的人类社会发展规律的基础之上,建立在为最广大人民谋利益的崇高价值的基础之上。我们坚定,是因为我们追求的是真理。我们坚定,是因为我们遵循的是规律。我们坚定,是因为我们代表的是最广大人民的根本利益。

3. 医生的作用和角色不仅仅是药物治疗,更多的是对患者的同理心。同理心最核心的就是要换位思考,要站在患者的角度去思考问题,只有这样,医学的工作才容易展开。医生应该对患者充满同情和感激,与他们建立良好的关系,积极勇敢地投身到祖国的医学事业中来,为人类的健康做出自己的一份贡献。科尔夫教授带着对患者的同情和感同身受开启了自己医学研究的方向。他初心如磐,始终如一,最终在人类医学事业发展的长河中留下了自己光辉的名字。

### 教学建议

本案例可用于《外科学》中"水、电解质及酸碱平衡失调"章节的辅助教学,通过介绍威廉·科尔夫教授发明肾脏透析机的过程,一方面使学生知晓目前严重水电平衡紊乱的一种治疗方式,另一方面感受科尔夫教授对患者的医者仁心,这是促成他事业成功的不竭动力。

### 知识链接

华羽. 医患本该守望相助[EB/OL]. [2020-12-21]. https://m.gmw.cn/baijia/2020-12/21/34481436.html

(隋明星　吕东方)

## 肾移植术后多尿期的管理

### 教学目标

通过案例教学使学生了解水、电解质及酸碱平衡的重要性,明确治疗多尿期患者的补液方案,感受从临床中发现问题、提出问题、解决问题的临床科研思路。

### 案例描述

肾移植是治疗终末期肾病最理想的方法,可显著提高患者的生存质量。但若供者肾脏为活体来源或缺血时间较短的尸肾,那么 90% 左右的受者在移植术后可出现多尿,每小时尿量高达 400～1 200 mL,24 小时尿量甚至可以超过 30 000 mL,这是受者肾小管对肾小球滤过率的快速正常化暂未适应的表现。此时大量电解质随尿量丢失，若不能合理补液，将引发严重水电平衡紊乱，甚至危及生命。

曾几何时，肾移植术后多尿期的补液方案非常棘手。传统上需要采取7种、12袋液体来进行循环(图29-1)，流程非常烦琐。而且由于输注的液体成分不一，会诱发严重的血糖、电解质的剧烈波动，这会在终末期肾病患者原本就可能存在的较多基础疾病上进一步导致严重临床事件。

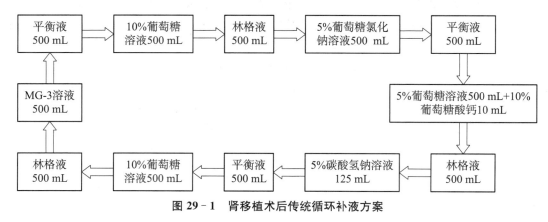

**图 29-1　肾移植术后传统循环补液方案**

注：自平衡液 500 mL 开始循环使用

事实上也的确如此。20世纪90年代，海军军医大学第一附属医院朱有华教授就遇到了这样一位患者，移植肾质量非常好，尿量很多，但患者一夜之间迅速出现了抽搐、昏迷。由于当时的检验报告速度较慢，一时难以明确病因、找到明确的治疗方法，最终导致患者死亡。患者死亡之后，检验报告显示血钠 110 mmol/L，朱教授才明白是因为发生了严重的低钠血症。

因为这例患者的死亡，朱有华教授团队潜心研究了不同补液方案的优劣之后，成功研发了复方果糖电解质注射液。这一补液方案将复杂、烦琐、具有潜在风险的传统补液方案替换为单一品种、单一操作的补液方案，简单、便捷、高效，目前已经在肾脏移植领域安全应用了10余年。得益于上述优点，众多其他学科也开始纷纷尝试采用该补液方案，如麻醉科、创伤骨科、胰胆外科、泌尿外科、脑外科。复方果糖电解质注射液的另外一大优势在于其简便易行，无须其他配药操作，有效降低了医护工作量和差错概率。复方果糖电解质注射液应用前景广泛，在自然灾害、战场环境下的液体治疗中独具优势。因为抢险救灾或战创伤救护的医疗条件并不完备，一旦出现大批量伤员需要液体复苏时，频繁加药与调换液体顺序的补液方案会导致工作量和差错概率增加，而此时单一品种、单一操作的复方果糖电解质注射液就成为首选。

### 思政元素分析

1. 人类认识世界和改造世界的过程，是一个包含着创新的发展过程。创新就是破除与客观事物进程不相符合的旧观念、旧理论、旧模式、旧做法，在继承历史发展成果的基础上，发现和运用事物的新联系、新属性、新规律，更有效地进行认识世界和改造世界的活动。创新是社会发展的不竭动力，人类发展进步的历史就是不断创新的历史。人类的创新活动具有丰富的内容和表现,包含着知识创新、制度创新、科技创新、文化创新等各方面创新。归结起来讲,主要是理论创新和实践创新两个基本方面,它们集中体现了人类在认识世界和改造世界中的创新活动。要根据时代变化和实践发展,不断深化认识,不断总结经验,不断进行理论创新,坚持理论指导和实践探索辩证统一,实现理论创新和实践创新良性互动,在这种统一和互动中发展21世纪中国的马克思主义。这从理论上深刻揭示了理论创新与实践创新的内在联系,揭示了马克思主义在理论创新和实践创新的良性互动中实现创新发展的规律性。朱有华教授团队通过在补液方案上的理论和实践研究,最终成功研发出复方果糖电解质注射液,集中体现了两种创新协调发展的成果。

2. 当今世界,知识经济飞速发展,创新已经成为社会进步的主导力量与重要源泉,只有善于开发和运用创新思维能力,才能紧跟时代的步伐,更好地回应和解决时代发展所提出的问题。创新思维能力意味着不墨守成规,在求新、求变中创造性地提出问题和解决问题。在进行医学科研的过程中,我们要不断培养和提高创新思维能力,这就要求我们有敢为人先的锐气,打破迷信经验、迷信本本、迷信权威的惯性思维,摒弃不合时宜的旧观念,以思想认识的新飞跃打开工作的新局面。

### 教学建议 ▶

本案例可用于《外科学》中"水、电解质及酸碱平衡失调"章节的辅助教学。通过介绍海军军医大学第一附属医院朱有华教授研发复方果糖电解质注射液的经历,一方面让学生对水电紊乱的严重性有更感性的认识,另一方面知晓目前更为方便、便捷的一种补液替代疗法。

### 知识链接 ▶

支振锋. 推动以实践为基础的理论创新[EB/OL]. [2022 - 08 - 18]. https://www.gmw.cn/xueshu/2022-08/18/content_35962745.htm

(隋明星　吕东方)

##  围手术期的准备不容马虎

### 教学目标 ▶

通过案例教学使学生了解围手术期处理的重要性,在一个真实临床案例中让学生感受到医生的职责所在。

### 案例描述 ▶

所有的手术都需要进行严密的准备。有时候,一个看似不起眼的小细节出了差错,就可能让手术进度停滞,甚至导致手术失败。肾脏移植手术是一个相对难度较大的手术,它的围手术期准备相对于常规手术而言,细节更为丰富、内容更为琐碎,例如需要关注受者电解质情况、透析情况、术前感染情况等,这些很重要,所以临床医师一般不会忽略。但是,还有一些术前准备项目相对容易被忽略,我们一起看看这个发生在上海某三级甲等医院的例子。

这台移植手术初期都很顺利,供者肾脏质量非常好,修整得也比较满意。顺利消毒、铺单、切皮,按照计划此时需要游离右侧髂外静脉来与供肾的静脉吻合。主刀医生却突然停下了手中的工作,原来患者的髂外静脉基本上是完全闭合的状态!医生立刻追问受者的术前登记情况,发现患者其实早在登记时就告知过医生他右髂部曾经紧急插管透析,同时髂血管彩超提示右侧髂静脉血栓。然而在术前准备时,由于时间紧、事情多,下级医生忽略了这个看似并不起眼的问题,没有向上级医师汇报。这下手术台上的医生们傻眼了,只能关闭切口,重新消毒铺单,在受者左侧重新进行肾移植手术。这一案例中,医生处于非常被动的局面,虽然后续受者及家属并未追责,但这个事故绝不应该发生。

海因里希安全法则(Heinrich's Law)是美国著名安全工程师海因里希提出的 300∶29∶1 法则,主要用于企业的安全管理,意思是说,在一件重大的事故背后,必然有 29 件轻度的事故,还有 300 件潜在的隐患。在医疗工作中也同样如此。不能因为某个事件发生概率较低就掉以轻心。事故一旦发生,伤害就会造成,后果不可挽回。对待围手术期准备,也必须事事计较、处处小心,患者因为相信医生,才将自己的性命托付。对于这份信任,我们能回报的唯有事无巨细、全力以赴。

### 思政元素分析 ▶

从唯物辩证法的角度来分析该案例,我们可以从原因与结果、本质与现象、必然与偶然等事物联系和发展的基本环节来理解。原因与结果是揭示事物引起和被引起关系的一对范畴。对受者左侧重新进行手术是结果,其原因是下级医生对某个问题的疏漏。本质与现象是揭示事物内在联系和外在表现的一对范畴。现象表现本质,本质决定现象。术前准备出现失误是现象,但究其本质,是下级医生对信息的筛选不够专业。必然与偶然是揭示事物产生、发展和衰亡过程中的不同趋势的一对范畴。事物的发展既包含着必然的方面,也包含着偶然的方面。二者相互依存,也相互转化。在很多次手术中发生一次术前准备失误,看起来是偶然事件,但其背后存在着必然性。这说明术前准备中还有很多的漏洞,只不过以前尚未造成不良后果,没有被及时察觉发现。海因里希法则也说明了这一点。我们要吸取这个案例的教训,在工作中细致入微,要充分估计到各种偶然因素,争取在实践中达到预期的目标。点亮医者职业之光,需要医者的自勉。走在这条救死扶伤的道路上,不仅需要修炼悬壶之术,也要培养济世之怀,始终如一地守护初心。

### 教学建议 ▶

本案例可用于《外科学》中"围手术期处理"章节的辅助教学。通过介绍一例真实的术前准备失误的反面案例,让学生对围手术期管理的重要性有更感性的认知,并且同时进行思想教育,全心全意为患者服务是医生的职责所在,责无旁贷。

### 知识链接 ▶

必然性和偶然性的重新解读[EB/OL].[2005-08-16]. https://www.gmw.cn/01gmrb/2005-08/16/content_289577.htm

(隋明星 邱影悦)

## 31 护理管理的艺术

**教学目标**

通过案例教学使学生了解护理管理的发展历程;熟悉护理管理的方法;掌握护理管理中的礼仪、沟通和人文关怀等方式方法的应用;学生在老师的引导下能践行社会主义核心价值观。

**案例描述**

护理管理是护理专业中一门集实用性和艺术性于一身的科学。世界卫生组织将护理管理定义为:护理管理是为了提高人们的健康水平,系统地利用护士的潜在能力和有关其他的人员、设备、环境及社会活动的过程。归纳总结为护理人员为提高护理服务质量而系统和有组织地利用人力、物力和财力的过程。

1912 年中华护士会成立,1921 年北京协和医院联合多所大学创办高等护理教育。新中国成立后,在 1950 年 8 月召开的第一届全国卫生工作会议上提出了发展护理专业的规划,1954 年 5 月创办《护理杂志》,1976 年颁发的《加强护理工作的意见》加速了现代护理学的发展进程。1979 年卫生部颁发的《卫生技术人员职称及晋升条例》明确规定了护理人员的专业技术职称,对提高护士的社会地位,构建我国特色护理事业有重大意义,从此,我国的护理事业走上了发展的快车道。

护理事业高速发展的同时也带来一系列问题,尤其近几年高校扩招,大量年轻一代护士进入临床工作给护理管理工作带来了极大的挑战。①案例 1:江苏某医院的护士小珊因与所负责床位的患者产生矛盾,被医院扣罚当月奖金。小珊认为医院的领导和科室负责人不理解自己,只会高高在上、盛气凌人地说教和责怪,一气之下辞职走人。②案例 2:与案例 1 不同,本案例中的护士长在工作中以身作则,通过言传身教影响护士,在生活中和护理成员打成一片,成为受人尊敬的"知心姐姐",所带领的护理团队年年获得先进称号。③案例 3:某医院普外科护理单元,手术患者多且术后周转快。护理队伍两极分化,即高年资和低年资护士多,于是团队内出现了小团体。年轻人认为高年资老师压榨年轻人,指使她们干活。高年资护士认为年轻护士玩心重,不体谅高年资的"老人"。科室护理团队的工作氛围较不和谐,效率可想而知。④案例 4:2016 年 2 月,某二甲医院消化科值班护士陈某错把 10 床患者李某的餐前胰岛素给 11 床张某某注射,发现错误后立即报告值班医生,并向护士长、科主任汇报了这件事。通过严密观察和处理,患者的病情稳定,未造成不良影响。护士长并未严厉批评小李,也没实施经济惩罚,而是在科室范围内开展了一次头脑风暴,让大家畅所欲言分析事件发生的原因,制定了针对性的改进措施,护理团队全员参与,共同降低护理不良事件的发生率。科室内设立"金点子"奖,对发生不良事件、存在安全隐患和对管理中的意见建议上报者予以适当的奖励。

**思政元素分析**

护理服务对象是人(包括健康、亚健康和患病的人),护理管理的主要对象也是人,护理服务和护理管理关联社会的方方面面,服务质量和管理能力直接影响到个人、医院甚至国家。所以护理事业从小里说关乎百姓健康,往大里讲影响社会的安定和国家的安全。因此,在护理教育和护理管理中需融入思政元素,引导学生运用唯物辩证法思考问题,在护理实践中践行社会主义核心价值观。

1. 平等、尊重。人人生而平等,没有高低贵贱之分,这也是社会主义核心价值观中平等的要求和体现,所以管理工作的基础就是平等。在平等的基础上开展管理工作,让所有人都参与到管理工作中来,每个人都将管理工作视为自己的义务和责任。随着社会的发展,单纯靠一己之力解决问题变得越来越困难,这需要多方参与方能高效彻底地解决好问题。问题相关各方没有明确的管理者与被管理者的界线,有的只是在某一阶段由某方人员主导解决问题。各方从自身角度考虑问题的同时也多一些同理心,多一分尊重,多一分理解,多一分支持,管理工作才能顺利开展,护理事业才能健康发展,社会主义道路才会建设得更平坦、更宽广。案例1中,小珊认为自己和管理者之间地位不平等,管理者高高在上,让她难以接受,管理层没有认真倾听小珊的诉说,最终导致护士小珊离职。案例2中的护士长与护士平等相待,和谐相处,管理工作开展起来毫无压力。

2. 辩证施治,因人而异。唯物辩证法告诉我们,矛盾具有特殊性。世界上没有两片相同的树叶,同样也没有完全一样的人。教育界有因材施教,中医治疗中讲究辩证施治,同样护理管理也要针对不同问题,不同人员制定差异化的管理措施。护理问题背后可能涉及护士、医生、患者和后勤等因素,同一个问题涉及的人员不同,解决的方法也有差别,不同的问题更要根据问题本身和涉及人员的特点制定相应的解决方案。凡事不能一刀切,这要求对某一类问题要有辨别能力,不要被事物的表象所蒙蔽,要透过现象看本质。只有找出问题的本质所在才能制定相应的对策,才有可能取得最理想的效果。这要求管理者不能搞"一言堂",要有敏锐的洞察力,要了解不同岗位的工作流程和要求,了解每个工作人员的工作习惯和个性特点,唯有如此才能在管理工作中"辩证施治",才能让护理团队和谐、健康、高效地运转。案例3中的护理团队凝聚力差,战斗力不强在预料之中。后续更换了护士长,新护士长根据年轻人对电子产品和新媒体熟悉的特点,让年轻护士负责年轻患者及居家患者线上的健康教育,年资高经验丰富的护士负责教学任务。科室还定期开展谈心交流活动,拉近了高低年资护士的距离,科室管理工作开展起来也顺利了许多。这个案例充分体现了辩证施治和因人而异的成功之处。

3. 营造自由、民主和敬业的氛围。管理的目的是提高工作效率,有效管理的前提是制定被认可的规则,同时有能让相关各方都能遵守规则的约束制度。与西方国家宣传的所谓自由不同,在我国,自由有自己的特点和表现形式,那就是符合我国社会主义国情的自由。这种自由是建立在高度自律的基础上,以不影响团队和谐、不降低团队战斗力,且充分照顾个人利益诉求的一种自由。团体成员的自由需要管理者在充分发挥成员民主集中制的基础上制定所有成员都须遵守的约束制度,这一过程可以参考和借鉴国内外的成功案例,但决不能照抄照搬别人的经验,尤其国外的经验需要结合我国的国情、文化差异和科室的实际情况通盘考虑。案例4中的做法就让每个人感觉被重视,都有参与感,科室工作氛围轻松又不失严肃。光有自由和民主还不足以让护理管理成功有效,需要每个成员传承和发扬中华民族优良传统,乐于奉献,爱岗敬业,当一个护理团队具备了自由、民主和敬业的3个条件后,这个团队就会具有强大的凝聚力和战斗力,护理管理工作便可实现"无人驾驶"。

近年来全国各地涌现出的一个个优秀护理团队也是我国道路自信、理论自信、制度自信、文化自信的基本体现。如中华护理学会理事长北京协和医院护理部主任、第43届南丁格尔奖章获得者的吴欣娟，在2003年SARS疫情肆虐中国时，吴欣娟带领着北京协和医院护士迅速投入到抗击SARS的战役中，与护士们一起奋战在抗击SARS的最前线，护理SARS患者300余人，实现了全院护士SARS"零感染"，她被评为"首都防治非典工作先进个人""中国医学科学院防治非典型肺炎优秀共产党员"。上海市第十人民医院的施雁，第一届上海市"左英护理奖"获得者，她一直致力于护理质量管理和慢病延续照护的研究，在教育、科研、管理方面取得多项成果，尤其在提升上海市护理质量及慢病"医院－社区－家庭"三元联动等方面做出了巨大贡献。近年来，她将现代管理理论与护理实践紧密结合，研发护理服务界面管理理论和患者安全的屏障分析技术。还有很多护理前辈在平凡的护理岗位上做出具有中国特色的护理创新和成绩。

一个社会由各个行业团体组成，每个团体由不同个体的人组成，管理就是起到上传下达的作用。作为上下沟通的桥梁，管理工作复杂又精彩，期待广大同仁投身护理事业，迎接一个个精彩纷呈又富有挑战的护理管理案例，为护理事业的建设添砖加瓦。

### 教学建议

本案例可用于《护理管理系统》《护理教育学》和《护理学基础》"沟通、现代管理理论技巧和护理人力资源配置"等部分章节的辅助教学，也可作为课程开始的引导案例或作为PBL或CBL等教学模式的借鉴案例。课堂上引导学生关于护理管理方式方法的讨论，顺势将护理管理理论予以介绍与讲授，在讨论过程中引入思政元素，说明唯物辩证法在护理管理中的应用，引导学生践行社会主义核心价值观，为全面建成社会主义现代化强国贡献自己的一分力量。

### 知识链接

1. 李毓，王琪. 新时代做好高校青年工作[EB/OL]. [2022－12－22]. http://theory. people. com. cn/n1/2022/1222/c40531-32591767. html
2. 罗碧琼，唐松林. 推动社会主义核心价值观落地落实[EB/OL]. [2021－09－02]. https://m. gmw. cn/baijia/2021-09-02/35132729. html

（秦　晶　姜春平　杜　萍）

## 无菌技术助力健康中国

### 教学目标

通过案例教学使学生了解人类对病原微生物的认识及无菌技术的发展历程，为日后建设中国特色社会主义护理道路和加快推进健康中国建设奠定坚实的基础。

### 案例描述

无菌技术是医学领域重要且基础的技术之一,为人类健康事业的发展发挥了不可替代的作用。人类对无菌技术的认识和重视是一个不断发展变化的过程。伤口感染是很长一段时间中外科医生面临的最大困难之一,当时人们认为受伤后发生感染是正常现象,是不可避免的。限于当时的医学知识,医生并不知道化脓感染、败血症都是由自然界中的致病微生物引起,更不知道如何去去除或消灭它。所以,当时的外科手术感染致死率达到了惊人的70%。1846年匈牙利的伊格纳兹·塞梅尔维斯(Ignaz Semmelweis)把漂白粉洗过的布单用于产妇的检查,并让参与接生的医护人员用肥皂洗手,从而将产妇的死亡率从16%~20%降低至2%甚至0,这是抗菌技术的开端。19世纪法国化学家、微生物学家巴斯德(Louis Pasteur)通过长时间的大量研究,在1856年明确微生物是引起食品发酵和变质腐败的原因,并发明了"巴氏消毒法",为现代消毒灭菌技术奠定了基础。1867年英国外科医生李斯德(Lister)认识到要防止空气中微生物侵入人体,就把消毒范围扩大,包括空气、医生的手、手术器械和手术敷料等,这奠定了抗菌技术的基本原则。1877年德国贝格曼(Berg-mam)认为,不能将所有伤口都视为感染性伤口,同时保护伤口不被再污染更重要。在此基础上他采用了蒸气灭菌将布单敷料、手术器械等灭菌处理,建立了现代外科学中的无菌技术。1888年美国医生霍尔斯特德(Halsted)倡议戴橡皮手套,进一步完善了无菌技术。

消毒灭菌是控制外源性感染的主要措施。近现代病原微生物学、流行病学、生物化学等学科的迅速发展,为消毒灭菌奠定了坚实的理论基础,极大地促进了感染控制的发展,也对消毒工作提出了新要求。

1998年,深圳某医院因错误配置戊二醛消毒液浓度,导致手术器械消毒灭菌不彻底进而使得160余例手术患者切口感染,给患者带来巨大的身心伤害,造成恶劣的社会影响。2011年,安徽某医院眼科手术器械消毒灭菌不当,致使9名患者术后出现眼球感染症状,最终导致9名患者摘除眼球的恶性事件。

### 思政元素分析

1. 变:事物是变化发展的。矛盾是一切运动的根源,变化和发展的源泉和动力在于自身内部的矛盾,在于矛盾双方同一性和斗争性共同作用的结果。世界上没有绝对静止的事物,只有相对静止。医学领域亦是如此,医学不是一成不变的,也是不断变化和发展的过程。无菌技术的发展离不开人类对病原微生物的认识,在某种程度上可以说是病原微生物,尤其是致病的微生物推动了无菌技术的发展,这和矛盾对立统一的规律相符合。矛盾的同一性是指对立面之间相互依存、相互渗透、相互转化。斗争性是指对立面之间相互排斥、相互限制、相互分离。同一性与斗争性互相联结不可分割,谁也离不开谁。无菌技术与病原微生物亦是统一又斗争。同一性的是病原微生物在不断适应环境,发生变异,对人类发展造成的环境改变进行再适应,再变异。而无菌技术随着病原微生物的变化,尤其是对一些消毒灭菌技术产生"抗体"后的微生物,势必要做出改变和调整,否则无菌技术就要面临失效的危险。人类对微生物的认识也不是一成不变的,也是随着科技的进步和发展不断往前发展的,同样无菌技术也会随之不断发展完善。

工作和生活中也要注意"变"带来的影响,不要墨守成规,要主动担当,积极作为,勇做改革创新的排头兵。护理工作看似平淡无奇,实则包罗万象。护理工作涉及医学、生物学、化学、人种学甚至工程科学等学科知识,广大护理工作者唯有不断学习和研究来应对新时期面临的新的挑战;唯有以不断探索和创新的"不变"来应对新冠大流行、猴痘疫情、人口老龄化等"万变"的新问题和挑战;唯有坚持中国特色社会主义国情下医疗护理发展道路,才能抓住时代的机遇,造福人类健康。

2. 度:量变与质变。"勿以善小而不为,勿以恶小而为之。"这句中国谚语很好地诠释了从量变到质变的过程及后果。量变是质变的必要条件,一切事物变化都从量变开始。当量变积累到一定程度时,必然发生质变,质变是量变的必然结果。事物的发展就是沿着量变到质变再到新的量变,事物的发展就是前进性和曲折性的统一。同样,在医学领域,导致伤口感染需要一定量的致病菌,少量的致病菌就会被机体消灭。当侵入人体的病原微生物达到一定量,超过机体的抵御能力时会对机体造成伤害。所以在临床工作中切不可小看皮肤的一点小小的破溃点;不可因为节省而对无菌区域的污染视而不见,殊不知如果造成感染会花费更多的医疗资源去解决感染问题。当然,并不是要求在感染控制方面不计成本,需要大家在日常的临床工作中不断摸索,把握好"度",在满足感控要求的基础上尽可能节约医疗资源。

"罗马不是一天建成的",无菌技术不是短时间内就成熟的,护理工作也是如此。注重平时的积累非常重要,这个积累包括个人经验的积累和病例资料的积累,这些经验和资料就是建设高楼大厦的基石,只有当知识和经验积累到一定的程度,才能创造出新方法、新理论。

### 教学建议

本案例可用于《外科学》中"无菌术"章节的辅助教学,可作为课程开始的引入案例,帮助学生了解医院感控的相关知识,掌握无菌技术,若有院感事件发生时能正确处理。引导学生由点及面,在做好院感知识储备的同时面对院感爆发事件时能以大局为重,坚持服从党和政府的组织和安排,做社会主义核心价值观的践行者和拥护者,为建设"健康中国"努力奋斗。

### 知识链接

1. 解读:"健康中国2030"规划纲要[S/OL]. [2016-10-26]. http://www.nhc.gov.cn/guihuaxxs/s3586s/201610/a2325a1198694bd6ba42d6e47567daa8.shtml

2. 《实践论》《矛盾论》导读[EB/OL]. [2012-08-27]. https://fuwu.12371.cn/2012/08/27/ARTI1346050084856146_9.shtml

(姜春平 秦 晶 孙 瑜)

# 第二章　普通外科疾病

## 33　观音土和蒙脱石散

**教学目标**

通过案例教学使学生了解肠梗阻的病因、症状和临床表现；了解蒙脱石散治疗价值。

**案例描述**

经常听到朋友们戏谑"这个月要吃土了"，指的是没钱吃饭，只有吃土充饥。这当然只是一种夸张的说法，并不是真的要吃土。然而你知道历史上真实存在过需要"吃土"才能维持生计的事情吗？这就是我们今天要说的"观音土"。

饥饿是人类社会的大敌，在封建社会时期，人类的生产力十分低下，由于土地的贫瘠以及生产模式的限制，古代农民一直过着"靠天吃饭"的日子。加之频繁战争所带来的破坏，以及封建统治阶级对劳动人民的压榨，更是常常将农民所剩无几的粮食剥削殆尽。

无论是天灾还是人祸，当饥荒来临，人们总会为了填饱肚子而想尽办法，啃树皮吃野菜，甚至连树皮野菜都没得吃。于是有人发现了一种名为"观音土"的土壤，将其简单加工后便囫囵吞下，算是暂时浇灭了腹内的饥火。

相传，吃不上饭的人们走投无路只好去拜观音，第二天人们再去观音庙的时候，发现在观音像后面有一层厚厚的白土，看起来和面粉很像，人们没有见过这种土，以为是观音显灵馈赠的粮食，因此得名为"观音土"。此土质地细腻，确实可以食用，抵御饥饿。然而，人们很快发现，如果大量食用了观音土，会感觉非常口渴，于是便会大量喝水，人们会有饱腹感，但随之而来的就是腹胀、无法排便，甚至活活憋死。原来，观音土其实是一种黏土产物，是一种由颗粒极细的含水铝硅酸盐构成的层状矿物，早期来源于高岭矿的开采，于是也被称为高岭土，主要产自我国辽宁、黑龙江、吉林、河北、河南、浙江等省。早在元朝的时候就用来烧制陶器。

但观音土毕竟不是食物，除了具有饱腹功能外，它本身并不含人体必需的营养物质，却带来了许多副作用。其中最严重的当数肠梗阻。观音土本身吸水性较高,并且极易形成硬块,当观音土在腹中遇水,无法被人体吸收,会积聚在肠道中,大量服用便会造成严重的肠梗阻,直接危及生命。所以食用观音土充饥,无异于饮鸩止渴。

新中国成立之后,随着国家对农业的重视以及经济的发展,百姓的生活有了翻天覆地的变化,再也不会为吃不饱肚子犯愁了,再不会有人吃"观音土"果腹。但是"观音土"却以另外的形象继续存在我们的周围,它还是一味药物——蒙脱石散的主要成分。

蒙脱石散具有良好的止泻作用,一般来说,无论是对成年人、儿童腹泻,还是禽畜类腹泻,都具有极为显著的疗效。可以毫不夸张地说,很多人都服用过它。

在封建社会,观音土是要人命的东西。但是在现代幸福社会中,观音土却成了治病的良药,不得不说,这种转变与时代的变迁不无关系。

### 思政元素分析

1. 从观音土到蒙脱石散,既是使用方式的变迁,也是中国百年历史的缩影。在波澜壮阔的百年历史进程中,中国共产党紧紧团结和依靠人民,战胜无数艰难险阻,夺取了革命、建设、改革一个又一个伟大胜利,创造了中华民族发展史、世界社会主义发展史、人类社会发展史上的辉煌成就,中华民族迎来了从站起来、富起来到强起来的伟大飞跃。人民立场是中国共产党的根本政治立场。党的十八大以来,以习近平同志为核心的党中央坚持以人民为中心的发展思想,以保障和改善民生为重点,发展各项社会事业,加大收入分配调节力度,打赢脱贫攻坚战,保证人民平等参与、平等发展权利,使改革发展成果更多更公平惠及全体人民,朝着实现全体人民共同富裕的目标稳步迈进。我们需要铭记这一段历史,珍惜来之不易的美好。

2. 恩格斯指出:"马克思的整个世界观不是教义,而是方法。它提供的不是现成的教条,而是进一步研究的出发点和供这种研究使用的方法。"在马克思主义世界观和方法论中,唯物辩证法是其核心内容,为人们认识世界和改造世界提供了根本方法。从观音土到蒙脱石散的转变,体现了唯物辩证法的运用。这要求我们看问题要用发展的、全面的、系统的眼光,去把握事物的本质和规律。善于分析矛盾的特殊性,做到具体矛盾具体分析,对具体情况、具体问题做具体分析。

### 教学建议

本案例可用于《外科学》中"肠梗阻"章节的辅助教学,可作为课程开始的引入案例,引出肠梗阻的病因、症状和临床表现。同时褒扬中国特色社会主义建设取得的伟大成就,宣扬爱国主义情怀,引导学生思考人生价值,在科学研究中灵活运用唯物辩证法。

### 知识链接

坚持以人民为中心的发展思想[EB/OL]. [2022-10-29]. https://baijiahao.baidu.com/s?id=1747989081282899002&wfr=spider&for=pc

(刘 鹏 杜 萍)

## 34 保肛让人更有尊严地活着——直肠癌手术的进展史

**教学目标**

通过案例教学使学生了解直肠癌的手术治疗进展史;明确低位直肠癌保肛手术指征;熟悉目前直肠癌常规手术治疗方法。

**案例描述**

在18世纪外科手术技术获得发展和应用之前,直肠癌一直被认为是无法治愈的,因为所有接受直肠手术的患者无一存活。直到1826年,在"三无"条件(无麻醉、无抗生素、无输血)下,法国的利斯弗朗(Lisfranc)医生为一位45岁的低位直肠肿瘤患者实施了肿瘤的局部切除手术,手术记录如下:"他在牵开肛门后……用左手食指伸进肛门,翻出部分直肠,用剪刀直接将肿瘤远端的直肠剪开,这样他可以更好地抓住肿瘤并将直肠外翻出肛门,直视下切除了肿瘤及周围大约5 cm的直肠黏膜。"由于没有有效的麻醉,没有正确的手术入路、手术和止血技术,所以直到午夜患者出血才停止。幸运的是,2个月后患者康复出院。从现在的角度来看,患者能够康复,简直是一个奇迹。但不管怎么样,这是有史以来第一例直肠癌切除术,充分体现了利斯弗朗医生的勇气与智慧,为直肠癌的治疗热情掀起了一个小高潮。

随着麻醉技术的出现以及无菌术的进步,直肠切除术逐渐不再是"手术好了,人没了"的尴尬局面,但半年以内肿瘤的复发率接近95%。年轻的外科医生和解剖学者迈尔斯(Miles)认为这样的复发率是不可接受的,所以他仔细研究了手术标本和尸体解剖的淋巴引流路径,认为直肠癌手术需要将肛门一起切掉,这也就是现在的腹会阴联合切除术。由于是迈尔斯医生首先提出的,因此这种手术方式又被称为Miles术。Miles术于1908年提出,是直肠癌治疗的里程碑式的事件。无疑切除肛门对于患者来说是残忍的,患者不仅经历了身体上的痛苦,对患者的心理也是一种折磨。

40年之后的1948年,迪克森(Dixon)提出,对于距肛门位置比较远的高位直肠,可以在切除肿瘤的同时,保留肛门,这无疑为那些不想永久造口的直肠癌患者带来了曙光。既往手术全部是一刀一线、一针一结开出来的,结肠和直肠的吻合需要人工一针针缝好,对于位置比较高的直肠癌还好操作,但是位置低的直肠癌,简直困难重重。这也是限制低位直肠癌保肛手术的一个重要因素。直到20世纪70年代,环状吻合器的应用,才使得低位直肠癌的保肛变为可能。

尽管Miles术和Dixon术降低了患者的复发率,提高了患者的生活质量,但是术后的复发率仍然高达20%以上。1982年,希尔德(Heald)提出"全直肠系膜切除(Total Mesorectal Excision,TME)",即TME手术原则。认为通过直视下的锐性分离、完整的直肠系膜切除和足够的肠管切除,可以显著降低直肠癌的复发率。事实证明,TME的原则可使直肠癌术后的复发率降低到3.6%以下。直至今日,TME手术原则仍是直肠癌手术的金标准。

在TME手术原则的基础上,一代代外科医生通过对解剖结构的钻研、手术技术的修炼以及相应手术器械的发明,提出了taTME、适形切除、拖出式切除等术式,不断挑战低位直肠癌保肛治疗的极限,使越来越多的直肠癌患者获得了有质量、有尊严的生活。同时,化疗、放疗、靶向治疗、免疫治疗的出现,使一部分初始不可保留肛门的直肠癌患者,获得了保肛治疗的机会。相关的临床和科研工作,正在一步步进行。

● 思政元素分析 ▶

1. 直肠癌是高发病,尤其是中国直肠癌占大肠癌的70%,低位直肠癌又占直肠癌的70%。切除肛门虽然可能是一部分患者不可避免的治疗选择,患者不仅经受身体的痛苦,心理上也是一种巨大的折磨,术后不能融入社会的案例比比皆是。但是通过TME手术原则的应用,以及手术技术和手术器械、辅助治疗的进步,越来越多的患者可以保留肛门,有尊严甚至和正常人无任何差别地生活了。医生通过钻研、精进,可以为患者带来身、心的解放,正是医生毕生所需要追求的价值目标,也是"以人民健康为中心"理念的体现。

2. 辩证唯物主义认为,在实践和认识之间,实践是认识的基础,实践在认识活动中起着决定性的作用。"实践的观点是辩证唯物论的认识论之第一的和基本的观点。"认识的内容是在实践活动的基础上产生和发展的。人们只有通过实践实际地改造和变革对象,才能准确把握对象的属性、本质和规律,形成正确的认识,并以这种认识指导人的实践活动。直肠癌手术的进展史也反映了实践在认识活动中起着决定性的作用。正是因为医生救治患者的需要和新技术的运用,推动了直肠癌手术的进展。而相关认识的正确与否,通过手术结果也能得到验证。

● 教学建议 ▶

本案例可用于《外科学》中"直肠癌"章节的辅助教学,可穿插于直肠解剖、直肠癌治疗部分,对于理解Miles术和Dixon术的区别、TME手术原则均有所帮助。尤其是可作为直肠癌治疗部分的脉络主线,将直肠癌的综合治疗贯穿其中。

● 知识链接 ▶

1. 王延召. 直肠癌手术的里程碑及发展历程[EB/OL]. [2019-02-11]. https://health.sina.cn/awyh/art/5c619563e4b004a0ea012e66.html?contentType=1&id=5c619563e4b004a0ea012e66

2. 周海涛. 如何成功实现低位直肠癌的"保肛"[EB/OL]. [2021-10-13]. https://baijiahao.baidu.com/s?id=17134901037726791941&wfr=spider&for=pc

(刘 鹏 吕东方)

 **35 结直肠癌的三级预防**

● 教学目标 ▶

通过案例教学使学生了解结直肠恶性肿瘤的三级预防体系;明确结直肠癌的筛查手段;

熟悉结直肠癌的临床表现和常用检查方法。

**案例描述**

大肠癌包括结肠癌和直肠癌,是近几十年来发病数和死亡数在世界大多数国家和地区上升最快的肿瘤之一。世界上大肠癌的发病率正以年均2%的速度上升。近年的流行病学资料显示,大肠癌已上升为全球第三位最常见的癌症,2000年全世界有70万人患大肠癌,50万人因大肠癌而死亡。在欧美发达国家其发病率居恶性肿瘤的第二位。在中国比较发达城市,已与欧美发达国家接近。据上海地区调查显示,我国肠癌发病率的增速是世界平均水平的两倍。所以,肠癌的防治已刻不容缓。但令人欣喜的是,目前的临床实践表明,大肠癌是可防、可治的,通过干预使发现的窗口前移,完全能够减少肠癌发病,改善肠癌的预后。基于此,医疗专家提出恶性肿瘤的三级预防体系。2021年4月中旬,中国抗癌协会举办第27届"全国肿瘤防治宣传周"。纵观前26届防治宣传周主题,无一例外体现了肿瘤的预防、早筛、早诊、早治。

第27届宣传周更是将预防、早筛、早诊、早治以及康复治疗写入《中国肿瘤防治核心科普知识》中,表明三级预防尤其是一级、二级预防在恶性肿瘤全程管理中的重要作用。

大肠癌的一级预防是病因预防,通过研究疾病的发病规律,减少可能引起发病的因素从而减少疾病的发生。90%的结直肠癌为散发性结直肠癌,息肉被证实是散发性结直肠癌的起源,均经历良性息肉逐步演变为大肠恶性肿瘤的过程,因此肠镜是最有效的检查以及处理手段,而且90%以上肠癌发生于50岁以上,年龄是结肠癌发生及癌症死亡的独立危险因素。因此推荐50岁及以上患者进行结肠镜检查,通过阻断息肉恶变的过程,从而达到预防肠癌的目的。对有家族结肠癌病史的,筛查年龄比正常人群提前10年。通过宣教,提高公众对结直肠癌的认知,是每一名医务人员的义务和责任。

大肠癌的二级预防即治疗层面的预防,早期发现、早期诊断和早期治疗结直肠癌。主要措施是对结直肠癌高发区及高危人群定期检查,例如粪便隐血试验、粪便DNA检测、肠镜等。一方面从中发现癌前病变并及时治疗,是二级预防中的一级预防效应,如切除结直肠腺瘤或息肉,积极治疗溃疡性结肠炎等;另一方面尽早发现早期结直肠癌进行治疗,可取得较好的治疗效果。

据报道,Ⅰ、Ⅱ、Ⅲ、Ⅳ期直肠癌患者五年生存率分别为93%、84%、44%和8%。可见早期发现、早期诊断、早期治疗是提高结直肠恶性肿瘤疗效的关键。然而,即使像在上海、广州这样的发达城市,Ⅰ期肠癌只占检出肠癌的10%,而Ⅳ期肠癌占检出肠癌的25%。可见在结直肠癌早筛中还有很多进步的空间。具体注意以下这些改变:①警示症状:排便习惯与粪便性状的改变常为最早出现的症状;②高危因素:如50岁以上,40岁以上且伴任一条:Ⅰ级亲属结直肠癌病史、个人癌症史、息肉史等;③筛查异常:FOBT、FIT、sDNA、CEA、CA199、直肠指诊的异常等。如果上述3点异常,则应告知患者尽快完善相关的检查,明确诊断,尽快治疗,将治疗关口前移。有效延长患者的生存时间。

大肠癌的三级预防是改善结直肠癌患者的症状层面。对症治疗以改善结直肠癌患者生存质量、减少患者痛苦和延长生存时间,包括各种姑息治疗和对症治疗,如晚期结直肠癌并发肠梗阻时的近端肠造口等。还有对结直肠癌性疼痛的治疗等。

## 思政元素分析

近年来,我国卫生及医疗水平得到了大幅提高,居民的主要健康指标总体已达到或优于中高收入国家平均水平。但随着工业化、城镇化、人口老龄化发展和生态环境、生活行为方式的变化,慢性非传染性疾病(心血管疾病、癌症、糖尿病、肝炎、艾滋病等)已成为居民的主要死亡原因和疾病负担。2017 年 10 月 18 日,习近平同志在党的十九大报告中提出"健康中国"发展战略。为积极应对当前突出的健康问题,努力使群众不生病、少生病,提高生活质量,延长健康寿命,健康中国行动推进委员会特制定《健康中国行动(2019—2030 年)》。《健康中国行动(2019—2030 年)》以"大卫生、大健康"为理念,坚持预防为主、防治结合的原则,以基层为重点,以改革创新为动力,中西医并重,把健康融入所有政策,针对重大疾病和一些突出问题,聚焦重点人群,实施 15 个重大行动,政府、社会、个人协同推进,建立健全健康教育体系,促进以治病为中心向以健康为中心转变,提高人民健康水平。

结直肠癌是一种"富贵病",发病率逐年升高,是重要的医疗负担。但是结直肠癌是一种明确与息肉有关的疾病,通过提高公众对结直肠癌的认知,对息肉的认知,可以阻断其发病,早期发现,早期治疗,改善患者预后。三级预防是结直肠外科专科医师的责任,一级预防是人人都应尽力改进的生活习惯。而作为一名医务人员或医学生,有责任、有义务进行宣教,普及一级预防措施,熟知二级预防手段。因为"上医治未病,中医治欲病,下医治已病",要坚持贯彻"健康中国"战略。

## 教学建议

本案例可用于《外科学》中"结直肠癌"章节的教学,可作为整个课程的主干脉络。通过结直肠癌的三级预防策略,将结直肠癌的病因、诱因、临床变现、辅助检查及治疗均囊括其中;同时,培养医学生的责任感、担当精神,以及爱伤观念。

## 知识链接

1. 健康中国行动(2019—2030 年)[EB/OL].[2019 - 07 - 15]. http://www.gov.cn/xinwen/2019-07/15/content_5409694.htm

2. 申少铁.用行动定义健康生活[N/OL].人民日报,2022 - 09 - 16. http://paper.people.com.cn/rmrb/html/2022-09/16/nw.D110000renmrb_20220916_3-07.htm

(刘 鹏 杜 萍)

## 肛瘘——窦道与挂线

### 教学目标

通过案例教学使学生了解肛瘘治疗的发展史;明确肛瘘发病和病理生理的特点;熟悉肛瘘的治疗方法。

### 案例描述

肛瘘古已有之，肛瘘的治疗史其实是一部围绕窦道与挂线的探究史与进展史。希波克拉底被尊称为医学之父，在肛瘘的治疗上发明了两种窦道的引流技术，其中之一是将新鲜蒜茎沿着瘘管插入并留置引流，另外一种治疗方法是用一种可延展类似缝针的探针，将亚麻包绕马鬃的引流线穿过瘘道，通过紧固打结，将窦道慢慢切开，这说明希波克拉底时期就已经了解了肛瘘的致病原理，并意识到肛瘘的瘘管处置是治疗疾病的关键。然而，在那个没有保鲜技术的年代，新鲜的蒜茎可不是随时都有，先不说治疗方法是否可靠，单就材料的获取就大受限制。之后，肛瘘治疗器械层出不穷，使得肛瘘的手术治疗成为可能。

相传因为卫生条件差，法国国王路易十四得了肛瘘。他找到一位没有多少治疗肛瘘经验的理发师出身的外科医生治疗他的肛瘘，并给他提供充足的时间和资源来完善他的最终治疗计划。这位医生随后给75位臣民做了手术，主要包括囚犯和农民，只有一部分是肛瘘患者。6个月以后，医生开发了给国王完成手术的器械和技术，并为国王完成了手术治疗。手术是成功的，路易十四为其授予爵士地位。然而，这位医生可谓"受宠若惊"，从此之后再未动过手术刀。不过国王在恢复时期捆绑的绷带和装束，却成为贵族争相效仿的打扮，甚至有些无病的贵族也要求做和国王一样的手术。

时至今日，医生对肛瘘的认知和治疗手段与古代已不可同日而语。那些随意在人体进行试验的事情已经不可想象了。

### 思政元素分析

1. 肛瘘是伴随人类的四大肛肠疾病（痔、瘘、裂、肛周脓肿）之一。很早人们就已经认识到肛瘘的窦道和瘘管处理是治疗肛瘘的根本所在。然而囿于实践条件的匮乏，医生们无法进行系统的研究。随着实践的发展，医生关于疾病的认识逐渐深入，操作条件日趋完善，对肛瘘的认识也逐步完备，这又进一步推动了肛瘘治疗手段的进步。这充分反映了医学发展过程是一个从实践到认识，再从认识到实践的循环往复和无限发展的过程。

2. 在医学实践中要坚持科学精神和人文精神的统一。人们的实践活动总是受着真理尺度和价值尺度的制约，既要求真更要求善、求美。在奴隶社会及封建社会，医生拿没有任何地位和人权的劳苦人民来练习，这是人文精神的缺失。到了今天，作为医生，要坚持真理尺度和价值尺度的统一，尊重患者的生命和健康，为患者排忧解难。医学伦理学的重要原则已经成为今天的医生执业的道德标准，主要包括4个方面：①不伤害，不伤害原则指在诊治过程中不使患者的身心受到损伤，这是医务工作者应遵循的基本原则；②有利，有利原则是指医务人员的诊治行为以保护患者的利益、促进患者健康、增进其幸福为目的；③尊重，尊重原则是指医务人员要尊重患者及其做出的理性决定；④公正，医疗公正系指社会上的每一个人都具有平等合理享受卫生资源或享有公平分配的权利，享有参与卫生资源的分配和使用的权利。

### 教学建议

本案例可用于《外科学》中"肛瘘"章节的辅助教学，可作为肛瘘病因、病理改变以及治疗（探找窦道）的扩展教学。以史为鉴，树立学生的爱伤观念、伦理观念，强调医学研究的严谨性及科学性。

> **知识链接**

田海平.用中国话语体系诠释生命伦理学[N/OL].光明日报,2015-12-09. https://epaper.gmw.cn/gmrb/html/2015-12/09/nw.D110000gmrb_20151209_4-14.htm?div=-1

(刘　鹏　杜　萍)

##  消化内镜发展史——工程与医学的结合

> **教学目标**

通过案例教学使学生了解内镜的发展史以及医工结合的重要性;明确内镜在消化道疾病中的诊断与治疗价值;熟悉临床常见的内窥镜种类。

> **案例描述**

当前,内镜(消化内镜)已经是临床的常规检查和治疗手段。内镜技术的发展,是伴随着材料科学的进步,工程技术的革新而出现和发展的。历经两个世纪,消化内镜经历了早期硬式内镜—半可屈式内镜—纤维内镜—电子内镜—磁控胶囊内镜的发展过程。

1. **硬管式内镜时代(1806—1932年)**:1806年,德国法兰克福的菲利普·博齐尼(Philipp Bozzini)制造了一种以蜡烛为光源和一系列镜片组成的器具,不能用于人体,只能用于观察动物的膀胱和直肠内部结构。1868年,德国医生阿道夫·库斯莫尔(Adolph Kussmaul)利用一根末端装有镜子的长金属管,第一次为一名街头表演艺人进行了胃部检查。此时内镜的光源依旧是自然光,无法真正应用于临床。1879年,柏林的泌尿外科医生尼采(Nitze)研制出了第一个含有人工光源的膀胱镜。得益于铂丝圈制的灯泡和水冷结构,第一个可适用临床的胃镜诞生了。这个时期的内镜均为硬质结构,不可弯曲,操作造成出血和穿孔的风险较大。

2. **半可屈式内镜时代(1932—1953年)**:1932年,德国人辛德勒(Schindler)与器械制作师乔治·沃尔夫(Georg Wolf)合作研制出第一个半可屈式胃镜,其前端可弯曲30°～40°,我国最早可使用的半可屈式胃镜出现在1957年。

3. **纤维内镜时代(1957至今)**:1953年,光导纤维技术被发明。次年,英国的霍普金斯(Hopkings)及卡帕尼(Kapany)通过光导纤维的精密排列,实现了图像通过纤维束的传递。1957年,希尔朔维茨(Hirschowitz)及其团队研制出了第一个光导纤维内镜。此时,内窥镜光源、镜身灵活性及患者检查的舒适性问题均得到了解决,因此临床应用场景更加广泛。内窥镜下的操作及治疗逐渐出现。中国最早的纤维胃镜出现在1966年。

4. **电子内镜时代(1983至今)**:1983年微型图像传感器(Charge Coupled Device,CCD)替代光导纤维,宣告了电子内镜的诞生。电子内镜可供多人同时观看,利于图像的记录和保存。1985年,美国总统里根因贫血进行结肠镜检查,发现了结肠癌,术后证实为早期肿瘤,甚至不需要化疗。现如今，得益于内镜技术的进步，结肠镜已经成为体检和筛查的常规手段，而不是昂贵又痛苦的一项检查了。

5. 磁控胶囊内窥镜时代（2001至今）：现在内镜已发展出小体积胶囊内镜，体积只有胶囊药丸大小，在通过胃肠道时，进行拍照并将图像传到体外。与传统插入式的消化道内镜相比，胶囊内镜无痛、无创、安全和便捷，尤其是对小肠的检查具有独特优势。

### 思政元素分析

1. 正是医学检查、救治患者的需求推动了内窥镜技术的不断发展进步。说明实践是认识发展的动力。实践的需要推动了认识的产生和发展，推动人类的科学发现和技术发明，推动人类的思想进步和理论创新。同时，也说明实践是认识的目的。自然科学的不断创新，目的是推动技术的更大发展，创造更丰富的物质财富，给人类带来更多的福祉。得益于内镜技术的进步，结肠镜已经成为体检和筛查的常规手段，而不是昂贵又痛苦的一项检查了。

2. 辩证思维方法是现代科学思维方法的基础和原则，现代科学思维方法是辩证思维方法的深化和展开，要善于把二者结合起来完整地把握，重视现代科学思维方法的运用。随着现代科学的发展，产生了现代科学思维方法。现代科学思维方法是一个巨大的方法群，包括控制方法、信息方法、系统方法、模型方法和理想化方法等。其中，控制方法是指通过分析和研究数据的分布，揭示规律性、寻找差异性，以便有效实施过程管理；信息方法是指把系统的运动过程看作信息传递和信息转换的过程，通过对信息流程的分析和处理，获得对某一复杂系统运动过程的规律性认识；系统方法是指以对系统的基本认识为依据，用以指导人们研究和处理科学技术问题；模型方法是指通过建构研究模型，以简化和理想化的形式去揭示原型的形态、特征和本质；理想化方法是指用与研究对象有差别的、便于处理的简化形式，代替研究对象进行研究。这些方法对科学研究均有不可忽视的作用。无论是医生受街头的吞剑表演启发，还是内镜技术的发展都离不开这些思维方法的运用。在将来的医学研究中，要提升自己的辩证思维能力，扩展学科视野，进一步开创出广袤天地。

### 教学建议

本案例可用于《外科学》中"结直肠癌"章节的辅助教学，可与检查方法、诊断、治疗和预后的相关内容结合讲解。鼓励学生开阔视野，发散思维，激发学生昂扬向上的精神姿态。

### 知识链接

1. 磁控胶囊胃镜胃癌筛查 展现中国科创力量[EB/OL].[2019-06-24]. https://topics.gmw.cn/2019-06/24/content_32943162.htm

2. 了解胃镜，让您不再"畏"镜[EB/OL].[2021-11-29]. https://baijiahao.baidu.com/s?id=1717731426109488398&wfr=spider&for=pc

（刘　鹏　杜　萍）

## 38 痔疮治疗——中医的贡献

● 教学目标 ▶

通过案例教学使学生了解痔疮发病现状；明确现代肛肠外科学痔疮发病的机制；熟悉不同痔疮类型和程度的手术治疗指征。

● 案例描述 ▶

痔疮闯入人类视野已达4000年之久。《山海经》的南海经有记载"南流注于海，其中有虎蛟，其状鱼身而蛇尾，食者不肿，可以已痔"。《庄子·列御寇》里用"舔痔疮"讽刺拍马屁这门艺术，算是痔疮的最早的现实记载。《庄子》记载：宋人有曹商者，为宋王使秦。其往也，得车数乘。王说之，益车百乘。反于宋，曰："夫处穷闾阨巷，困窘织屦，槁项黄馘者，商之所短也；一悟万乘之主而从车百乘者，商之所长也。"庄子曰："秦王有病召医。破痈溃痤者得车一乘，舐痔者得车五乘，所治愈下，得车愈多。子岂治其痔邪？何得车之多也？子行矣！"翻译成白话文：宋国有个叫曹商的人，替宋国出使秦国。他去的时候，得了几辆马车。秦王喜欢他，加（赐）了他百辆马车。回到宋国后，拜见庄子（炫耀）道："住穷弄窄巷里，贫穷潦倒而要靠编织草鞋谋生，枯瘦的脖子焦黄的耳朵，这都是我曹商所缺乏的；一旦见到拥有万辆马车的国君使其明悟而跟着得到百辆马车，这才是我曹商所擅长的啊。"庄子说："秦王得病请的医生，使痈疖痤疮破溃的得马车一辆，舐尝痔疮的得马车五辆，所治疗的部位越低下，得到的马车就越多，您难道是治他的痔疮吗？为什么得到的车这么多呢？你（还是）走吧！"曹商用丧失尊严作代价去换取财富，不以为耻，反以为荣，他必然会招致庄子的痛斥。这则寓言对于社会上某些不择手段追逐名利之徒，也不失为一面警醒的明镜。

我们从另一个方面考虑，虽然"舐痔"来治疗痔疮的方法在今天看来非常不科学，但是缓解秦始皇痔疮的不适症状，就能获得百辆马车，至少说明痔疮有时确实对人的正常生活有很大影响。

古代医学专家，对痔的发病原因进行了探索。两千多年前的《黄帝内经》记载痔的发病原因是"筋脉横解"。横可以理解为扩张，即由于血管扩张造成。并根据扩张屈曲静脉团的形态，将痔进行分类。宋代的陈言《三因极一病症方论》："如大泽中有小山突出为峙，人于九窍中，凡有小肉突出皆为痔，不独于肛门边也。有鼻痔，眼痔，牙痔也。"吴谦等在《医宗金鉴》中将痔分为24种类型，并对二十四痔做了形象的描绘，约等同于现代医学命名的内痔、炎性外痔、血栓痔、混合痔、环状混合痔等。

现在我们知道，痔形成的根本原因是肛垫的病理性肥大与脱垂，按发生部位的不同分为内痔、外痔、混合痔。在齿状线以上的为内痔，是肛垫的支持结构、静脉丛及动静脉吻合支发生病理改变或移位，被覆直肠黏膜，由于内括约肌收缩，肛垫以Y型沟分为左侧、右前侧、右后侧三块，因此内痔常见于左侧、右前侧及右后侧；在齿状线以下为外痔，被覆肛管黏膜，可分为结缔组织性外痔、静脉曲张性外痔、血栓性外痔；兼有内痔和外痔的为混合痔，是内痔通过静脉丛与相应的外痔融合,即上、下静脉丛的吻合,混合痔脱出肛门外,呈梅花状时,称为环形痔,若被括约肌嵌顿,形成嵌顿性痔。在几千年前,古人能够有如此认识,已属相当不易。

此外,关于痔疮,还有很多故事。古代的有痔之士如苏轼,为治疗痔疮研发出东坡茯苓饼,一不小心造福了后世大批吃货。痔疮有时也会要人命,大明首辅张居正因操劳国事引发痔疮,暴脾气的他一言不合就接受了医生"拔其根"的"枯痔"疗法。根据医书记载,当时对痔疮"断根"的方法,并不是像现代手术那样切除,而是使用"枯法",就是使用一种叫"枯痔散"的药物涂在痔疮上,令痔疮自行干枯坏死并最终脱落。虽然痔疮被断了根,但最终张居正也元气大伤一命呜呼。

现代医学对于痔的治疗已有成熟的体系,但是中医作为重要的辅助治疗,在现代医学中也有非常重要的传承,例如温水坐浴、提肛锻炼等,有明显效果。

### 思政元素分析

中华优秀传统文化源远流长、博大精深,是中华文明的智慧结晶。中医是中华优秀传统文化的瑰宝,是我们的国粹,是一座丰富的思想宝库,蕴含着珍贵的文化遗产。

痔疮作为人类由爬行行走转变为直立行走所带来的必然代价,古已有之。我国古代医者为了减轻患者的病痛,做出了许多卓著的探索,提出了一些行之有效的办法。时至今日,这些办法仍然在临床上广泛应用。

### 教学建议

本案例可用于《外科学》中"痔"章节的辅助教学,可作为课程开始的引入,历史典故和故事可作为提高学生兴趣的"因子"。

### 知识链接

1. 杜卫. 传承和弘扬传统中医药文化[EB/OL]. [2020-05-26]. https://baijiahao.baidu.com/s?id=1667752780937644075&wfr=spider&for=pc

2. "十四五"中医药发展规划[S/OL]. [2022-06-01]. https://www.ndrc.gov.cn/fggz/fzzlgh/gjjzxgh/202206/t20220601_1326724.html

(刘 鹏 杜 萍)

## 39 胰腺神经内分泌肿瘤——低调的"坏人"

### 教学目标

通过案例教学使学生熟悉目前胰腺神经内分泌肿瘤诊疗的现状;了解目前在神经内分泌肿瘤诊疗领域中的一些前沿进展。

### 案例描述

胰腺神经内分泌肿瘤（Pancreatic Neuroendocrine Tumors，pNETs）最初被认为是极少见的并伴有独特症状的一群肿瘤。近年来，随着发病率的逐渐升高，医学界对于胰腺神经内分泌肿瘤的认识也越来越全面，尤其是在分子层面。虽然既往观点更倾向于认为这个疾病来源于胰岛细胞，但实际上它也可能起源于胰腺外分泌部分中的多潜能干细胞。胰腺神经内分泌肿瘤确切的发病机制尚不明确，多为散发性，部分为家族相关性综合征，如多发性内分泌瘤病Ⅰ型（MEN-1）、林岛综合征（VHL）等，均呈聚集性发病。

当这些肿瘤细胞能够分泌激素并引起临床症状时，称为功能性神经内分泌肿瘤。早期报道的胰腺神经内分泌肿瘤患者多表现为明显的低血糖、顽固的消化道溃疡或严重腹泻。不同的激素会引起不同的临床症状，其中胰岛素、胃泌素及血管活性肠肽与上述症状有关，还包括胰高血糖素、生长抑素以及5羟色胺等。部分患者表现为胰多肽水平升高，但这是否会引起明显的临床症状尚无明确结论。在85%~90%的胰腺神经内分泌肿瘤患者中，肿瘤细胞并不分泌某种激素，因此无明显的临床症状，被称为无功能性神经内分泌肿瘤。无功能性肿瘤会慢慢增长，直至引起局部症状或体检时意外发现。相比于无功能性神经内分泌肿瘤患者，功能性神经内分泌肿瘤患者手术总体生存期会更好，这可能是由于患者有临床症状而容易被早期发现。新近研究证实，所有的胰腺神经内分泌肿瘤均具有恶性潜能，大部分生长缓慢，生物学行为及预后均好于胰腺癌。例如，乔布斯罹患胰腺神经内分泌肿瘤，发生肝转移后经过系统治疗，生命仍延长了9年。

胰腺神经内分泌肿瘤按 Ki-67 阳性指数分为 G1（≤2%）、G2（3%~20%）、G3（>20%）3 种类型。2017 年，世界卫生组织对 G3 的分级进行了更新，确认了两种类型的肿瘤：高分化神经内分泌肿瘤和低分化神经内分泌癌。

在过去数十年中，胰腺神经内分泌肿瘤的诊疗进展十分显著。根治性胰腺切除术对于局限性病灶患者来说是最有效的治疗手段。自从 20 世纪 70 年代抗组胺药物和 80 年代质子泵抑制剂发明后，胃泌素瘤患者也不再需要进行姑息性全胃切除术手术。1980 年，有研究显示链脲霉素+5-FU 的联合化疗相比于链脲霉素单药在进展期胰腺神经内分泌肿瘤中具有更好的治疗效果，但受限于较大的肾毒性。1988 年，新出现的生长抑素类似物可以用于缓解胰腺神经内分泌肿瘤的症状，经过 2009 年 PROMID 临床试验和 2014 年 CLARINET 临床试验证实，证实它还可以通过发挥抗增殖作用改善患者无进展生存期。2011 年，美国食品药品监督管理局批准靶向药物依维莫司和舒尼替尼用于改善胰腺神经内分泌肿瘤患者无进展生存期。2018 年，ECOG 2211 临床试验指出，卡培他滨联合替莫唑胺展现出良好的治疗效果。NETTER-1 临床试验表明，接受放射性核素肽受体介导治疗也是胃肠道神经内分泌肿瘤患者改善无进展生存期的一种方法。

pNETs 的发病率逐年升高，随着对其生物学行为的全面深入认识，相应的临床诊疗手段已多次更新换代。虽然它也属于恶性肿瘤，但患者总体预后显著好于胰腺外分泌肿瘤，如果能实现早期诊断，早期治疗，部分患者完全可以达到临床治愈。

### 思政元素分析

1. 胰腺神经内分泌肿瘤作为一种相对少见的胰腺肿瘤，与通常所述的胰腺癌在致病因素、分子机制、临床表现、诊断及治疗原则方面有极大不同,尤其在预后方面差别显著。唯物辩证法告诉我们,矛盾的特殊性决定了事物的不同性质。只有具体分析矛盾的特殊性,才能认清事物的本质和发展规律,并采取正确的方法和措施去解决矛盾,推动事物的发展。因此,深刻理解胰腺神经内分泌肿瘤的内在特点,对于更好地鉴别胰腺癌以及理解胰腺肿瘤的复杂性具有重要作用。

2. 在医学研究的过程中,要灵活运用现代科学思维方法,包括控制方法、信息方法、系统方法等。胰腺神经内分泌肿瘤的药物开发历史显示了外科学与肿瘤学研究的共同进步。外科治疗仍是胰腺神经内分泌肿瘤患者获得治愈最重要的手段之一,但其作为局部治疗方法,常常还需要依靠药物提供全身性治疗,也就是对疾病的认识离不开系统思维。肿瘤学的深入探索和研究,为开发新的化疗药物以及建立新的靶向治疗奠定了坚实的基础。

### 教学建议 ▶

本案例可用于《外科学》中"胰腺疾病"章节的辅助教学,可作为课程部分内容的拓展引申,通过介绍目前胰腺神经内分泌肿瘤研究的概况,帮助学生更好地熟悉胰腺神经内分泌肿瘤的特征,更好地理解目前临床中胰腺神经内分泌肿瘤诊治的重点与难点,以及未来抗神经内分泌肿瘤药物研发的焦点方向,增加对胰腺疾病临床诊治的感性认识。并且在介绍对胰腺神经内分泌肿瘤不断深入认识的过程中,调动学生的学习兴趣,从更宏大的视角去重新审视肿瘤发生发展与临床诊疗之间的关系,提示学生重视基础理论与基础医学知识的积累,潜移默化培养他们敬畏生命、尊重科学的思想。

### 知识链接 ▶

虞先濬. 胰腺肿瘤不都是胰腺癌[N/OL]. 文摘报,2018-01-16. https://epaper.gmw.cn/wzb/html/2018-01/16/nw.D110000wzb_20180116_4-04.htm

(郑楷炼 邱影悦)

##  胰十二指肠切除术——"皇冠上的明珠"

### 教学目标 ▶

通过案例教学使学生熟悉目前胰十二指肠切除术的概况;了解胰十二指肠切除术研究领域中的一些前沿进展。

### 案例描述 ▶

胰十二指肠切除术是普外科最为复杂和困难的手术之一,主要用于胰头肿瘤和壶腹肿瘤的切除,切除范围包括胆囊、胆总管、胰头、十二指肠、远端胃及近端空肠,并需要通过胰肠、胆肠、胃肠3个吻合进行消化道重建。最初的胰十二指肠切除术由于并发症发生率和死亡率高,应用极其受限,经过历代胰腺外科医生的不懈努力,加之医疗技术和设备的更新换代,现在胰十二指肠切除术已逐渐成为一种被广泛接受的安全术式,并逐步衍生出联合脏器切除的胰十二指肠切除术、联合血管切除胰十二指肠切除术、微创胰十二指肠切除术等不同亚类。

1898年,意大利外科医生亚历山德罗·科迪维拉(Alessandro Codivila,1861—1912年)首次报道了对一例侵犯了十二指肠的胰头部肿瘤患者实施胰十二指肠切除术,切除范围包括胰头、十二指肠的大部分以及远端胃,是目前有记载的最早的胰十二指肠切除术,奠定了现代胰腺外科的基础。此后,胰十二指肠切除术虽有些报道,但切除的具体范围并不一致。直到1937年,亚历山大·布伦施维格(Alexander Brunschwig)才完成了真正意义上的规范性胰十二指肠切除术,即在肠系膜上静脉的右侧切除胰头、远端胃和十二指肠。至此,胰十二指肠切除术定型。1941年,惠普尔(Whipple)完成了一期的胰十二指肠切除术,并总结发表了41例手术经验,证实了一期胰十二指肠切除术的安全性,因此胰十二指肠切除术也被称为Whipple手术。手术中惠普尔采用的消化道重建顺序为胆肠、胰肠、胃肠,称为Whipple法。1944年,蔡尔德(Child)施行的胰十二指肠切除术采用的重建顺序是胰肠、胆肠、胃肠,称为Child法,是目前最主流的吻合顺序。国内最早报道的胰十二指肠切除术由余文光教授在1953年完成。

胰十二指肠切除术的亚类主要包括:①扩大的胰十二指肠切除术:1973年由福特纳(Fortner)提出,为了提高肿瘤切除率、手术根治率和疗效,可以切除部分或者全胰及周围的淋巴结、肝门以下的胆道、十二指肠及部分空肠、远端胃、整块的横结肠系膜,必要时联合肝动脉、腹腔动脉、肠系膜上动脉、门静脉等切除重建,其中应用最多的是联合门静脉切除重建以及扩大的淋巴结清扫术。②保留幽门的胰十二指肠切除术:保留幽门的胰十二指肠切除术最早用于胰头的良性疾病,切除范围在经典的胰十二指肠切除术基础上保留了胃及幽门下1.5~2.5厘米的十二指肠,最早由沃森(Watson)在1944年提出。该术式保留了胃的储存、消化和分泌等生理功能,有助于促进消化,改善经典胰十二指肠切除术后营养状态不良的状况,也减少了远端胃切除术后的胆汁反流性胃炎、倾倒综合征等症状,但胃排空延迟的发生率较高。③微创胰十二指肠切除术:1994年,加格纳(Gagner)和庞培(Pomp)完成了首例腹腔镜下胰十二指肠切除术,但手术时间长,中转开腹率高。得益于近年来超声刀、切割闭合器等器械的发展应用,腹腔镜下胰十二指肠切除术快速发展,手术时间大幅度缩短,术后并发症以及术后生存期与开放手术相比并无差异,但出血量和住院时间优于开放手术。此外,机器人辅助的手术操作系统也可用于胰十二指肠切除术,机器人系统可以提供三维视野、更稳定的操作平台和更精细化的操作,而且操作者可以坐着完成手术,因此较腹腔镜下胰十二指肠切除术更有优势。经过10余年的发展,微创胰十二指肠切除术已经成熟,微创下胰肠重建、胆肠重建已经可以顺利完成。对于胰腺手术经验丰富并经过腹腔镜训练的外科医生而言,这已经成为常规开展的方式了。

胰十二指肠切除术并发症主要包括近期和远期并发症两大类。近期并发症包括胰瘘、胆瘘、腹腔出血、乳糜瘘、腹腔感染、胃排空障碍等,而远期并发症主要包括胆肠吻合口狭窄、吻合口溃疡、胰腺内分泌功能不足、胰腺外分泌功能不足、营养不良等。

胰十二指肠切除术是外科领域高难度手术的典型代表,它的发展和演变,代表了外科医生和外科技术的发展。同时,胰十二指肠切除术的发展史也是整个外科发展史的一个缩影。

### 思政元素分析

1. 胰十二指肠切除术是普外科中高精尖手术的典型代表,其错综的解剖毗邻关系和复杂的消化道重建过程对术者的手术技巧及心理都是巨大的考验。不断完善及改良胰十二指肠切除术的过程,是无数胰腺外科医生勇于攀登医学高峰、敢于挑战技术难题精神的体现,也激励着后来人继续奋勇向前、力求完满。

2. 经过外科技术的改善和仪器设备的更新,胰十二指肠切除术的术后并发症和手术死亡率虽有明显下降,但仍无法完全避免。精细的围手术期管理是保障患者手术安全的最重要手段,尤其对于胰瘘、感染、腹腔出血等并发症的早诊、早治,是降低手术死亡风险的关键环节,这对手术团队提出了极高要求。这需要医生们有良好的医德,不仅包括在医学实践之中表现出的专业素养,还要始终关怀患者,体现高度的职业责任感。

### 教学建议

本案例可用于《外科学》中"胰腺疾病"章节的辅助教学,可作为课程部分内容的拓展引申,通过介绍目前胰十二指肠切除术的概况,帮助学生更好地理解胰十二指肠切除术的发展历史,更好地理解目前临床中胰十二指肠切除术的应用范围与围手术期管理知识,以及进一步改良胰十二指肠切除术的方向,增加对胰腺手术临床应用的感性认识。

### 知识链接

俞慧友,罗闻,武海亮. 我国实施 MR 技术 辅助镜胰十二指肠切除[EB/OL]. [2019-05-07]. https://kepu.gmw.cn/2019-05/07/content_32810970.htm

(郑楷炼 杜 萍 高 原)

##  人体肝脏"五叶四段"的解剖学理论:我国肝脏手术成功的基石

### 教学目标

通过案例教学使学生熟悉肝脏解剖知识,明白解剖在肝脏疾病治疗中的意义,了解肝脏治疗手段和技术的进步。

### 案例描述

作为人类了解自身奥秘的最初手段,人体解剖学让我们推开了现代医学的大门,今天外科学所能做到的一切,都要拜他所赐。四五千年前,巴比伦王国时期已有了肝脏的解剖,并以泥土制成半肝模型(标本现存于英国博物馆)。公元前 2000 年,我国最早的医学著作《黄帝内经》中也有关于肝脏的记载。公元前 450—前 350 年,古希腊的希波克拉底著书记载了有关肝脏的疾病。

1654 年,英国伦敦的弗朗西斯·格里森(Francis Glisson,1597—1677 年)在《肝脏解剖》一书详细描述了肝脏内门静脉和肝静脉分布及相互关系,为肝脏外科奠定了基础。1951年,瑞士的赫约尔丘(Hjortsju)首次建立了肝脏管道铸型腐蚀标本和胆管造影的研究方法,经过 10 例观察,提出肝动脉和肝胆管成节段性分布,并将肝脏分成内、外、后、前、尾共 5 段。后来希利(Healey)和施罗伊(Schroy)的进一步研究证实了赫约尔丘的发现,在肝内的门静脉的分布亦相同,并根据通常的解剖学命名原则提出肝脏的分段命名系统。通过以上研究,医生们从三维空间弄清了肝内脉管系统分布、走向及相互关系,证明了肝动脉、门静脉及胆管在肝内的 Glisson 鞘内并行,为肝脏外科手术的止血提供了依据。1954 年,奎诺(Couinaud)依据肝内脉管系统的分布,提出了肝脏的功能性分段。该法把肝脏分成 8 个相对独立又相互联系的肝段,它们是:Ⅰ段肝尾状叶,Ⅱ段左外叶上段,Ⅲ段左外叶下段,Ⅳ段左内叶,Ⅴ段右前叶下段,Ⅵ段右后叶下段,Ⅶ右后叶上段,Ⅷ右前叶上段。这是目前应用最广泛的肝脏分段法,是指导临床肝切除的基本原则。

国内以吴孟超院士为首的三人小组于 20 世纪 50 年代对肝脏解剖进行了系统研究,提出了 5 叶 4 段分法,该分法为我国肝脏外科发展奠定了基础。同时,他们完成了世界第一例中肝叶切除,使我国肝脏外科从无到有。我国肝脏外科的发展离不开老一辈医务工作者孜孜不倦地奉献和勇攀高峰的科学精神,也离不开解剖学基础的进步。解剖理论的每一次进步都是巨大的突破,是一切高精尖技术应用的基石。正如中国工程院院士钟世镇教授所言:一个好的外科学家,他一定要非常熟悉人的结构,所以他做手术的时候,知道从这个间隙进去就很容易分离,不会损伤大的血管、神经,但又很轻巧地把需要暴露的组织显现出来。所以,外科医生始终是非常注重解剖学的。

### 思政元素分析

唯物辩证法认为,认识是一个反复循环和无限发展的过程。这个过程既不是封闭式的循环,也不是直线式的发展,往往充满了曲折以至反复,因而是一个波浪式前进和螺旋式上升的过程。肝脏解剖学的发展也充分印证了我们对肝脏结构的认识是一个曲折的探索过程。在这个认识的过程中,离不开医学前辈们勇于探索的科学精神,敬畏生命的医者仁心。

### 教学建议

本案例可用于《外科学》中"肝脏疾病"章节的辅助教学,可作为课程开始的引入案例,帮助学生了解肝脏解剖的发展历史与我国肝脏外科发展的概况,引导学生学习吴老勇于探索、求真务实、通力合作的高贵品质和科学精神,培养学生高度的社会责任感及历史使命感。

### 知识链接

1. 手术两百年[Z/OL]. [2022-09-16]. http://tv.cctv.com/2019/06/20/VIDAbuf5M3mQvg1OMNGNCUFN190620.shtml? spm=C28340. Pu9TN9YUsfNZ. S93183.140

2. 张鹏,杨田,陈劲松. 吴孟超:中国肝脏外科的集大成者[EB/OL]. [2020-12-14]. https://baijiahao.baidu.com/s?id=16860007797901524 68&wfr=spider&for=pc

(郑楷炼　邱影悦　高　原)

## 42 鉴别诊断的重要性

**教学目标**

通过案例教学使学生明确鉴别诊断在肝脏疾病手术治疗中具有重要意义，明白详细病史采集、病例分析是对患者进行治疗的基础。

**案例描述**

发生在肝脏的疾病较多，恶性疾病如肝硬化结节、小肝癌、巨块性肝癌、肝胆管细胞癌；良性疾病如肝腺瘤、肝脏局灶性增生、肝错构瘤、肝囊腺瘤、肝囊肿、肝包虫病、肝脓肿等。鉴别诊断对疾病治疗具有重要意义。

随着分科越来越细，专科化越来越明显，专科医生对于疾病的诊断往往会出现偏向性，容易造成漏诊，从而对患者造成不良影响，但医生也不能因为害怕漏诊而盲目进行手术，这样的伤害将更大。所以，鉴别诊断至关重要。例如，肝脓肿和肝胆管细胞癌（特别是较小的肿瘤），二者在肝脏核磁共振增强上表现非常相似，我们收到的检验报告经常是肝脓肿可能，肝胆管细胞癌待排？这是完全不同的两种结论。

我们能通过患者主诉、病史，结合患者辅助检查综合分析进行诊治吗？答案是肯定的。肝脓肿发现前，患者一般会出现寒战、高热、右上腹痛等症状，同时伴有乏力、食欲欠佳等表现，也有部分患者仅出现低热未就医后右上腹痛，是经进一步检查发现的。实验室检查可发现患者白细胞升高、中性粒细胞升高、C反应蛋白升高、降钙素原等可升高，肿瘤指标甲胎蛋白、糖类抗原CA199一般都正常，而影像学表现如前所述。而肝胆管细胞癌患者发热较少，患者体检发现居多，较大的肿瘤因肿瘤压迫堵塞胆管导致远端胆管扩张，此类患者鉴别较简单。鉴别难点在于肝脓肿发病时间很长，患者无明显感受，体检发现肝占位。此时接诊医生如果单纯认为是体检发现，不详细追问病史就会遗漏较多信息，加之辅助检查出现不确定性，就会给治疗带来更多不确定性。

**思政元素分析**

唯物辩证法告诉我们，矛盾的特殊性决定了事物的不同性质。只有具体分析矛盾的特殊性，才能认清事物的本质和发展规律，并采取正确的方法和措施去解决矛盾，推动事物的发展。通过讲述"肝脓肿和肝胆管细胞癌鉴别诊断"等内容，提醒同学们面对疾病、面对患者时要常怀敬畏之心。每一位患者都是医生的老师，都是我们重新开始学习的对象。每一种疾病都有其特殊性，但不同的疾病可能会有相同或类似的表现，这就需要我们灵活运用唯物辩证法进行诊疗，透过现象抓本质，找准因果关系，做到对症下药。

**教学建议**

本案例可用于《外科学》中"肝脏疾病"章节的辅助教学，可作为课程开始的引入案例，帮助学生了解日常临床工作中疾病鉴别诊断的重要性,了解医生责任意识,让学生在学习过程中明白学习理论知识是为临床服务,不是为应付考试,一定要注意知识的全面性、结合性、疾病之间的相互性,灵活运用唯物辩证法。在传授肝脏疾病专业知识的同时,着力培养学生敬畏生命,树立全心全意为人民服务的意识,让学生在学习过程中感受到生命的神圣和伟大,从而懂得敬畏与感恩,学会担当与奉献。

### 知识链接

刘诗瑶. 严谨细致的作风弥足珍贵(创新谈)[EB/OL]. [2020-01-13]. https://m.gmw.cn/baijia/2020-01/13/1300872793.html

(郑楷炼　邱影悦　杜　萍)

## 43 "乙肝大国"与门脉高压症的防治

### 教学目标

通过案例教学使学生掌握目前门脉高压症的病因;了解感染性疾病的传播方式。

### 案例描述

根据 1982 年全国普外科学术会议 3 500 例资料分析,肝内型门脉高压症共占 97.81%,而肝外型仅占 2.19%。1998 年,黄筵庭等汇总了全国 13 个省市的 24 所医院共施行门静脉高压手术的 9 980 例资料,发现其流行病学特征是:乙型肝炎表面抗原阳性的占 71.86%,阴性占 28.14%;肝内型占 97.06%,其中坏死性占 75.74%,血吸虫性占 15.38%,酒精性占 2.97%,胆汁性占 1.62%;肝外型占 2.94%。从乙肝表面抗原和肝脏病理可见,中国肝硬化仍以肝内型的坏死后性和血吸虫病性肝硬化为主,乙型肝炎仍是中国肝硬化的主要原因。

门脉高压症可分为肝前型、肝内型和肝后型 3 类,肝内型在中国最常见,占 95%以上。在肝内型里,按病理形态的不同又可分为窦前阻塞、肝窦和窦后阻塞两种。窦前阻塞的常见病因是血吸虫病性肝硬化,血吸虫在门脉系内发育成熟、产卵,形成虫卵栓子,顺着门脉血流抵达肝小叶间汇管区的门脉小分支,引起这些小分支的虫卵栓塞,内膜炎和其周围的纤维化,以致门脉的血流受阻,门脉的压力增高。窦前阻塞到了晚期,也就继发地导致肝细胞营养不良和肝小叶萎缩。在长江流域,血吸虫病性肝硬化引起的门脉高压症较多见。

肝窦和窦后阻塞的常见病因是肝炎后肝硬化,主要病变是肝小叶内纤维组织增生和肝细胞再生,由于增生纤维索和再生肝细胞结节(假小叶)的挤压,使肝小叶内肝窦变窄或闭塞,以致门脉血不易流入肝小叶的中央静脉或小叶下静脉,血流淤滞,门脉压就增高。又由于很多肝小叶内肝窦的变窄或闭塞,导致部分压力高的肝动脉血流经肝小叶间汇管区的动静脉交通支而直接反注入压力低的门脉小分支,使门脉压更显增高。另外,在肝窦和窦后阻塞,肝内淋巴管网同样地被增生纤维索和再生肝细胞结节压迫扭曲,导致肝内淋巴回流受阻,肝内淋巴管网的压力显著增高,这对门脉压的增高也有影响。

肝前型的主要病因是门脉主干的血栓形成(或同时有脾静脉血栓形成存在),这种肝前阻塞同样使门脉系的血流受阻,门脉压增高。腹腔内的感染如阑尾炎、胆囊炎等或门脉、脾静脉附近的创伤都可引起门脉主干的血栓形成。小儿的肝前型多为先天性畸形,如门脉主干的闭锁狭窄或海绵窦样病变。

本病的人群预防主要针对血吸虫性肝硬化和肝炎后肝硬化实施。对于乙肝的预防最主要的措施就是乙肝疫苗的免疫接种,只有彻底清除了乙肝患者体内的乙肝病毒才有可能从根本上降低肝硬化、门脉高压症的发病率。

### 思政元素分析 ▶

对于肝硬化来说,原因多种多样,酒精、乙肝病毒、血吸虫等均能引起肝硬化,最终导致门脉高压。在讨论具体患者或地区的病因时,应当具体问题具体分析,剖析深层次的原因,可以更有助于我们进行正确的判断。例如在西方国家还有俄罗斯等国,酒精摄入量较大,那么酒精导致的肝硬化就会居多,而中国作为一个乙肝大国,则以病毒性的肝硬化为主。落实到一个患者身上,根据他的既往史和个人饮食习惯,同样也可以对病因进行大致的推断,进行有针对性的诊疗。

### 教学建议 ▶

本案例可用于《外科学》中"门脉高压症的病因及预防"章节的辅助教学,可作为课程开始的引入案例,通过介绍血吸虫和乙型病毒性肝炎感染的传播途径,重新审视疾病和病原体之间的关系。

### 知识链接 ▶

专家呼吁:防治肝硬化,远离肝癌[EB/OL].[2022-03-19]. https://health.gmw.cn/2022-03/19/content_35598433.htm

(郑楷炼　杜　萍)

##  44　胆管损伤:小毛病,大麻烦

### 教学目标 ▶

通过案例教学使学生熟悉胆道的解剖与生理概要;掌握胆道系统的影像学诊断与特殊检查;明确胆石症的诊断依据与治疗原则;了解胆道蛔虫病的临床表现。在临床能力培养的同时,逐步培养学生的同理心及以人民健康为中心的发展理念,树立高尚医德医风及社会责任,培养学生主动分析问题及解决问题的探索精神。

### 案例描述 ▶

1905年,梅奥(Mayo)在国际上首次报道2例开腹胆囊切除术后胆管狭窄病例,引发了外科医师对胆囊切除术胆管损伤的重视。1987年,法国外科学家菲利普·穆雷特(Philippe Mouret)实施第一例腹腔镜胆囊切除术(Laparoscopic Cholecystectomy,LC)之后,胆囊切除术胆管损伤逐渐引发了全世界胆道外科医师的高度关注。主要原因在于,开展腹腔镜胆囊切除术的早期,胆管损伤的发生率显著高于既往传统的开腹手术。调查显示,大多数胆管损伤发生在外科医师的最初100例腹腔镜胆囊切除术,这些导致胆管损伤的胆囊切除手术最初被外科医师评价为"容易的手术"。这个结果提示我们,在给患者施行手术治疗时应怀有敬畏之心,时刻避免操作失误,否则会给患者带来严重的创伤。胆管损伤会导致胆管狭窄,或出现胆漏,进一步发展会出现腹膜炎、肝功能不全甚至感染中毒性休克,危害很严重。

黄志强教授是中国外科学发展史上里程碑式的优秀医学专家,一生钻研胆道疾病,他从医70余年一直萦绕着这样一种情怀:在医学领域,要做出中国人自己的东西。1957年,他首创应用肝部分切除术治疗胆管结石病,在世界范围内为此病的治疗方法揭开了崭新的篇章。2000年,78岁的黄志强凭《肝胆管结石及其并发症的外科治疗与实验研究》荣获国家科技进步一等奖。2012年,90岁的黄志强被授予"英国爱丁堡皇家外科学院荣誉院士"称号。此后,黄志强多次代表中国出席世界外科学术大会并做重要报告,在国际上奠定了中国肝胆外科学的学术地位。凭借着在肝内胆管结石病的诊断和治疗上取得的突破性进展,黄志强开创了具有中国疾病特色的有关肝内胆管结石病一整套独特有效的诊治理论、技术和方法,使其跨入世界领先行列,在国际肝胆外科领域占领了一席之地。因为这些卓越的建树,黄志强被誉为中国的"胆道外科之父"。

● 思政元素分析 ▶

胆管损伤虽是常见疾病,但急性发病可能会带来严重的后果,在临床诊治过程中,医生必须做出正确的判断,才能最大限度避免患者出现不可挽回的结局。医生要挽救患者的生命首先要尊重生命,要把生命的维持作为一切工作的出发点和落脚点;其次要尊重操作,要熟练掌握每一项技术操作,深刻领会各项操作对生命的影响;再次要尊重知情权,患者和患者家属都有权利知晓各项检查治疗的优缺点。医生这个职业是崇高而神圣的,当患者把摆脱病痛的希望寄托于某个医院、某位医生时,医务人员的任何一个诊疗行为、一句话甚至一个不经意的眼神、语气,既可能让患者对医生、医院充满信任和理解,也可能会转变成一场纠纷,甚至引发恶性伤害事件。职业要求我们在面对患者时,要怀着高度的责任感和同情心,只有眼里有疾病,心里有患者,治疗才能有温度。医学生有责任和义务努力学习专业知识,不断提高自身的技术水平,从而为更好地服务于患者打下坚实的基础。

● 教学建议 ▶

本案例可用于《外科学》中"胆道疾病"章节的辅助教学,可作为课程开始的引入案例,帮助学生了解胆石症病程演变的概况,理解"胆囊危险三角"的由来,致敬外科学发展史上里程碑式的优秀医学科学家,重温外科学历史上建树丰硕的医学大家们的感人故事,引导医学生树立奉献、仁爱、自律等职业价值观。

● 知识链接 ▶

1. 黄志强[EB/OL]. http://www.mmcs.org.cn/gz/2551/index.shtml

2. 胡波. 敬畏生命，敬畏职责[EB/OL]. [2020-08-19]. https://m.gmw.cn/baijia/2020-08/19/1301474458.html

（郑楷炼　邱影悦　杜　萍）

##  古老的牛黄与中医药现状

**教学目标**

通过案例教学使学生熟悉胆囊结石的形成；了解目前中医药研究领域中的一些前沿进展。

**案例描述**

牛黄（Calculus Bovis）是牛科动物黄牛或水牛胆道系统的结石，根据部位可分为"胆黄"（胆囊结石）、"管黄"（胆管结石）和"肝黄"（肝胆管结石）。牛黄外形多为卵圆形或三角形，直径 0.6～4.5 厘米，色金黄或棕黄，稍有光泽，或外披一层光亮乌黑"乌金衣"，体轻质脆，易分层剥离，横截面颜色较浅，可见紧密的同心环纹理，味苦而后甜，气味清香。天然牛黄中主要含有胆红素、胆汁酸、氨基酸、蛋白质、胆固醇及无机元素等成分。作为我国传统医药学中应用较早且较广泛的名贵中药，牛黄具有清心、豁痰、开窍、凉肝、息风、解毒的功效，可用于中风、惊厥、癫痫、咽喉肿痛、高热头晕、疔病等疾病的治疗。牛黄至今已有两千多年的临床应用史，始载于《神农本草经》，其次见于《名医别录》《本草经集注》《本草纲目》等多部古医书籍。但天然牛黄来源匮乏，价格高昂且质量参差不齐。据估计，每 2 000 头牛只有 1 头会患胆结石，其单价远超黄金，因此牛黄在古代仅能为王公贵胄所专享。

为了弥补天然牛黄（Natural Calculus Bovis，NCB）来源稀缺、价格高昂的缺陷，我国科研人员相继开发了其替代品人工牛黄（Calculus Bovis Artifacts，CBA）、培植牛黄（Cultured Calculus Bovis，CCB）以及体外培育牛黄（Calculus Bovis Sativus，CBS）。与此同时，运用现代医学方法对牛黄资源、化学成分、药效学、药动学、毒理学、药剂学、临床疗效及不良反应等进行了研究和探讨，取得了显著成果，使得牛黄能为广大人民所利用。①人工牛黄：20 世纪 50 年代，我国开始尝试使用化学物质合成牛黄，目前经过不断改进，已被广泛应用于临床。据 2015 版《中华人民共和国药典》，人工牛黄是由牛胆粉、胆酸、猪去氧胆酸、牛磺酸、胆红素、胆固醇、微量元素等加工制成。虽然人工牛黄技术简单，可工业化生产但其成分与天然牛黄不完全一致，因此目前尚不能完全替代天然牛黄的功效。②培植牛黄：20 世纪 70 年代以来，我国科研工作者开展了牛胆囊内培育牛黄的研究，并成功制造出培植牛黄。培植牛黄，即利用活牛以手术的方式在牛的胆囊内植入致黄因子，使之生成结石。培植牛黄的形成条件与天然牛黄相似，其成分和功效与天然牛黄相似，但较难产业化，且因个体差异、培育时间不同等因素，导致质量难以控制。③体外培育牛黄：根据胆红素钙结石体内形成的原理和生物化学过程，在体外应用现代生物工程技术，以牛的新鲜胆汁作为母液，加入去氧胆酸、胆酸、复合胆红素钙等培育的牛黄。作为天然牛黄的理想代用品，其性状、微观结构、成分、含量及临床疗效等方面均与天然牛黄几乎完全一致,并且质量稳定、可控,实现了牛黄的工业化生产。2004年国家食品药品监督管理总局批准体外培育牛黄可等量代替天然牛黄使用。

屠呦呦教授说:"中医药在几千年的发掘中,积累了大量的临床经验,对自然资源的药用价值已有所整理归纳。通过继承发扬、发掘提高,医药学研究者一定会有所发现、有所创新,从而造福人类。"长久以来,中医药遭人诟病的重要原因之一就是药材质量、生产工艺。我国中医药理论虽然先进,但中药现代化仍处于初级阶段,生产技术落后、工艺制造较粗糙、质控水平低。张伯礼院士认为,提升中药发展质量,需要加快推进中药智能制造的关键技术和仪器装备研发进程,抓住跨界协同攻关机遇,搭乘信息化、人工智能的时代快车。我国古代医学家以高超的智慧,创造性地将胆石这一病理性产物用于疾病的治疗。新中国成立以来,一代又一代科学家心系祖国和人民,不畏艰难,开拓创新,利用现代技术将传统医学中的精华发扬光大,为科学技术进步、人民生活改善、中华民族发展做出了重大贡献。这就是守正创新的科学精神在中医药研究领域的真实展现。

### 思政元素分析

1. 中医药学包含着中华民族几千年的健康养生理念及其实践经验,是中华文明的一个瑰宝,凝聚着中国人民和中华民族的博大智慧。我们要遵循中医药发展规律,传承精华,守正创新,加快推进中医药现代化、产业化,坚持中西医并重,推动中医药和西医药相互补充、协调发展,推动中医药事业和产业高质量发展,推动中医药走向世界,充分发挥中医药防病治病的独特优势和作用,为建设健康中国、实现中华民族伟大复兴的中国梦贡献力量。作为医学生,只有切实把中医药这一祖先留给我们的宝贵财富继承好、发展好、利用好,才能让古老的中医药学不断焕发新的生命力,让"中国处方"为人类健康做出更大贡献。

2. 科学家精神是科技工作者在长期科学实践中积累的宝贵精神财富。一代又一代科学家心系祖国和人民,不畏艰难,无私奉献,为科学技术进步、人民生活改善、中华民族发展做出了重大贡献。科学家要有胸怀祖国、服务人民的爱国精神,勇攀高峰、敢为人先的创新精神,追求真理、严谨治学的求实精神,淡泊名利、潜心研究的奉献精神,集智攻关、团结协作的协同精神,甘为人梯、奖掖后学的育人精神,是伟大建党精神的时代观照,是大德、公德、品德在科技界的生动写照,正在全社会汇聚正能量、振奋精气神,激励更多人报国为民,赓续创新奋斗的精神血脉。

3. 动物为人类的健康做出了巨大贡献,动物福利是人类文明的标志,是建立和谐社会的需要。目前,医学研究中的动物尚不可能完全被替代,人类能做到的是:具有保护动物的爱心和意识,尽力提供动物舒适的环境,熟练掌握操作技术,从每个环节上将可能的痛苦减到最低,并积极探寻相应的体外替代方法。

### 教学建议

本案例可用于《外科学》中"胆道疾病"章节的辅助教学,可作为课程内容的拓展引申,通过介绍牛黄可以帮助学生更好地了解胆道结石的产生与结石的构成,进而介绍我国目前牛黄的生产工艺,可以调动学生的学习兴趣,引导学生心系祖国中医药宝库,继承发扬奉献精神,潜心研究,将现代的生产技术与我国中医药学结合起来,推动中医药更好地服务健康中国建设,造福中国人民,惠及世界。

### 知识链接 ▶

詟媛. 用科学家精神铸就新时代国家脊梁[N/OL]. 光明日报,2021-05-25. https://epaper.gmw.cn/gmrb/html/2021-05/25/nw.D110000gmrb_20210525_2-11.htm

（郑楷炼　邱影悦）

## 46 创新是引领发展的第一动力

### 教学目标 ▶

通过案例教学使学生了解双气囊三腔管的发明过程和小肠内固定术的创新理念；理解创新的本质是创，内容是新，创新是医学技术进步的源泉；培养学生守正创新的科研思维。

### 案例描述 ▶

仲剑平（1923— ），江苏常熟人。专业技术一级、文职特级教授，主任医师。1950年毕业于国立江苏医学院（本科）。曾任第二军医大学专家组组长，长海医院普外科教授、主任医师，兼任《中国外科年鉴》名誉主编。

新中国成立初期，血吸虫病肆虐，血吸虫性肝硬化的患者苦不堪言，尤其是门静脉高压并发食管胃底静脉曲张破裂引起的上消化道大出血，夺去了许多人的宝贵生命。1957年，时任长海医院普外科住院医师的仲剑平，凭借翻译资料获悉国外已开始应用双气囊三腔管治疗门静脉高压合并食管胃底曲张静脉破裂大出血的消息，这是外科界的一个重大突破。但由于西方对中国实施技术封锁，仲剑平无法获得第一手资料，心中焦急不已。

仲剑平回忆说，"肝硬化使得肝部血管变细，导致门静脉梗阻，进而造成食管胃底静脉曲张破裂大出血，出血主要有食道、胃部两个部位，当时看到国外的研究资料，我就立刻明白这个双气囊三腔管的治疗原理就是压迫，两个腔连接气囊，压迫出血部位，另一个腔相当于胃管，解除胃内压力"。

一没经费，二没资料，仲剑平白手起家设计制造国产双气囊三腔管。他与上海新亚医用橡胶厂合作，在直径仅有0.5厘米的软橡胶管中制出了3条小管腔。经过两年的努力，1959年适合中国人使用的双气囊三腔管终于制成，被载入我国著名医学教科书《黄家驷外科学》。多年来，由于质优价廉，双气囊三腔管还远销东南亚、拉美、非洲等地区。

过去，腹部外科手术后，患者常出现小肠粘连，造成不同程度的肠梗阻，只有通过手术开第二刀、第三刀方能解决问题。手术后，肠粘连往往再次复发，最后小肠被一次次切除、短缩，患者生活质量严重受损。仲剑平在多年实践中发现，粘连性肠梗阻主要是因为小肠在弯曲处形成的角度较小，容易形成锐角而引起肠梗阻。1965年，仲剑平首创小肠内固定术治疗广泛性、复发性、粘连性肠梗阻，手术使小肠粘连造成的弯曲处由锐角排列变为钝角排列，让粗糙的粘连创面按钝角排列愈合，手术有效率达90%。

## 思政元素分析

1. 创新是一个民族进步的灵魂,是一个国家兴旺发达的不竭源泉。党的十八届五中全会提出创新、协调、绿色、开放、共享的新发展理念,把创新放在首位,以创新引领发展,突出了创新的极端重要性。党的二十大报告中再次强调"创新是第一动力""深入实施创新驱动发展战略"。我们的国家从站起来、富起来到强起来,科学技术装备从跟跑、并跑到领跑,必须依靠创新,尤其是科技创新。只有创新,才能占得先机、取得优势、赢得未来,才能把核心技术牢牢掌握在自己手中,解决"卡脖子"的问题。面对国外封锁,仲老白手起家,克服困难,设计制造出质优价廉的国产双气囊三腔管,挽救了大量患者的生命。需求牵引、创新实践是解决困难的法宝。

2. 实践是认识发展的动力。实践推动认识的产生和发展,推动人类的科学发现和技术发明,推动人类的思想进步和理论创新。社会一旦有技术上的需要,这种需要就会比十所大学更能把科学推向前进。需要作为一种主体追求与客体匮乏的矛盾,普遍作用于各个社会形态之中,我们在实践中既要遵循客观规律,又要看到客观规律的展开是在人类对需要的追求中实现的。医学技术创新积极回应患者诊疗需求,不断追求技术、设备、理念的更新完善,是满足人民日益增长的美好生活需要的生动实践。

3. 中华民族奋斗的基点是自力更生。自力更生正是新中国实现从赶上时代到引领时代伟大跨越的经验总结,这种精气神任何时候都不能丢。我国正处于一个大有可为的历史机遇期,也应清醒看到,宏伟的征途,往往不会一帆风顺,只有付出长期不懈的艰苦努力才能成功。中国要发展,最终要靠自己。医学技术的发展是这样,各行各业的发展都是如此。集中力量把中国自己的事情办好,风雨无阻奋力追梦,就没有任何力量能够阻挡中国人民和中华民族的前进步伐,亿万人民的伟大梦想一定能够早日实现。

## 教学建议

本案例可用于"绪论"章节的辅助教学,帮助学生了解消化道出血的危害,明白双气囊三腔管的作用原理,感受我国老一辈科技功勋自力更生、攻坚克难的坚强意志,引导学生自觉为实现中华民族伟大复兴的中国梦而努力奋斗,自觉做实现第二个百年奋斗目标的建设者和推动者。

## 知识链接

中华民族奋斗的基点是自力更生[N/OL]. 人民日报,2019-10-17. https://baijiahao.baidu.com/s?id=1647595223738477608&wfr=spider&for=pc

(张 磊 杜 萍 高 原)

## 47 他的名字,写在《外科学》第一页第一行第一位

## 教学目标

通过案例教学使学生了解吴孟超院士所做的一系列开创性工作,不仅有效提高了肝癌

患者的五年生存率,更是摘掉了中国"肝癌大国"的帽子;学习吴老一生为患者着想的崇高精神境界。

### 案例描述

吴孟超(1922—2021年),福建闽清人。著名肝胆外科专家,中国科学院院士,中国肝脏外科的开拓者和主要创始人之一,被誉为"中国肝胆外科之父"。他创造了中国乃至世界肝胆外科领域的无数个第一:完成我国第一例成功的肝脏手术;翻译第一部中文版的肝脏外科入门专著;制作中国第一具肝脏血管的铸型标本;创造间歇性肝门阻断切肝法和常温下无血切肝法;完成世界上第一例中肝叶切除手术。吴孟超院士的贡献对中国乃至世界是开拓性的,他创立中国人肝脏"五叶四段"理论,建立全球规模最大的肝胆疾病诊疗中心和科研基地。2005年,吴孟超获得国家最高科学技术奖,也成为该奖项自1999年设立后首次获颁的医药卫生界人士。2011年,第17606号小行星被命名为"吴孟超星"。

从1958年起,吴孟超开始进行肝脏解剖的研究,在建立人体肝脏灌注腐蚀模型并进行详尽观察研究和外科实践的基础上,他创造性地提出了肝脏"五叶四段"的解剖学理论。在这一理论基础上,建立了"常温下间歇肝门阻断"的肝脏止血技术,解决了肝脏手术出血这一重要难题;提出了纠正肝癌术后常见的致命性生化代谢紊乱的新策略,降低了手术死亡率;成功施行了以中肝叶切除为代表的一系列标志性手术,进一步扩大了肝脏外科手术适应证,提高了肝脏外科治疗水平。以上述工作为基础,吴孟超创立了独具特色的肝脏外科关键理论和技术,建立了中国肝脏外科的学科体系,并使之逐步发展、壮大。

他针对肝癌发现时晚期多、体积巨大且不能切除者居多的特点,提出"二期手术"的概念,即对巨大肝癌先经综合治疗,待肿瘤缩小后再行手术切除,为晚期肝癌的治疗开辟了一条新的治疗途径。针对肝癌术后复发多,但又缺乏有效治疗手段的特点,他率先提出"肝癌复发再手术"的观点,显著延长了肝癌患者的生存时间。针对中国肝癌合并肝硬化多,术后极易导致肝功能衰竭的特点,他提出肝癌的局部根治性治疗策略,使肝癌外科的疗效和安全性得到有机统一。上述各项研究使肝癌患者术后五年生存率由20世纪六七十年代的16.0%,上升到80年代的30.6%和90年代以来的48.6%,不断丰富和发展了中国的肝脏外科事业。从医78载,他敢于挑战、敢于攀登"禁区",先后完成16 000多台手术,成功救治近20 000名患者,直到97岁正式退休前,他每周还要做3台手术。

治愈肝癌是吴孟超毕生的目标。尽管中国肝癌患者术后五年生存率逐渐提高,但仅靠手术和各个单位各自为政,并不利于治愈率的进一步提高。2006年,获得国家最高科技奖后,吴孟超就联名7位院士上书中央,倡言建立国家肝癌研究中心。国家的500万元科技奖励,他分文未留,全部用于成立研究基金,推动攻克肝癌的基础研究工作。他领衔研制了细胞融合和双特异性单抗修饰两种肿瘤疫苗,发明了携带抗癌基因的增殖性病毒载体等,研究结果发表于 *Science*、*Nature Medicine*、*Hepatology*、*Oncogene*、*Cancer Research* 等学术刊物。他领导的肝胆外科,从一个"三人研究小组"发展到目前的一所三级甲等专科医院和肝胆外科研究所,成为国际上规模最大的肝胆疾病诊疗中心和科研基地。他还设立了吴孟超肝胆外科医学基金,奖励为中国肝胆外科事业做出卓著贡献的杰出人才和创新性研究,培养了大批高层次专门人才。他和同行们的共同努力,大力推动了国内外肝脏外科的发展,其中多数肝癌外科治疗的理论和技术原创于中国,使中国在该领域的研究和诊治水平居国际领先地位,摘掉了"肝癌大国"的帽子。

## 思政元素分析

1. 我国在1992年进行首次全人群"乙肝血清流行病学调查",当时有约1.2亿乙肝病毒携带者,表面抗原阳性率远高于世卫组织的划线,约占全球乙肝人数的1/3,"乙肝大国"帽子由此而来。经过这些年的宣传、防控、治疗等工作,2006年血清流行病学调查显示,乙肝病毒携带人群已降至约9 300万~1亿人,2014年再降为8 600万人,目前,我国乙肝人群约有7 000万。通过近30年努力,使乙肝人数从高峰期约1.2亿人,降低到约7 000万人,感染人数大幅下降。此外,我国5岁以下儿童乙肝感染率降到1%以下,仅为0.96%,远远低于世卫组织划定的8%的感染率分界线,较过去有了巨大进步。乙肝感染率大幅下降,尤其是儿童感染率下降非常突出,这是摘掉乙肝大国帽子的底气和底牌。2020年10月,国务院新闻办在"十三五"卫生健康事业有关情况发布会上,专门介绍了我国乙肝感染率现状,宣布摘掉了"乙肝大国"的帽子,被世卫组织称赞为"典范"。在这个艰难的转变过程中,医学专家的努力和奉献功不可没。

2. 党的十九大做出实施"健康中国"战略的重大决策部署,党的二十大报告明确提出要推进"健康中国"建设,把保障人民健康放在优先发展的战略位置,完善人民健康促进政策。国务院发布了《健康中国行动(2019—2030年)》,这是落实《"健康中国2030"规划纲要》的施工图和路线图。国家卫健委设立了15个重大专项行动,每个行动都有明确任务和目标,以及个人、家庭、社会、政府的具体职责,充分体现了将健康融入所有政策。这将有利于推动部门和社会整体联动,全民参与,共担健康责任,共享健康成果。未来,国家将继续发挥好爱国卫生运动的组织优势和动员优势,聚焦我国居民的主要健康问题和健康的主要影响因素,深入开展健康社区、健康村镇、健康单位、健康家庭等健康细胞工程,构建完善健康管理和服务体系,实施医疗卫生、体育健身、环境保护、心理干预等综合治理。依靠全社会和广大人民群众共谋共建共管共评共享,让健康中国的各项任务在各个基层、各个单位落地生根。

3. 深入实施人才强国战略。党的二十大报告指出,培养造就大批德才兼备的高素质人才,是国家和民族长远发展大计。功以才成,业由才广。深化人才发展体制机制改革,真心爱才、悉心育才、倾心引才、精心用才,求贤若渴,不拘一格,把各方面优秀人才集聚到党和人民事业中来。要向吴老学习,加快建设中国医学人才队伍,努力培养造就更多大师、青年科技人才等,推动中国卫生健康事业蓬勃发展。

## 教学建议

本案例可用于《外科学》中"肝脏疾病""肿瘤""门脉高压及上消化道出血的外科处理"等章节的辅助教学,帮助学生了解我国肝脏外科的发展历程,以及吴老带领团队克服困难所做的一系列开创性工作,有力推动了我国肝脏外科的发展,摘掉了我国"肝癌大国"的帽子;感受医学大家对人才培养的重视,以及对人才成长的促进作用。

## 知识链接

1. 国务院新闻办就"十三五"卫生健康改革发展有关情况举行发布会[EB/OL].[2020-10-28].http://www.gov.cn/xinwen/2020-10/28/content_5555672.htm

2. 他的名字,写在《外科学》第一页第一行第一位[EB/OL].[2022-03-18]. https://baijiahao.baidu.com/s?id=1727653056554167088&wfr=spider&for=pc

(张 磊 杜 萍)

## 48 甲状腺微小癌处理之殇

### 教学目标 ▶

通过案例教学使学生了解目前甲状腺癌微小乳头状癌处理的问题与争议现状;明确甲状腺微小癌手术治疗的适应证;懂得以辨证之心看待微小癌诊疗。

### 案例描述 ▶

近年来,甲状腺乳头状癌(Papillary Thyroid Carcinoma,PTC)发病率呈全球化升高趋势,成为发病率增长最快的实体肿瘤之一,且甲状腺乳头状癌发病率还有继续升高的趋势。2014年世界卫生组织公布的全球癌症报告指出甲状腺癌新发病例中＞50％为甲状腺微小乳头状癌(Papillary Thyroid Microcarcinoma,PTMC)。目前,甲状腺微小乳头状癌在国内许多临床中心诊疗的甲状腺癌中占重要权重,这与近年来检验诊断技术水平的提高和仪器分辨率的提升密不可分。甲状腺微小乳头状癌的临床问题也就自然成为专业学者必须面对和解决的"重中之重",尤其是近几年,国内外一些研究提出了对于甲状腺微小乳头状癌"过度诊断"甚至"过度治疗"的观点,使得甲状腺微小乳头状癌诊疗规范成为业内和社会的关注焦点。我们应当从曾经沉浸在甲状腺癌二级预防水平不断提升的"惊喜"之中,逐渐回归过渡到客观的专业"清醒"中来。我们既应该清醒地认识到目前甲状腺微小乳头状癌仅仅是按肿瘤大小定义,并不意味着其在侵袭力、转移能力等方面"微小",又应该了解部分甲状腺微小乳头状癌长期惰性缓增的事实。

根据肿瘤大小可将＜10 mm 的甲状腺乳头状癌定义为甲状腺微小乳头状癌。2013年以来,在我国新增甲状腺癌病例中90％以上为甲状腺乳头状癌,其中60％为甲状腺微小乳头状癌。甲状腺微小乳头状癌虽预后良好,但与甲状腺乳头状癌一样可出现颈部淋巴结转移、甲状腺外侵犯及远端转移。因此,对于甲状腺微小乳头状癌的治疗,是选择甲状腺全切＋放射碘治疗(RAI)还是单侧叶切除伴/不伴峡部切除,仍存在争议,包括最佳手术范围、术后 RAI 治疗及是否只需观察。

近年来随着我国人们健康意识的提高,尤其在城镇地区,每年体检的人数上升,体检项目也愈见完善。随之而来,我们在临床工作中也见到越来越多的患者带着"甲状腺微小癌不能除外"的体检超声检查报告来门诊咨询下一步治疗方案的情形。按照以往教科书的"常规",往往在不能排除恶性病变的情况下,我们会建议患者进行手术治疗。而且为了避免肿瘤复发,我们多倾向于行甲状腺全切手术治疗。但是现在有一些初步的证据表明,这样可能会导致甲状腺微小乳头状癌的过度治疗。

美国研究人员收集了美国国立癌症研究所数据库中"监测,流行病学和最终结果"(The

Surveillance, Epidemiology, and End Results, SEER)中 SEER-18 项目 2000 年至 2018 年确诊为甲状腺癌的 197 070 例病例数据。大多数病例为女性患者(75.6%)和白人患者(81.0%)。甲状腺乳头状癌是最常见的组织学类型(89.1%)。结果显示,2000 年至 2018 年的总体甲状腺癌发病率为 11.95 例/10 万人年。甲状腺癌的发病率从 2000 年的 7.25 例/10 万人年增加到 2014 年的 14.53 例/10 万人年,然后下降至 2018 年 13.48 例/10 万人年。

某科学家分析了 24 篇有关尸检的文献,发现甲状腺微小乳头状癌的发病率为 2.0%~35.6%,提示大多数甲状腺微小乳头状癌可以表现为良性临床行为,惰性、无症状、不影响患者的生存,显示出其"人癌共存"的特征,即进展缓慢,预后较好。但另一方面已经明确的是,微小癌尽管为低危癌或早期癌,但部分甲状腺微小乳头状癌具有易发生颈部淋巴结转移的特征,会继续生长并显示出侵袭性的临床病理特点,增加复发风险。因此,就目前而言,甲状腺癌的规范化早期诊断仍有必要,仍是提高治愈率的重要手段。

对于像甲状腺微小乳头状癌这种进展缓慢的恶性肿瘤,复发率低(1%~5%),而即使在国外技术先进的医院术后存在永久性并发症的风险仍不能降低至 1%~3%,所以对甲状腺微小乳头状癌一律进行手术治疗的临床意义值得商榷。因此,为提高患者的生存率和生存质量,在无证据表明甲状腺微小乳头状癌的病变存在明显临床转移、局部浸润或属于侵袭性细胞类型的情况下(尤其是年龄在 40 岁以上的患者),可行密切动态观察,即使需行手术切除也应采用合理术式。

### 思政元素分析

1. 在医学治疗实践中要坚持适度原则。这既是唯物辩证法的基本观点,也与儒家的中庸思想接近。子曰:"道之不行也,我知之矣,知者过之,愚者不及也。道之不明也,我知之矣,贤者过之,不肖者不及也。"也就是,孔子说:中庸之道不能施行的原因,我是知道的:聪明的人自以为是,行为过分;愚钝的人往往因智力有所不及,则处事不够到位。中庸之道不能得到弘扬的原因,我也知道了:贤能的人的所作所为超过了限度;没有才能的人根本就做不到。

在各个针对甲状腺微小癌的研究没有确定结论的时候,我们应该做的就是坚持唯物辩证法,坚持适中适度的原则。对微小癌过激地行外科全切会对患者带来终身的功能残缺,单纯的药物替代很难达到中和之处,而且对于甲状腺功能的理解,可能不会只有调控新陈代谢那么简单,有些免疫调节的作用尚未为人所知。反观另一个观点,认为微小癌就是低危癌,也是片面的。有些恶的评价不应该单纯以尺寸来衡量,要站在更加长远的高度和广度来看待这个问题。我们不能只凭日本韩国的个别研究就轻易下结论。在目前这个阶段,就是要在对事物有全面把握的基础上,辩证分析,采取适度原则,既防止"过",又要防止"不及",促使在实践活动中取得成功。

2. 要坚持"以人民为中心"的思想,一切为了患者。中华传统文化中有对"君子"的定义,子曰:君子素其位而行,不愿乎其外。也就是说君子要安于现状,只认真做好分内的事,不做职权以外的事,不存非分之想。作为今天的临床医生,一方面要继承优秀传统文化,以"君子"的标准要求自己,不能因为自己的一己私利,或者某些医疗指标,就影响自己的判断,影响自己的医学行为。另一方面更要时刻践行"以人民健康为中心"的发展理念。想患者所想,急患者所急。如果是一个年轻人,而且是微小癌低风险患者,很可能因为一次手术丢了工作,丢了女朋友,丢了未来的生活,那也意味着他从这个手术的获益极低,除了承担手术的痛苦之外,还面临功能的缺失,免疫功能的下降,长期服用药物。若是老年患者,90岁之上,本来是独享晚年的时光,却因为一次手术,一次全身麻醉要了性命,那他又从本次手术中获得了什么益处呢?如果能做到时时反思,坚持原则,一定能成长为不愧于时代要求的好医生。

### 教学建议 ▶

本案例可用于《外科学》中"甲状腺疾病"章节的辅助教学,可作为课程开始的引入案例,帮助学生了解国内外目前甲状腺微小癌的处理争议,熟悉甲状腺癌手术治疗的适应证。激发学生的学习热情,引导学生以中庸之态度看待手术治疗的利弊,避免矫枉过正。

### 知识链接 ▶

邢善萍. 始终坚持以人民为中心的发展思想[N/OL]. 光明日报,2020 - 11 - 23. https://epaper.gmw.cn/gmrb/html/2020-11/23/nw.D110000gmrb_20201123_1-06.htm

(刘超乾 杜 萍)

## 49 以"大道之心"看待乳腺癌外科手术方式演变

### 教学目标 ▶

通过案例教学使学生熟悉乳腺癌外科手术变迁,了解科学进步带来的革命性变化;尝试以辩证观点看待科学问题。

### 案例描述 ▶

乳腺癌已经成为全球女性发病率、病死率最高的恶性肿瘤。人类与乳腺癌的战斗史,可以追溯到公元前30世纪的古埃及时代。在考古人员出土的约公元前3000—前2500年的古埃及艾德温·史密斯外科手术手稿(Edwin Smith Surgical Papyrus)中,就有乳腺癌病例的记载,但对于乳腺癌的治疗方法,该手稿上的记载是"无"。乳腺癌手术治疗的变化大概经历了以下几个阶段:由最原始时的局部肿块切除→单纯乳房切除→标准根治术→扩大根治术及超根治术→改良根治术→保留乳房的乳腺癌根治术→保乳术或Ⅰ期成形术→局部肿块切除。某种角度来看是一个轮回,一个循环。所谓有物混成,先天地生。寂兮寥兮,独立而不改,周行而不殆,可以为天地母。吾不知其名,强字之曰道,强为之名曰大。万事万物发展有一定的自然规律,乳腺癌也不例外,我们简要回顾一下。

1. 古文明时期的乳腺外科(黑胆汁说):人类史上最古老的医学文件产生于公元前1600—前3000年的古埃及,记载了8例乳腺癌,还有烧灼去除肿块的方法。癌症(Cancer)一词是希波克拉底(约公元前460—前370年)最先使用的。由于他发现晚期乳腺癌肿块表面的静脉(我国民间所说的青筋)充盈扩张,像螃蟹爪子,因此用希腊语的螃蟹(Κάβουρας或

carcinos)为癌症命名。就是到今天我们的超声报告对于乳腺癌肿块的描述,还在沿用这个称谓,有一种超声表现为蟹足样改变。中国古代对乳腺癌的称谓是乳岩,是从硬度描写的,因为我们明白乳腺癌性肿块触诊往往质地偏硬,像岩石一样。这些古老的智慧历久弥新,是活着的真理。希波克拉底说如果肿瘤不处理的话,肿瘤就会越变越硬,而且最终会爆裂,然后"黑胆汁"会扩散到身体的其他部位。但并不推荐用外科手段来治疗肿瘤。

2. 随意切除时代(19世纪中叶前):自2—19世纪的中叶由于对乳腺癌的病理及生物学性状认识不足,不知其发展、扩散规律,也无法证明,而且当时又没有麻醉和外科灭菌技术。乳腺癌的治疗是以局部肿块切除为主。但手术死亡率极高,短期复发率达90%以上。在中世纪的时候切除乳腺的手术都是不上麻醉的,只用一些鸦片、蓖麻油、甘草、硫黄等缓解疼痛。因宗教禁忌、科学技术限制等诸多原因,中世纪时(公元5世纪后期到公元15世纪中期)对于人体的研究是被禁止的,所以那时医学的发展是非常缓慢的,比较主观和愚昧。

3. 乳腺癌根治术(淋巴学说):到公元17世纪,希波克拉底的"黑胆汁"体液学说逐渐被淋巴学说所取代。约翰·哈尔特(John Halter)被誉为外科之父,因为他第一次提到淋巴要跟随肿瘤一起切除,这个概念比威廉·霍尔斯特德(William Halsted)提出的乳腺癌根治术早了100年,1882年约翰霍普金斯大学外科学教授霍尔斯特德进行了第一例乳腺癌根治术,手术范围包括切除乳腺、胸大肌、胸小肌、腋窝淋巴结等。12年后,他总结了50位接受乳腺癌根治术患者的术后情况:乳腺癌复发率从原来的56%~81%,降到了6%。但是后来证明乳腺癌的总生存率没有明显的差异,当然这个也和当时手术的患者肿瘤分期比较晚有关。尽管如此,乳腺癌根治术已成为当时乳腺癌的标准手术,并一直延续到20世纪后期。

4. 乳腺癌保乳手术(全身治疗学说):在Halsted根治术时代后期,由于诊断水平的提高,初次诊断的乳腺癌患者的肿瘤越来越小,分期越来越早,但做同样的Halsted根治术,疗效并没有明显地改善,而且90%治疗失败的患者都存在全身及脏器的复发转移。1971年,费希尔(Fisher)设计了乳腺与肠道外科辅助治疗研究组(National Surgical Adjuvant Breast and Bowel Project,NSABP),NSABP-04试验,入组1 159例淋巴结阴性的早期乳腺癌患者,随机分组后分别进行乳腺癌根治术、乳房全切除加放疗及乳房全切除加腋窝淋巴结清扫术,在经过36个月的随访后,发现这些患者的肿瘤局部复发率并没有差别。由此提出,乳腺癌在发病初期已是一种全身性的疾病,对于局部病灶和区域淋巴结的处理并不会影响患者的生存率,为保乳治疗提供了理论支持。从20世纪70年代开始,乳腺癌主流的手术方式逐渐转变为改良根治术,并且开始尝试保乳手术。

5. 乳腺癌术后重建:随着现代医学整形外科的发展,整形后不仅仅只是有或无的区别,对整形后的外形、柔软度甚至功能的修复有了进一步的要求。而随着乳腺癌手术、放化疗、内分泌治疗的不断深入研究,分子分型及危险分层的进一步明确,乳腺癌患者的长期存活,乳腺癌患者对生活质量的要求越来越高,患者不仅仅要求治疗好乳腺癌,也对外形的要求越来越高,乳房重建术不仅是身体治疗也是心理上的治疗,乳腺癌的乳房重建术在乳腺外科的地位变得越来越重要。乳腺重建按照植入物类型分为假体重建和自体组织重建。

6. 乳腺癌基因分型和新辅助化疗:有些患者在发现肿瘤时因为瘤体较大失去了手术机会,新辅助化疗可以缩小肿瘤体积,降低肿瘤分期,使不能手术的患者重新获得手术机会,增加保乳治疗的成功率。新辅助化疗可以通过杀死进入血液循环或者淋巴循环的肿瘤细胞,阻断肿瘤细胞的微转移,提前消灭亚临床病灶,有效预防术后复发,对于肿瘤远期疗效具有重要意义。新辅助化疗还可以看成是肿瘤患者对化疗药物的药敏检测,有助于术后辅助化疗药物的选择。与此同时,根据肿瘤对新辅助化疗的反应,可以预测患者对抗肿瘤治疗的效果,判断预后。

现已明确乳腺癌从基因分型可分为 4 个亚型:Luminal A,Luminal B,原癌基因人类表皮生长因子受体 2(Human Epidermal Growth Factor Receptor-2,HER2)阳性和三阴性,其中 HER2 阳性乳腺癌被认为是较为凶险的乳腺癌,患者占乳腺癌总体的 20%～30%。乳腺癌患者在接受治疗前都必须确定 HER2 状态,在选择治疗药物时,应使用治疗指南推荐、经过科学验证且临床应用经验丰富的抗 HER2 靶向药物,以确保治疗的效果和安全性能达到预期,降低转移和复发的发生率。

### 思政元素分析

1. 老子在《道德经》上篇中提道:道可道,非常道。名可名,非常名。无名天地之始,有名万物之母。故常无欲以观其妙,常有欲以观其徼。此二者同出而异名,同谓之玄。玄之又玄,众妙之门。在开篇第一章,老子即提出了"道"之存在,以及它的无形、无名、玄妙。老子认为,是"道"使宇宙万物"无"中生"有",化生有形之万物。所以,"道"为"众妙之门"。他的这种思想,体现了朴素的辩证唯物主义哲学观。

唯物辩证法认为,人们只有在认识和掌握客观规律的基础上,才能正确地认识世界,有效地改造世界。我们需要追求的,就是要了解和把握事物的本质、规律和特点,这与老子追求的"道"有着异曲同工之妙。乳腺癌的发生发展有其固有之道,也就是它的规律和特点。例如乳腺癌通常会通过血液转移,也可以通过淋巴管转移。乳腺癌转移的部位主要分为 4 种,分别是肝转移、脑转移、肺及骨转移。这些规律、这些大道都是随着人类对自然界的认识加深中来、从技术更新的革命中来。从原始的刀耕火种、神话图腾,人类对于肿瘤束手无策。再到工具的发明,先贤们学会了单纯的肿块切除,尽管用的工具多种多样,在没有麻药和无菌器具的条件下,病患者遭受着"上天的惩罚"。随着黑胆汁学说被解剖学发展带来的淋巴学说所取代,无菌术的发明,麻醉学的兴起,催生了乳腺癌根治术的降临。换来的是复发率的极大降低,因此手术越做越大,肿块越切越多,人们背负着器官缺失的阴影默默潜行。历经百年,肿瘤全身转移的学说袭来,外科精英们转而从局部到关注整体。乳腺癌改良根治术应运而生,流传至今。更有人们开始尝试保乳手术,联合化学治疗同步进行,使得患者在器官损失较小的同时,也能获得长期的生存。激素带来的改变也被同步发现,切除卵巢的患者带来了更好的预后,内分泌治疗逐步兴起,激素受体阳性的乳腺癌得到更加精准的治疗。近代分子生物学和材料学的进展带来了最新的革命,乳腺癌患者在不幸缺失器官的前提下,依然可以通过假体重建或自体组织重建获得新生。靶向治疗、免疫治疗更加精确地应用到不同分子分型的乳腺癌中去。拥有更加丰富自然科学知识的医生们执行着这项工作,使得不幸的人们在器官保留的同时,获得了更长时间的生存,且拥有更好的生活品质。

乳腺癌外科手术方式的演变,深刻体现了实践与认识的辩证运动,是一个由感性认识到理性认识,又由理性认识到实践的飞跃,是实践、认识、再实践、再认识,循环往复以至无穷的辩证发展过程。它不是封闭式的循环,也不是直线式的发展,往往充满了曲折以至反复,因而是一个波浪式前进和螺旋式上升的过程。

2. 老子曰:天下皆知美之为美,斯恶矣;皆知善之为善,斯不善矣。故有无相生,难易相成,长短相较,高下相倾,音声相和,前后相随,恒也。是以圣人处无为之事,行不言之教;万物作而弗始,生而弗有,为而弗恃,功成而弗居。夫唯弗居,是以不去。

对立统一规律是唯物辩证法的实质和核心。它提供了人们认识世界和改造世界的根本方法——矛盾分析方法。事物间总是相辅相成的。有美就有丑,有善就有恶。矛盾双方相互依存,在一定条件下还可以相互转换,所谓物极必反也。

乳腺癌的手术由最原始时的局部肿块切除→单纯乳房切除→标准根治术→扩大根治术及超根治术→改良根治术→保留乳房的乳腺癌根治术→保乳术或Ⅰ期成形术→局部肿块切除。从唯物辩证法的角度来看,这个演变其实就是矛盾双方相互排斥和否定,促使旧的矛盾统一体破裂,新的矛盾统一体产生的过程。

还要正确把握和谐对事物发展的作用。和谐是矛盾的一种特殊表现形式,体现着矛盾双方的相互依存、相互促进、共同发展。

### 教学建议

本案例可用于《外科学》中"乳腺疾病"章节的辅助教学,可作为课程开始的引入案例,帮助学生了解从古至今乳腺癌外科手术的进化史,了解自然科学的进步会给诊疗技术带来革命性变化,引导学生开始关注科学进展。外科手术方式由小到大,又由大到小,世间万事万物发展都有其自身规律。唯有深悟其道,方能始终。鼓励学生关注中国经典文化,勿忘国粹。

### 知识链接

王西礼. 乳腺癌外科治疗的前世今生[EB/OL]. [2018-12-17]. https://www.sohu.com/a/282698556_686765

(刘超乾  杜 萍)

## 万婴之母林巧稚

### 教学目标

通过案例教学使学生了解林巧稚的传奇一生以及她在妇产科领域的巨大成就;感受她被称为"万婴之母"的伟大情怀;理解勤奋努力是成功的重要阶梯,而机遇只偏爱有准备的人。

### 案例描述

林巧稚(1901—1983年),福建厦门人。医学家,医学教育家,中国科学院院士,中国妇产科学的主要开拓者、奠基人之一。

1921年7月下旬,林巧稚和女伴余琼英到上海参加北京协和医学院的考试。在考英语时,由于天气酷热难耐,余琼英中暑晕倒在考场,林巧稚立即中断考试,与另一女生将余琼英迅速抬到阴凉处,仅用十来分钟,便迅速敏捷地处理完了这起突发事件。然而,回到考场,考试时间已过。所幸,难得的素质被考场外的考官发现:第一,会一口流利的英语,这对在协和医学院学习至关重要;第二,处理突发事件沉着果断有序,这是当医生不可缺少的;第三,她的各科总成绩并不低。主考官被她舍己为人的精神以及才华所感动,破格录取她入学。1929年,林巧稚毕业于协和医学院,获得医学博士学位,并荣获成绩最优秀奖"文海奖",成为8年来唯一获奖者。她随即被聘为协和医院妇产科大夫,为该院第一位毕业留院的中国女医生。

林巧稚还在当助理医师的时候,就是一位出色的医生,独立地完成了一台大手术。一个深夜,协和医院来了一位子宫破裂流血不止的年轻妇女,林巧稚当时还无权处置这种患者,她向科主任报告危急情况后,科主任让她自己做手术。她果敢地通知手术室,站上手术台,完成了她当医生的第一例大手术,手术很成功。由于在协和医院工作突出,她被提前3个月由助理医师晋升为住院医师。1932年,林巧稚被学校派往英国伦敦妇产科医院和曼彻斯特医学院进修深造。1933年,她到奥地利维也纳进行医学考察。1939年,她到美国芝加哥大学医学院读研究生。

出国学习期间,林巧稚参观了剑桥大学、纽汉姆大学,又在马里兰医学院的妇产科进修实习了2个月。她几乎用尽了实验室工作之外的所有时间,到资料丰富的图书馆学习,经常到了中午就拿出一份夹心面包充饥,然后继续学习。除此之外,她还广泛地参观了伦敦各家医院和科研机构,如蔡尔斯妇科医院、伦敦妇幼医院、伦敦妇婴医院等。参观镭放射治疗中心站时,看到那里将先进科学技术应用于医学领域的设备,启发了她全新的研究思路,奠定了她研究治疗绒毛膜上皮癌的坚实基础。最后,她又到英国皇家医学院妇产科学习,在自己老师的实验室内进行小儿宫内呼吸课题的研究,她的研究成果被推荐到在伯明翰市举行的英国妇产科医学会议上交流,受到广泛好评。

林巧稚不仅医术高明,她的医德、医风、奉献精神更是有口皆碑。她的一生曾辗转多国研究学习妇科及婴儿的救治方法,她亲手接生的婴儿有5万多名,因此,大家亲切地称呼她为"万婴之母"。虽然林巧稚没有成家生子略有遗憾,但是她的医学成就却硕果累累。特别是在妇科肿瘤、新生儿溶血病、女性盆腔疾病、胎儿宫内呼吸等方面的成就,在当时无出其右。她晚年所著的《妇科肿瘤学》更为中国后期的妇科肿瘤学发展打下了坚实的基础。"只要我一息尚存,我所在的场所便是病房,存在的价值就是医治病人。"林巧稚用她毕生的行动诠释了镌刻在她的墓碑上的这句话。

### 思政元素分析

1. 友善是社会主义核心价值观中的个人层面内容,是对公民维系良好人际关系和社会关系的基本道德规范。友善即与人为善,要求人们善待亲友、他人、社会、自然。无论从事哪个行业,友善都是公民应当积极践行的基础性的价值理念。林巧稚在参加北京协和医学院考试时,面对女伴中暑晕倒,她毫不犹豫地抢救女伴,处理突发事件,却耽误了考试。这种舍弃个人利益救治他人的精神值得学习。同时,协和医学院没有唯成绩论,经过综合考量破格录取了她,体现了以人为本思想。

2. 为无数家庭带来生育福音的林巧稚本人却终生未结婚生子,她将一生都奉献给了妇产医学事业。医者仁心,大爱无疆,在林巧稚的身上彰显得淋漓尽致。终身未婚,却拥有最丰富的母爱；没有子女，却拥有最多子女之爱。许多父母给孩子起名为"念林""怀林""敬林"，以表达对她的敬爱和感恩。在实现中华民族伟大复兴的新征程上，我们的社会也需要一种大爱情怀。每个人都胸怀大爱，从自身做起去审视社会发展中的问题和困难，为需要帮助的人提供力所能及的助力，为促进社会进步贡献力量，实现自身精神境界的提升和民族精神的升华。

### 教学建议▶

本案例可用于《外科学》中"乳腺疾病"章节的辅助教学，帮助学生了解林巧稚将一生奉献给事业的伟大精神，感受她终身未婚，却拥有最丰盛的爱；她没有子女，却是最富有的母亲；她是母亲和婴儿的守护神的内涵。

### 知识链接▶

林巧稚诞辰 120 周年：终身未婚的"万婴之母"[EB/OL].[2021-12-23]. https://www.kepuchina.cn/article/articleinfo? business_type=100&classify=0&ar_id=87438

（张 磊 杜 萍）

## 51 一名优秀的医生要过"三关"

### 教学目标▶

通过案例教学使学生了解长海医院老一辈医学大师严谨的治学态度，扎实的医学功底；濡染大师全心全意为人民服务的高尚情操；体会大师润物细无声的教学风范。

### 案例描述▶

景在平（1955—　），中国人民解放军海军军医大学教授、博士生导师，海军军医大学附属长海医院心脏瓣膜疾病腔内微创诊治中心主任、主动脉夹层腔内微创诊治中心主任，血管外科荣誉主任，中国医师协会腔内血管学专委会主任委员，"腔内血管学"的创立者。

1973年，高中毕业的景在平参军入伍，被选调到卫生所成为一名卫生兵。后经部队推荐，景在平考上了第二军医大学。由于学业十分突出，大学毕业后，他留在了第二军医大学附属长海医院外科，成为一名人民军医。

长海医院是全国著名的三甲医院，拥有吴孟超、仲剑平等众多知名专家。仲剑平教授当时是长海医院普外科主任，景在平有心成为他的弟子，多次提出要考他的研究生，但仲老都没有明确表态，这便有了过"三关"而入仲"门"的故事。

1982年夏，景在平擅自让一位切除阑尾的老年患者提前出了院。那天下午，仲老把他叫到办公室，和气地说："那位老年患者出院时，在医院门口晕倒了，你知道吗？这是白糖票和他家的地址，你赶快买半斤白糖，到他家去看望一下。"景在平立即意识到了自己的过错。当他提着半斤白糖骑车匆匆赶到上海市郊患者家时，在夏夜月光下围坐在院落里吃晚饭的患者家人吃了一惊。他们感叹地说："哎呀,景大夫太关心我们了。"那天晚上,景在平在患者家人的感谢声中推车走出院落篱笆门,月光浸得他心里暖融融的。这便是他过的第一"关"。健康所系,性命相托,责任心是每位医生都应具备的基本品质,好医生应把患者的生命健康放在一切工作的首位。

1983 年秋的一天,景在平收治了一位带着胆管"T"型引流管的二次胆道手术患者。当天下午一上班,仲老就吩咐说:"景大夫,请为那位患者测一下胆道压力。"听到这一指令,景在平的脑袋顿时"嗡"地轰响起来:测胆道压力,自己从来没有听说过。景在平请教了多位师兄,大家都说没测过。一位师兄灵机一动说:"可借用门静脉测压玻璃管试试?"这令景在平茅塞顿开。他立即借来测压玻璃管,反复测压。经过一番实践,这个胆道压力被他稳稳地测出来了。这便是他过的第二"关"。实践出真知,外科是实践的科学,亲自动手解决困难是每位外科医生成长成才所应具备的基本能力。

1984 年年底,景在平觉得自己的刀法已相当"溜"了。一天,仲老带着他开一个甲状腺功能亢进的手术,手术在两人默契配合下顺利进行,正要切断颈前肌群时,仲老突然说:"等等,我问你,颈前肌群是在中上 1/3 还是在中下 1/3 钳夹切断?"景在平胸有成竹地答:"在中上 1/3。""为什么?"这一问,景在平卡住了,因为手术图谱上只讲了要在中上 1/3 钳夹切断,但没讲为什么。"好,我知道你答不出,限你 3 天找出答案。"但病房工作一忙,他就暂时把这个问题放下了。谁知第三天一早刚交完班,仲老突然问道:"景大夫,那个问题,你找到答案了吗?"众目睽睽之下,景在平额头冒汗,不敢正面以对。完成查房后,他就一头扎进图书馆。经过大半天查找,他终于在一本旧版的《手术学》上找到了答案。这便是他过的第三"关"。医学是一门严谨、较真的科学,只有对与错,没有差不多。扎实的理论知识才能保证在医疗工作中不出错,少犯错。

过了"三关",仲老主动对他说:"明年,你可以考硕士了。"于是,景在平终于在 1985 年成了仲老的首位硕士研究生。

### 思政元素分析

1. 党的二十大报告指出,要推进"健康中国"建设,"人民健康是民族昌盛和国家强盛的重要标志。把保障人民健康放在优先发展的战略位置,完善人民健康促进政策"。仲剑平教授是长海医院德高望重的老前辈,如此一位谦虚谨慎、知识渊博的专家学者,始终将"以患者为中心""为人民服务"的宗旨落实在每天的医疗工作中。作为新时代的医生,我们要学习、继承、发扬"以患者为中心"的服务理念,全面推进"健康中国"建设,为实现全民健康的目标添砖加瓦。

2. 唐代杜甫有诗"随风潜入夜,润物细无声",而这也是教育的最高境界。寓教于无形,寓教于无声,既能让"年轻"学生获得知识,又能照顾学生"面子",增强求知欲。

3. 仲老给学生安排的"课后作业",他是一定不会忘记的。知其然,还要知其所以然,才能透彻掌握所学知识,长海医院老一辈专家严谨、认真的治学态度是培养一代又一代杰出医学生的根本保障。

### 教学建议

本案例可用于《外科学》中"绪论"的辅助教学,可作为整个《外科学》课程的开宗明义案例,帮助学生了解老一辈医学大师们的精神风貌,濡染大师们全心全意为人民服务的高尚情操。

> **知识链接**

陈劲松.30年做好一件事——海军军医大学教授景在平的仁心大爱[EB/OL].光明日报,2019-10-25. https://epaper.gmw.cn/gmrb/html/2019-10/25/nw.D110000gmrb_20191025_7-01.htm

(张 磊 杜 洋)

## 52 内镜下阑尾切除术新进展

> **教学目标**

通过案例教学使学生了解目前阑尾炎切除术研究领域的一些前沿进展,理解和掌握蕴含其中的方法论,明确"以患者为中心"的价值导向。

> **案例描述**

阑尾炎由弗茨(Fitz)于1886年正式命名,是消化系统的常见疾病,也是"急腹症"最常见的病因之一,约占因腹痛住院患者总数的25%。虽然阑尾炎的病因并不完全清楚,但是目前认为,粪石梗阻是一个重要的病因。阑尾一端与盲肠相通,一旦梗阻,可使管腔内分泌物积存。因阑尾壁顺应性差,腔内压力迅速增高,压迫阑尾壁使血运受阻,此时管腔内细菌极易侵入黏膜,导致感染。这与急性化脓性胆管炎因胆管结石造成胆道梗阻、胆汁淤积而致病机理相似。

一个多世纪以来,外科手术(常规开腹、腹腔镜)切除阑尾是治疗阑尾炎的主要方法,但均需打开腹腔切除患者阑尾,会对患者造成人为创伤和器官功能缺失,可能引起穿孔、出血、感染、粘连等并发症,发生率8.7%～11.1%。

近年来,经内镜逆行性胰胆管造影(Endoscopic Retrograde Cholangiopancreatography,ERCP)技术的发展使急性化脓性胆管炎的治疗从外科手术为主转变为以内镜下治疗为主。通过经内镜逆行性胰胆管造影技术可在不开刀的情况下取出胆管结石,从而治愈急性化脓性胆管炎,治疗效果较外科手术有极大的提高,患者死亡率由原来的40%以上降至6%以下。受此启发,有人提出了一种全新的无创治疗阑尾炎方法——经结肠镜逆行性阑尾炎治疗术(Endoscopic Retrograde Appendicitis Therapy,ERAT)。经结肠镜逆行性阑尾炎治疗术应用结肠镜经肛门到达回盲部找到阑尾开口,应用导丝、导管、取石球囊、塑料支架等解除阑尾腔梗阻,从而达到治疗急性阑尾炎的目的。此项技术的优势主要有以下几点:①阑尾腔减压成功后,患者疼痛症状迅速缓解,很快可以恢复日常活动;②内镜下治疗微创甚至无创,腹部无瘢痕,同时可保留完整阑尾,从而保留阑尾免疫功能;③手术适应人群较为广泛,尤其适用于有严重高血压、糖尿病、冠心病、肾脏病等老年体弱不能耐受手术的患者。但此项技术同时存在局限性,若怀疑为阑尾肿瘤、阑尾穿孔、阑尾周围脓肿、结肠疾病所导致肠镜不能到达阑尾开口处患者,应选择手术治疗。

目前,经结肠镜逆行性阑尾炎治疗技术已在东北三省以及陕西、天津、浙江、广东、四川、重庆、广西等多个省(市)开展。有文献统计8所医院的资料进行回顾性研究,结果显示,共纳入118例急性阑尾炎患者,阑尾插管成功率为91%;7例患者排除急性阑尾炎,避免阑尾阴性切除;100例患者确诊为急性阑尾炎并给予内镜治疗,其中6例为阑尾周围脓肿。治疗后,97例自觉腹痛缓解时间平均为12小时(6～72小时),腹部压痛消失时间平均为24小时(24～72小时),治疗成功率为97%,患者平均住院3天(2～4天),并发症率为2%。平均随访12个月,复发率为7%。据文献报道,治疗有效率与手术治疗相似,并发症率远低于阑尾切除术,复发率远低于单纯抗菌药治疗。

近年来,经自然腔道内镜外科手术(Natural Orifice Transluminal Endoscopic Surgery, NOTES)研究不断发展,经结肠镜逆行性阑尾炎治疗术就是其中的典型代表。有案例显示对一名体重130公斤阑尾囊肿导致阑尾开口闭合的中年男性患者实施了内镜下经盲肠逆行阑尾切除手术,手术历时4.5小时,患者术后恢复良好,无腹腔感染、肠瘘及迟发性出血等并发症发生。内镜下经盲肠逆行阑尾切除手术最大的优点是无腹部切口,避免了术后切口疼痛,体现了经自然腔道内镜外科手术理念,也是经自然腔道内镜外科手术领域新的应用方向。另外,该技术是内镜下逆行阑尾炎治疗技术的重要补充和新发展,对于内镜下阑尾插管不成功的阑尾炎患者或慢性阑尾炎阑尾腔闭塞患者,可直接经盲肠逆行阑尾切除。相信在不久的将来,这一技术可以成为阑尾疾病治疗的重要手段之一,也会在阑尾疾病治疗历史上写下重要篇章。

### 思政元素分析

1. 人类的实践活动是不断发展的,它的发展有自身的特点和规律。实践的发展过程是一个范围不断扩大、程度不断加深、效果不断提升的过程,是一个从低级到高级、从简单到复杂、从自发到自觉的过程,是一个改造客观世界和改造主观世界相互促进的过程,是一个逐步走向真善美相统一、最终实现人的自由而全面发展的过程。阑尾炎切除术是普外科中比较简单的一种手术,但往往简单手术的发展改进容易被忽视。要以发展的眼光看待问题,在实践中勇于创新,不断完善改进已有的成熟方案,才能在医学道路上成长突破。

2. 思维是人脑对客观事物本质属性和内在联系的概括和间接反映,以新颖独特的思维活动揭示客观事物本质及内在联系并指引人去获得对问题的新的解释,从而产生前所未有的思维成果称为创意思维,也称创造性思维。它给人带来新的具有社会意义的成果,是一个人智力水平高度发展的产物,发散思维是创造性思维最主要的特点。发散思维(Divergent Thinking),又称辐射思维、放射思维、扩散思维或求异思维,是指大脑在思维时呈现的一种扩散状态的思维模式。它表现为思维视野广阔,思维呈现出多维发散状,如"一题多解""一事多写""一物多用"等方式,培养发散思维能力。大量事实和研究结果表明,发散思维对于人们的创造活动具有十分重要的作用。在各种创造性活动中,人们能否不落俗套、不受束缚地改变思维方向,从新的角度提出问题和解决问题,都与发散思维水平高低有密切的关系。将经内镜逆行性胰胆管造影的技术应用到阑尾炎的治疗中形成经结肠镜逆行性阑尾炎治疗技术,就是典型的发散思维方式,是医疗技术的"举一反三"。

3. 微创是外科学一贯的宗旨,是外科学追求的高境界,更是患者对治疗感受和治疗结果的期待,其核心是以人为本、以患者为本的治疗理念,其目的是努力保持患者最佳的内环境稳定状态,以最小的组织、器官创伤,最轻的全身炎症反应,最理想的瘢痕愈合,达到最好的医疗效果。1987 年穆雷(Mouret)完成的第一例腹腔镜胆囊切除术是微创外科革命性的进步,传统的"大疤痕手术"变成了"小疤痕手术"。减少创伤与疼痛始终是外科医生不懈追求的目标,应运而生的经自然腔道内镜外科手术实现了真正意义上的"无疤痕(no scar)手术"。经自然腔道内镜外科手术是微创外科的新亮点,因其体表无疤痕,与传统开腹手术及腹腔镜手术相比,可以避免由切口所导致的疼痛、切口感染与裂开、切口疝、粘连、机体免疫功能降低等并发症,更具有美观效果。经自然腔道内镜外科手术的出现为微创外科注入了新的活力,代表了一种新理念,引领了微创外科未来的发展方向——即无疤痕外科,同时给了外科医生更多的启示:在未来经自然腔道内镜外科手术的完成需要多学科的合作,包括内镜医师、外科医师、妇科医师,甚至包括器械制造商及计算机专家;经自然腔道内镜外科手术的学习曲线更长,同时需要掌握内镜技术及腹腔镜外科技术。

▶ **教学建议** ▶

本案例可用于《外科学》中"阑尾疾病"章节的辅助教学,可作为本课程部分内容的拓展引申,通过介绍目前阑尾炎切除术的概况,帮助学生更好地理解阑尾炎切除术的发展历史,以及进一步改良阑尾炎切除术的方向,增加对阑尾手术临床应用的感性认识。在介绍阑尾切除术不断发展的过程中,调动学生的学习兴趣,提示学生应重视临床经验积累,积极拓展思维方式,牢固树立"以人为本"的临床治疗理念,潜移默化地建立起敬畏生命、尊重科学的价值观。

▶ **知识链接** ▶

李珍. 好奇心、创造性思维与科技创新[EB/OL]. [2020 - 11 - 06]. https://baijiahao.baidu.com/s? id=1682573948444080130&wfr=spider&for=pc

(于冠宇 杜 萍)

 **阑尾炎诊断要透过现象看本质**

▶ **教学目标** ▶

通过案例教学使学生了解异位阑尾炎病因与治疗概况;明确异位阑尾炎判断方法,掌握现象与本质、原因与结果等辩证思维方法在临床诊疗中的运用。

▶ **案例描述** ▶

阑尾炎是一种常见的急腹症。多数人出生时阑尾已下降到右髂窝内,但如果胚胎发育异常,阑尾可滞留于腹腔的任何部位。当异常位置的阑尾发生急性炎症时,诊断上有一定困难,临床上较多见的异位阑尾为盆腔位、肝下位和左侧位。异位急性阑尾炎不易诊断,常误诊为异位所在部位的器官炎性疾病,如肝下或高位急性阑尾炎常被误诊为急性胆囊炎。在女性盆腔深处的急性阑尾炎常被误诊为盆腔器官炎性疾病等。异位于左下腹时,除已知中肠有不旋转畸形或伴有右位心,一般于术前很难确诊,因此对位于右下腹以外的疼痛和固定压痛者,必须仔细询问病史,做全面体格检查,要想到异位阑尾炎的可能。

异位阑尾炎虽然相对于典型的急性阑尾炎病例较少,但其在临床实践中并不罕见。有统计显示,在误诊的异位阑尾炎患者中,有 20% 被误诊为急性胆囊炎,20% 被误诊为急性肠炎,24% 被误诊为右侧输尿管结石,13% 被误诊为不全肠梗阻,13% 被误诊为急性膀胱炎,10% 被误诊为急性盆腔炎。

阑尾异位的人其解剖位置与一般情况不同,由于胚胎发育时中肠旋转不全,盲肠和阑尾则位于左下腹原位或转位途中的某一部位而形成,可以分为 4 类:①不转位畸形,即阑尾异位在左下腹;②升结肠固定不全,导致阑尾位置多变;③旋转不完全,即阑尾异位于旋转途中的左上腹和肝下位等,异位于肝下位者也称高位阑尾;④反向转位,此种类型罕见,阑尾位于中位。分析异位阑尾炎的误诊原因,主要是询问病史时不够详细,医生仅依据急性阑尾炎的典型表现排除此病,而忽略了异位阑尾炎的腹痛位置、性质可以随阑尾的位置改变而不同,且此类患者大多不是一发病即来就诊,来院时存在其他伴随症状,医生如果没有做细致的检查便认为是其他器官系统的疾病,导致误诊。故腰大肌试验、闭孔内肌试验等体格检查往往也是判断异位阑尾炎的重要手段。

高位阑尾可表现为疼痛放射至右肩背部,常误诊为急性胆囊炎。如果阑尾位于盲肠后方,无系膜及浆膜覆盖,位于腹膜外的结缔组织内,阑尾直接毗邻髂腰肌及其表面的神经,即造成完全腹膜外阑尾。当它发生炎症且穿孔时,炎性渗出物流至腹膜后易引起后腹膜激惹征,可见腹胀明显,易误诊为不全肠梗阻;若炎性渗出物刺激到输尿管、腰大肌,可见输尿管平滑肌剧烈痉挛,叩诊右肾区有叩击痛,并可见镜下血尿从而误诊为泌尿系统结石;如阑尾落入盆腔内,与输尿管、膀胱、直肠相邻,女性可与卵巢相接,阑尾发炎时,炎症波及这些部位可出现膀胱刺激征;游走性阑尾炎可由盲肠游离所致,阑尾可随体位的变化而改变其在腹腔内的解剖位置。综上所述,医生应高度重视异位阑尾炎的发生,应综合其正常的演变过程或解剖所致的异常征象,在不能明确诊断时密切观察、进行抗感染治疗,如病情加重应及早探查,以便获得最佳的治疗,帮助患者痊愈。

### 思政元素分析

1. 本质与现象是揭示事物内在联系和外在表现的一对范畴。本质是事物的根本性质,是构成事物的诸要素之间的内在联系。现象是事物的外部联系和表面特征,是事物本质的外在表现,现象可以区分为真象和假象。本质与现象是相互区别的,本质是一般的、普遍的,现象是个别的、具体的;本质是相对稳定的,现象是多变易逝的;本质深藏于事物的内部,只有通过理性思维才能把握,而现象则是表面、外显的,可以直接为人的感官所感知。本质与现象又是相互依存的,本质决定现象,本质总是通过一定的现象表现自己的存在;现象表现本质,现象的存在和变化归根到底依赖于本质。正确把握本质和现象的关系对于我们的认识活动和科学研究具有重要作用。科学的任务就在于准确辨别真象和假象,透过现象把握本质,为此需要掌握大量的现象,进而通过技术手段和理论分析去粗取精、去伪存真、由此及彼、由表及里，不断深化对事物的认识。异位阑尾炎发生概率较小，且与其他腹部疾病症状相似，故在诊断其他腹部疾病时应充分考虑到异位阑尾炎的可能性，要学会透过患者症状和体征的现象看到其疾病的本质。

2. 原因与结果是揭示事物引起和被引起关系的一对范畴。在事物的普遍联系中，引起某种现象的现象就是原因，被某种现象所引起的现象就是结果。原因与结果是相互区别的，在一个具体的因果联系中，原因就是原因，结果就是结果，原因在前，结果在后，二者不能混淆和颠倒。如果"倒因为果"或者"倒果为因"，就会歪曲事实，得出荒谬的结论。原因与结果是相互依存和相互转化的，在事物因果联系的长链中，任何原因都必然引起一定的结果，没有"无果之因"；任何结果都是由一定的原因引起的，没有"无因之果"；一种现象在一种联系中是原因，在另一种联系中则可能是结果，反之亦然。原因与结果的辩证关系能够指导我们的认识和实践活动。我们只有正确把握事物的因果关系，才能通过自觉的努力，消除不利的原因，使因果关系运动朝着有利于人的发展的方向运行，从而达到我们所需要的结果。临床疾病的原因和结果是复杂多样的，有一因多果、一果多因、异因同果、多因多果、符合因果等等表现。阑尾炎的诊断不能拘泥于右下腹麦氏点痛单纯的表现，应结合诸多临床结果表象，抽丝剥茧寻找阑尾炎这一根本原因。

▶ **教学建议** ▶

本案例可用于《外科学》中"阑尾疾病"章节的辅助教学，可作为本课程部分内容的拓展引申，通过介绍目前异位阑尾炎的诊断的概况，帮助学生更好地理解阑尾炎临床表现，增加对阑尾炎诊断临床应用的感性认识。并且在介绍阑尾炎诊断的过程中，调动学生的学习兴趣，提示学生理解现象与本质、原因与结果的辩证关系。

▶ **知识链接** ▶

1. 人民日报评论员. 不断提高解决实际问题能力[N/OL]. 人民日报，2020-10-13. https://baijiahao.baidu.com/s?id=1680394489322629317&wfr=spider&for=pc

2. 朱同银，尹义高. 善于透过现象看本质[N/OL]. 解放军报，2020-11-11. http://www.81.cn/jfjbmap/content/2020-11/11/content_275510.htm

（于冠宇　杜　萍）

## 腹壁疝修补的微创技术能充分减轻患者痛苦

▶ **教学目标** ▶

通过案例教学使学生了解通过腹腔镜行腹壁疝修补术的前沿进展，感悟医者始终"以患者为中心"的人文情怀，激发加快推进健康中国建设的蓬勃动力。

▶ **案例描述** ▶

腹壁疝是发生在腹壁的腹外疝，是腹外疝中除去腹股沟疝、股疝以外的其他腹外疝的统称。腹壁疝占所有腹外疝15%左右,虽然在数量上少于腹股沟疝,但病情和治疗相对于最常见的腹股沟疝要复杂一些。和所有的腹外疝一样,患者都存在先天或后天的腹壁缺损或薄弱,继之腹腔内的肠管等脏器通过缺损向体表突出。腹壁疝的形成原因包括先天性和获得性两方面。先天性因素最常见的是腹壁局部组织的发育缺损,例如脐疝患者通常脐环较大;白线疝患者常存在白线纤维上的缺损;腰疝常有腰三角的先天性薄弱等。获得性因素主要包括手术切口愈合不良、腹壁强度降低和腹腔内压增高这三大因素,如切口疝患者多发生于手术后切口的愈合不良;女性腹壁强度相对较低更容易发生;多次妊娠或胎儿过大会让脐环变宽导致脐疝的发生;腹水等腹内压增高因素也可导致脐疝发生;肥胖人群亦易患切口疝、造口旁疝,可能与腹内压大和脂肪多易发生术后切口不易愈合及切口感染有关。

疝是由于腹壁缺损引起,因此除了手术修补,没有任何药物可以治疗腹外疝。传统的腹股沟疝修补术最经典的术式是Bassini疝修补术,创立于19世纪,术后患者局部有不同程度的不适,且容易复发。腹股沟疝无张力修补术(Tension-Free Hernioplasty)由列支敦士登(Lichtenstein)于1986年提出,术后患者疼痛仍然比较明显,手术后恢复慢,长时间局部有不适,甚至疼痛,切口感染等并发症多,有一定的术后复发率。故当前的临床工作中,通过腹腔镜手段进行腹壁疝的修补已得到广泛应用。腹腔镜下疝修补术是微创技术和疝无张力修补的完美结合,其充分结合无张力疝修补术和腹腔镜微创等特点,解决了腹壁疝这一临床难题。

腹腔镜腹壁切口疝修补术,相比于开放修补术,操作相对简单,术中出血、术后积液、感染及疼痛明显减轻;手术适应证更宽,对小、中、大甚至巨大的腹壁切口疝均较适用;术中视野清晰,在腹腔镜放大直视状态下操作能有效避免对肠管的损伤。此外,腹腔镜从腹腔内可发现隐匿性切口疝,及时予以修补,而开腹手术容易遗漏。总而言之,其具有切口小、适应证广、危险低、恢复快、住院时间短、复发率低的优点。

在纪录片《手术两百年》中曾描述这样的场面:被麻醉后的患者躺在粗略处理过的手术台上,外科医生们用锯子等庞大而粗鲁的工具进行手术。场面往往血腥而暴力,手术成功率久居低谷。即使侥幸存活下来,那么术后的创口感染以及带来的巨大疤痕也会给患者带来生理和心理上的无限阴影。也许从那时起,追求一种更精细、对患者创伤更小的手术的想法就已经在医生的脑中生成。事实上,古往今来许多著名的医生都为了这一目标而努力寻找着——早在公元前4世纪,古希腊医学家希波克拉底告诫医生"不要做得过多",其中就已经蕴涵了"尽可能小的创伤"的观念。随着现代科学技术和医学科学技术不断发展,英文医学文献中出现了"minimally invasive"一词,中文意为"微侵入"或"微侵袭操作"……但是直到1987年3月,法国里昂的妇产科医师飞利浦·穆雷(Philipe Mouret)应用电视腹腔镜成功完成世界上首例腹腔镜胆囊切除术,"微创"这一外科医生苦苦追求的目标,才真正走上了实践的道路。

### 思政元素分析

1. 全面理解把握生命至上的深刻内涵,致力为民众提供全方位、全周期的生命健康服务,全面提高全民健康水平,既是中国式现代化的责任使命,也是现代化建设的必然需求,更是助力中国式现代化的生动实践。党的二十大报告提出"推进健康中国建设"。健康中国建设是中国式现代化建设的基础,积极推进健康中国行动,需要新时代的医生们始终坚守"以患者为中心"的人文情怀,坚持"人民至上"立场,不断提高防病治病和健康管理能力,更好地保障人民健康。

2. 实践是认识发展的动力。实践的需要推动认识的产生和发展，推动人类的科学发现和技术发明，推动人类的思想进步和理论创新。实践还为认识的发展提供手段和条件，如经验资料、实验仪器和工具等。人类关于"微创"的认识，从概念提出到最终付诸临床手术，都离不开一次次医学实践的探索，离不开科学技术的发展和进步。

### 教学建议

本案例可用于《外科学》中"腹壁疝"章节的辅助教学，可作为本课程部分内容的拓展引申，通过介绍腹腔镜下腹壁疝补片修补术的概况，帮助学生更好地理解腹壁疝治疗的新进展，增加对腹壁疝修补术临床应用的感性认识，调动学生的学习兴趣，提示学生始终坚持"人民至上"的立场，重视"以患者为中心"的治疗理念。

### 知识链接

杨彦帆，常钦，黄超，等. 把保障人民健康放在优先发展的战略位置[EB/OL]. [2022-10-21]. http://health.people.com.cn/n1/2022/1021/c14739-32548865.html

（于冠宇　杜　萍）

##  精心治疗助力 92 岁老英雄恢复健康

### 教学目标

通过案例教学使学生了解腹壁疝的高发人群及治疗原则，在崇尚英雄的浓厚氛围中，激发学生提高临床诊疗思维能力的热情和动力。

### 案例描述

92 岁高龄的王继禹老人，16 岁就参加中国人民解放军，并作为第三野战军的战士参加过淮海战役。在军旅生涯中，他立下赫赫战功，被授予"二等功臣"，荣立三等功 4 次，还有 2 次四等功。王继禹老人不仅在战场上练就了一身好本领，退休后也没落下，一直坚持锻炼健身，一些高难度的动作他都能顺利完成，也被小区居民誉为"奇人"。

可老人也有自己的烦恼。20 多年前，他就发现自己的右边腹股沟区时常鼓出一个大包块，一"躺平"包块又不见了，既不痛也不痒，所以一直没当回事。2021 年 9 月份，王继禹老人发现包块慢慢长大，并掉入阴囊，还总是隐隐作痛，影响走路不说，日常的健身也无法进行。细心的家人见他总是皱着眉头，仔细询问后赶紧将他送到武汉大学人民医院东院区胃肠外科就诊。

医生接诊后发现老人患的是腹股沟疝。因为年代久远，疝内容物已经与疝囊形成粘连，难以回复腹腔，形成了难复性疝，所以导致了隐隐作痛。为确保老人的手术安全，入院后，经过细致完善的术前检查和术前准备，在麻醉科保驾护航下，为老人进行右侧腹股沟疝还纳加修补手术。术中医生发现，小小的腹股沟区已经有两个很大的缺损，不仅内环口处突出来一个大包,在旁边还有一个,即不仅有斜疝,还有一个直疝。医生仅用时一个小时,就对两个疝一并做了成功修补。

腹股沟疝是腹壁疝的一种,当腹股沟区或者腹壁有缺损时,腹腔内容物如小肠等经缺损处脱出,老年人因腹壁薄弱更容易出现疝。随着老龄化社会的到来,老年病例呈现增多之势。老人便秘或者慢性咳嗽很常见,增加腹腔内压力,一不留神,脱出的肠管就卡住了,如果不及时松解还纳,往往危及生命。一旦发现有疝,早期应及时就诊处理。腹壁疝多发于老年男性,而这个群体往往基础疾病较多,有麻醉的相对禁忌证,该类患者的救治往往处于两难境地。临床医生应坚持人民至上立场,始终"以患者为中心",细致评估麻醉风险,充分进行术前准备,术中术后密切监测,及时对症处理,给予老人术后高质量生活。

**思政元素分析**

1. 中华民族是崇尚英雄、成就英雄、英雄辈出的民族。自古以来,华夏大地上诞生了许许多多的英雄人物,他们虽身处不同的时代,但其身上闪耀着的爱国主义、自强不息、励精图治、无私奉献等精神都是中华民族伟大精神的重要组成部分。人无精神则不立,国无精神则不强。唯有精神上站得住、站得稳,一个民族才能在历史洪流中屹立不倒、挺立潮头。我们学习英雄模范,就是为了继承优良传统,弘扬民族精神。崇尚英雄才会产生英雄,争做英雄才能英雄辈出。党的十八大以来,习近平总书记高度重视对英雄模范的宣传和表彰,在不同场合发表重要论述,讲述英雄模范的感人故事,阐述英雄模范的精神实质,号召全社会都要崇尚英雄、捍卫英雄、学习英雄、关爱英雄。英雄模范虽然身处时代不同、经历不同,所做贡献不同,但他们身上体现出的精神实质是相通的。我们要将英雄模范信念坚定、一心为民、不怕牺牲、无私奉献的精神实质,在新时代条件下继续发扬光大。

2. 底线思维是我们在认识世界和改造世界的过程中,根据我们的需要和客观的条件,划清并坚守底线,尽力化解风险,避免最坏结果,同时争取实现最大期望值的一种积极的思维。把握底线思维,就要"凡事从坏处准备,努力争取最好的结果,这样才能有备无患、遇事不慌,牢牢把握主动权"。在为老年男性群体开展腹壁疝手术时,就需要运用底线思维,结合患者的基础疾病,充分掌握相关麻醉禁忌证,细致评估麻醉风险,充分进行术前准备,术中术后密切监测,及时对症处理,努力争取最好的结果,保障人民的生命健康。

**教学建议**

本案例可用于《外科学》中"腹壁疝"章节的辅助教学,可作为本课程部分内容的拓展引申,通过介绍腹壁疝好发人群、救治方式,帮助学生更好地理解腹壁疝的发病特点和救治原则,增加对腹壁疝修补术临床应用的感性认识。在介绍老英雄成功接受手术的过程中,引导学生了解英雄故事、感知英雄情怀、领悟英雄精神、学习英雄品格,提示学生重视临床经验积累,强化底线意识,潜移默化灌输敬畏生命、尊重科学的思想。

**知识链接**

陶文昭. 以底线思维做好应对准备[EB/OL]. [2020 - 04 - 20]. https://www.gmw.cn/xueshu/2020-04/20/content_33753922.htm

(于冠宇 杜萍)

## 56 吴孟超及其提出的肝外伤分型

**教学目标**

通过案例教学使学生体会外科学前辈吴孟超院士的大医风范,了解他提出的肝外伤分型标准。

**案例描述**

吴孟超院士被誉为"中国肝胆外科之父"。从医70多年,吴孟超自主创新30多项重大医学成果,创建我国肝脏外科理论基础,主刀完成我国第一台中肝叶切除术,他一生做了16 000余台重大肝脏手术,使我国肝脏疾病的诊断准确率、手术成功率和术后存活率均达世界领先水平,肝癌患者术后最长存活已达45年。

吴孟超在其《肝脏外科学》中阐述了肝破裂的分型标准,即根据肝脏损伤的范围和程度,将其分为3种类型:①Ⅰ型:包膜下血肿,即肝表面破裂,包膜完整,血肿积聚于包膜与实质之间;②Ⅱ型:中央型破裂,即肝中央实质破裂,内部动、静脉及胆管均有破裂而形成血肿,可伴有胆道出血和广泛性肝坏死,肝表面的裂伤很小,包膜完整;③Ⅲ型:真性肝破裂,为最常见的肝破裂,是指肝实质及肝包膜同时破裂,血液和胆汁进入腹膜腔,导致腹腔积血或胆汁性腹膜炎。

吴孟超所提出的肝外伤分型对于肝脏外伤的诊断和处理方式具有重要的临床意义。

难以忘记,年过九旬时,吴孟超院士依然奋战在无影灯下。医者仁心仁术,定格在我们心中。难以忘记,他的殷切话语。"为医之道,德为先。"这位国之大医,披肝沥胆一辈子,用自己的行动诠释了"当好医生,全心全意为人民服务"的铮铮誓言。和最凶险的肝癌战斗了一辈子,吴孟超一身是胆,堪称医学界的一位"猛士"。

2019年1月,97岁高龄的吴孟超主动响应国家院士制度改革,光荣退休了。"现在看来,回国、学医、参军、入党,这4条路的正确选择才让我能真正实现了自己的人生价值。所以,我庆幸自己的选择,也永远感激党和国家,感谢部队这个大家庭对我的教育培养。"在职业生涯迎来"谢幕"的时刻,吴孟超脸上泛着祥和的笑容。鲜有人知的是,就在这退休的前一刻,他仍奋战在无影灯下。

2018年8月,96岁高龄的吴孟超还为患者切下10厘米大的肝肿瘤。"只要身体条件允许,我会一直看门诊、做手术,为更多患者解除痛苦,直到做不动的那一天。"不少医界同仁回忆吴孟超,都会说到他的手。这是一双神奇的手:由于常年握手术刀和止血钳,吴孟超的右手食指指尖微微向内侧弯曲,但上了手术台,不仅手不抖,站上一个多小时也没问题。只要不出差,吴孟超都会亲自上台手术,坚持每周主刀至少3台疑难肝胆手术。在手术台边,他一站就是几个小时。很多年轻人都会腰酸背痛,但这位90多岁的老人却体力惊人,总是能够一丝不苟地将手术精彩完成。

周围的学生们,还记得吴孟超坐诊看病的情景:常常一上午不喝一口水,无论是初诊患者还是复诊患者,他都不厌其烦地给患者解释病情、制定治疗方案。有学生心疼老师,会偷偷塞给他牛奶,却从未见吴孟超喝过。"喝了要上卫生间,会耽误看病,这些患者大都是外地赶来的""你知道挂我的号多不容易?你知道患者和家属心里有多急吗?要帮他们早点看好,让他们可以及时赶回家。"在吴孟超的眼里,患者当仁不让排在首位。与一般医生不同的是,吴孟超专收走投无路的重症患者。怀着如此大爱,他完成了一例又一例教科书般的经典手术。

1975年,安徽农民陆本海挺着像孕妇一样的大肚子前来求诊,经过12个小时手术,吴孟超大汗淋漓地给他切下一个重达18公斤的瘤子,这是当时世界上切除的最大肝血管瘤。曾有一位女患者被诊断出巨块型肝癌,吴孟超亲自主刀,用了3个多小时成功为她切除了近3公斤重的肝细胞腺瘤。出院时,她的爱人抑制不住内心激动,"吴老,我已经打听过送给您锦旗的太多了,都没地方挂。您对钱财名利又十分淡薄,我也不知道如何感谢您,俗话说,'男儿膝下有黄金',我就送点黄金给您。"他说着,便流泪给吴孟超跪下了。

吴孟超有一句名言,在业界流传甚广:"一个好医生,眼里看的是病,心里想的是人。"冬天查房,他会先把听诊器焐热;做完检查,他会帮患者把衣服拉好、把腰带系好、把鞋子放好;每年大年初一,他都会穿着军装,带领值班医护人员,到病房里去给住院患者拜年。他往往会先搓搓双手,再将温暖的手伸向病床……

时间定格在2021年5月22日13时02分,吴孟超,中国共产党优秀党员、中国科学院院士、中国肝脏外科的开拓者和主要创始人、原第二军医大学副校长,因病医治无效在上海逝世。在中国医学界,吴孟超的名字如雷贯耳。他的医术声名远播,他的仁心百姓称赞。孙思邈曾说,医道是"至精至微之事"。吴孟超用一生救护了许许多多生死边缘的病患。大医精诚、医者仁心,吴老用一双手,济世苍生。

### 思政元素分析

1. 通过肝外伤的分级学习了解我国外科学泰斗级专家——吴孟超教授,引导学生向模范学习、向榜样看齐,激励学生努力学习外科学知识,并树立成为吴孟超式好医生的远大抱负。

2. 事物包括质、量、度三方面的规定性。质是一事物区别于其他事物的内在规定性,量是事物的规模、程度、速度等可以用数量关系表示的规定性。事物的量和质是统一的,量和质的统一在度中得到体现。度是保持事物质的稳定性的数量界限,即事物的限度、幅度和范围,度的两端叫关节点或临界点,超出度的范围,此物就转化为他物。度这一哲学范畴启示我们,在认识和处理问题时要掌握适度原则。量变是事物数量的增减和组成要素排列次序的变动,是保持事物的质的相对稳定性的不显著变化,体现了事物发展渐进过程的连续性。质变是事物性质的根本变化,是事物由一种质态向另一种质态的飞跃,体现了事物发展渐进过程和连续性的中断。肝破裂的分型标准就体现了量变质变规律在临床诊疗中的运用。

3. 社会主义核心价值观是社会主义核心价值体系的内核,体现社会主义核心价值体系的根本性质和基本特征,反映社会主义核心价值体系的丰富内涵和实践要求,是社会主义核心价值体系的高度凝练和集中表达。"爱国、敬业、诚信、友善"是公民基本道德规范,是从个人行为层面对社会主义核心价值观基本理念的凝练。它覆盖社会道德生活的各个领域,是公民必须恪守的基本道德准则,也是评价公民道德行为选择的基本价值标准。吴孟超院士的生平充分体现了社会主义核心价值观中对公民基本道德规范的要求,是恪守公民道德的楷模。作为一名新时代的医生,要学习传承吴老的"仁心仁术",坚持人民立场,全力保障人民生命健康。

### 教学建议

本案例可用于《外科学》中"腹部创伤"章节的辅助教学,可作为本课程部分内容的拓展引申,通过介绍吴孟超院士生平故事和肝脏外伤分型的概况,帮助学生更好地理解肝脏外伤的分型,增加对腹部创伤的感性认识,同时引导学生向模范学习、向榜样看齐,激励学生努力学习外科学知识,并树立成为吴孟超式好医生的远大抱负。

### 知识链接

唐洲雁. 全面把握社会主义核心价值观三个层面的关系[N/OL]. 光明日报,2015－07－15. https://epaper.gmw.cn/gmrb/html/2015-07/15/nw.D110000gmrb_20150715_6-13.htm

(于冠宇 杜萍)

##  用损伤控制手术方式解决严重腹部损伤中的主要矛盾

### 教学目标

通过案例教学使学生了解损伤控制手术的发展历史和基本概念,掌握矛盾分析法在临床诊疗中的运用。

### 案例描述

1993年,罗通多(Rotondo)等撰文介绍了他们对13例腹部严重穿透性创伤患者实施分期手术治疗的新经验。面对此类患者,先应用简单措施控制严重创伤导致的出血,并暂时关闭损伤的空腔脏器,尽快结束手术并待患者情况稳定后再选择二期处理。结果证实该组病例的术后存活率较传统一期手术对照组有明显提高(77%与11%),据此提出"损伤控制性手术"(Damage Control Operation,DCO)的外科理念。此后,损伤控制性手术越来越为更多的学者接受。近十年来,该理念已由适用于急诊手术而延伸至择期手术中。

一般认为,对严重创伤的手术处理应争取在首次手术治疗时即行确定性修复或重建以求一次性解决,但结果却似乎不尽如人意。严重创伤后脏器切除、重建和清创等"彻底性手术"策略未能收到理想的治疗效果。严重创伤患者的高并发症率和高死亡率逐渐使人们认识到并非手术失败才是导致患者死亡的全部原因。更多严重创伤患者最终未能抢救成功是归因于患者的条件不能耐受,临床上被称作"死亡三联征(Lethal Triad of Death)"的低体温、凝血功能障碍和酸中毒就是其典型代表。

低温(指体温在35℃以下)是多因素叠加而致,包括受伤现场低温环境、身体暴露、失血、低血流状态、术中大量补液、体腔暴露以及灌注冷液体等情况均可引起机体低温。持续低温可导致患者致死性的心律失常、心排血量降低、全身血管阻力增加、氧离曲线左移和凝血障碍等。低温时间越长，全身多器官功能障碍综合征发生率越高，死亡率也越高。1985 年，斯罗特曼(Slotman)等发现，手术后入 ICU 的患者低温(低于 36℃)超过 4 小时者死亡率为 66％。尤尔科维奇(Jurkovich)等分析 71 例严重创伤患者中心温度与死亡率的关系，证明当中心温度从 34℃降至 32℃，患者死亡率从 40％升至 100％。

体温还是影响凝血功能的重要因素。凝血过程中的各种酶促反应在低温条件下被抑制，低温可使 PT 和 APTT 出现异常，从量和质上影响凝血反应；低温也影响血小板的功能，直接或间接促使弥散性血管内凝血的发生。低体温导致组织低灌注，产生代谢性酸中毒，血液 pH＜7.25 的乳酸性酸中毒时乳酸水平与病死率之间存在明显的相关性。艾布拉姆森(Abramson)等认为乳酸清除率可预测严重创伤患者存活情况，24 小时内乳酸清除者存活率 100％，而 48 小时内清除者存活率仅为 14％。

严重创伤时酸中毒、低温和凝血障碍三者可相互促进，互相影响，恶性循环，构成"死亡三联征"。此时患者处于生命的极限状态，不能耐受长时间的确定性手术。基于以上认识，才提出"损伤控制性手术"理念，其核心即为改变以往救治严重创伤患者时强调手术的"完美"性，而倡导尽可能采取快捷方法如止血、造口、肠外置及引流(救命措施)，进而回病房或 SICU 进行复苏，待患者条件稳定并改善后，再做确定性手术。

损伤控制性手术包括 3 个步骤：①一期简化手术，采用快速临时的措施控制出血与污染，随后快速结束手术；②复苏：包括恢复血容量、维持血流动力学稳定、呼吸支持、复温、纠正凝血机制紊乱及纠正代谢性酸中毒；③二期确定性手术，通常在首次手术后 48 小时或更迟以后进行。

确定性手术的内容包括：①去除填塞；②探查与重建；③关闭胸、腹腔。患者经过围手术期的支持治疗后血流动力学稳定、体温恢复、无凝血功能障碍是确定性手术的合适时机。

创伤患者实施 DCO 的指征较为明确，特别在腹部创伤外科中经验更为成熟。阿森西翁(Asensio)等提出遇以下情形应实施 DCO：体温＜34℃、血清 pH＜7.2、碳酸氢根离子＜15 mmol/L、输血量＞4 000 mL、术中输液量＞12 000 mL、明确的术中凝血障碍等。此外，术中探查发现胸腹部主干血管损伤、复杂的肝损伤及术中发现不可避免的剖胸等亦是考虑实施 DCO 的范畴。持续的低血压也被认为是 DCO 的适应证。非创伤性大手术时患者术中出现上述病理改变时也应选择实施 DCO。

### 思政元素分析

1. 矛盾分析方法是对立统一规律在方法论上的体现，在唯物辩证法的方法论体系中居于核心地位，是我们认识事物的根本方法。马克思主义最本质的东西，马克思主义的活的灵魂，就在于具体分析具体的情况。运用唯物辩证法的矛盾分析方法研究问题和解决问题，就要求我们不断强化问题意识，坚持具体问题具体分析，善于认识和化解矛盾，尤其是要把优先解决主要矛盾作为打开局面的突破口，以此带动其他矛盾的解决。把主要矛盾和次要矛盾、矛盾的主要方面和次要方面的辩证关系运用到实际工作中，就是要坚持"两点论"和"重点论"的统一。"两点论"是指在分析事物的矛盾时，不仅要看到矛盾双方的对立，而且要看到矛盾双方的统一；不仅要看到矛盾体系中存在着主要矛盾、矛盾的主要方面，而且要看到次要矛盾、矛盾的次要方面。"重点论"是指要着重把握主要矛盾、矛盾的主要方面,并以此作为解决问题的出发点。"两点论"和"重点论"的统一要求我们,看问题既要全面地看,又要看主流、大势、发展趋势。在对严重创伤患者实施手术时,就需要我们灵活运用矛盾分析法,抓住当前亟须解决的首要矛盾,例如尽可能先采取快捷方法如止血、造口、肠外置及引流(救命措施),待患者条件稳定并改善后,再针对此时的主要矛盾来做确定性手术。

2. 全局和局部:全局指事物的整体及其发展的全过程;局部指组成事物整体的各个部分、方面以及发展的各个阶段。全局和局部的区分是相对的,在一定场合为全局,而在另一场合则为局部;反之亦然。全局和局部是对立的统一,任何局部对全局都有一定的影响,在一定条件下,当某个局部成为影响全局的主要一环时,它对全局就起着主要的决定作用。不能忽视各个局部,尤其要重视对全局有决定意义的局部。正确处理全局和局部的关系,必须首先树立全局的观点,识大体,顾大局,同时又要注意局部对全局的作用,要充分发挥局部的积极性,把全局和局部协调起来。系统论进一步揭示了事物联系的整体性。系统论方法的基本出发点就是整体性,它要求人们从整体出发,从整体与部分(或要素)之间、整体与环境之间的相互联系、相互制约中,综合地考察对象,立足整体,统筹全局,选取总体上的最优化方案。"损伤控制性手术"理念的提出,反映了人们对于整体和局部关系的理解与把握。严重创伤时酸中毒、低温和凝血障碍三者可相互促进,互相影响,恶性循环,构成"死亡三联征"。此时患者处于生命的极限状态,不能耐受长时间的确定性手术。

**教学建议**

本案例可用于《外科学》中"腹部创伤"章节的辅助教学,可作为本课程部分内容的拓展引申,通过介绍损伤控制手术发展历史和概念,帮助学生更好地理解外科腹部损伤治疗的最新理念的同时,更好地掌握矛盾分析方法这一唯物辩证法的理论武器。

**知识链接**

黄坤明. 把握好习近平新时代中国特色社会主义思想的世界观和方法论[N/OL]. 人民日报,2022-11-16. http://politics.people.com.cn/n1/2022/1116/c1001-32566938.html

(于冠宇 杜 萍)

##  胆道疾病经皮肝穿刺胆道引流术

**教学目标**

通过案例教学使学生熟悉目前经皮肝穿刺胆道引流术的概况;了解目前经皮肝穿刺胆道引流术临床开展领域的新进展,理解并掌握矛盾分析法在临床诊疗中的运用。

**案例描述**

急性梗阻性化脓性胆管炎(Acute Obstructive Suppurative Cholangitis,AOSC)是临床

上非常严重的一种急腹症。它是由于胆管梗阻和细菌感染造成胆管内压力升高,大量细菌和毒素进入血循环,引起脓毒血症、氮质血症、高胆红素血症、中毒性肝炎和全身炎症反应综合征,可以短期内造成多器官功能衰竭,危及生命。急性梗阻性化脓性胆管炎主要见于胆道结石、既往有胆道手术史的患者,临床上主要表现为高热、寒战、腹痛、黄疸,还会出现休克、中枢神经受到抑制的表现,例如少尿、无尿、嗜睡甚至昏迷等,这也是雷诺五联征。

当临床上出现急性梗阻性化脓性胆管炎时,首先应当给予快速的抗休克治疗,应用碳酸氢钠纠正代谢性酸中毒,选用广谱敏感的抗菌药物联合应用。在非手术治疗的基础上,还应当及时地进行手术、内镜或者介入治疗,减轻胆管内的压力。对于存在的胆管结石、胆管狭窄,还可以等待病情平稳以后,择期再进行手术处理。

急性梗阻性化脓性胆管炎一旦确诊,原则上应紧急解除胆道梗阻并降低胆管内压力。经皮肝穿刺胆道引流术(Percutaneous Transhepatic Cholangial Drainage,PTCD)、EBD 或手术治疗均可解除胆道梗阻,实现胆道减压,达到治疗目的。经皮肝穿刺胆道引流术是在影像技术下经皮经肝在胆道内放置导管的一项技术手段。对很多胆道疾病来说,经皮肝穿刺胆道引流术是首选的治疗方案,也可以是姑息性的治疗方法。经皮肝穿刺胆道引流术可使不少高危、高龄、无法耐受手术的患者度过危险期,为择期手术创造了条件,从而大大降低择期手术的病死率,因其操作相对简单、损伤小、疗效值得肯定等优点,经皮肝穿刺胆道引流术对急性梗阻性化脓性胆管炎的治疗值得推广。

经皮肝穿刺胆道引流术等术前胆汁引流方法可以解除胆汁淤积、改善肝功能、调节凝血和免疫功能,减少术前准备时间。利用经皮肝穿刺胆道引流术管形成的纤维窦道可行经皮经肝穿刺胆道镜探查术(Percutaneous Transhepatic Cholangioscopy,PTCS)为无法手术的肝内外胆管结石患者取石治疗,穿刺置管后一般需要 4~6 周时间形成成熟的纤维窦道。

参照经皮肝穿刺胆道引流术 2010 年的质量改进指南,总结其适应证:①恶性梗阻性黄疸需姑息性胆道减压治疗;②良性胆道狭窄或急性胆管炎需胆道引流减压;③胆道手术需术前减黄准备;④需经皮胆道入口行支架植入、狭窄胆道扩张、结石或异物取出、近距离放射治疗;⑤需经皮胆道入口行胆道造影或病理活检为胆道疾病做诊断参考。

2022 年 2 月,海军军医大学东方肝胆外科医院超声诊断科成功完成一例高难度超声引导下经皮肝穿刺胆道引流术,实时全程精细准确引导,耗时短,成功率较高,无辐射危害,超声引导下经皮肝穿刺胆道引流术能够实时显示胆管走形、穿刺进针过程和针尖的位置,提高穿刺准确与安全,因此在临床中受到青睐。在超声诊断科团队精细准确引导下,实时多切面扫查选择优等进针路径并避开周围血管,将穿刺针准确地刺入仅约 2 毫米的左肝管中,进行置管引流,手术过程顺利,术中无出血,术后胆汁引流效果佳。高难度新技术的成功施行,推动了经皮肝穿刺胆道引流技术治疗达到了更高水准。

### 思政元素分析 ▶

人的认识活动本身既要符合客观辩证法,又有其固有的辩证运动的规律。作为唯物辩证法实质和核心的对立统一规律,同时为人们的认识活动提供了方法上的遵循。认识活动中的主体与客体、感性与理性、具体与抽象、个别与一般等关系,无一不是对立统一的关系。量变质变规律指导人们在科学研究中把定量分析和定性研究结合起来,遵照"量变—质变—新的量变"的客观进程,去认识和把握事物运动变化发展的阶段性与不同发展状态的转化。

否定之否定规律告诉人们,任何现实事物都将在其发展过程中实现自我否定,周期性地向更高级的存在形态前进,应从前进性和曲折性相统一中把握事物发展本质及其发展方向。唯物辩证法的一系列成对的基本范畴,作为对客观事物及其发展过程最基本关系的反映,都体现了对立统一的关系,它们从不同的侧面进一步揭示了事物的联系和发展,是矛盾分析方法的具体运用,也对人们深入认识世界和有效改造世界具有重要的方法论意义。提高辩证思维能力,要求我们客观地而不是主观地、联系地而不是孤立地、发展地而不是静止地、全面地而不是片面地、系统地而不是零散地观察事物,把握事物的本质和发展规律,找到解决问题的方法和途径。尤其要以问题为导向,善于正确分析矛盾,在对立中把握统一、在统一中把握对立,克服极端化、片面化,善于运用辩证思维谋划事业发展。急性梗阻性化脓性胆管炎的治疗方案体现了矛盾分析法在临床诊疗中的运用,例如人们需要第一时间针对最主要的矛盾给予快速的抗休克治疗,应用碳酸氢钠纠正代谢性酸中毒,选用广谱敏感的抗菌药物联合应用。而对于次要矛盾胆管结石、胆管狭窄等,可以等待病情平稳以后,择期再进行手术处理。从经皮肝穿刺胆道引流术的运用还可以看出,随着医疗技术的进步和对急性梗阻性化脓性胆管炎认识的不断加深,其对应的治疗手段会不断发展和完善,将为患者带来更多的福音。

### 教学建议 ▶

本案例可用于《外科学》中"急腹症"章节的辅助教学,可作为本课程部分内容的拓展引申,通过介绍目前经皮肝穿刺胆道引流术的概况,帮助学生从唯物辩证法的角度更好地理解急性梗阻性化脓性胆管炎治疗的主要矛盾,增加对急性梗阻性化脓性胆管炎临床应用的感性认识。

### 知识链接 ▶

窦爱兰,傅顽璐. 不断增强辩证思维能力[N/OL]. 光明日报,2021-06-21. https://epaper.gmw.cn/gmrb/html/2021-06/21/nw.D110000gmrb_20210621_1-15.htm

(于冠宇　杜 萍)

## 59　腹主动脉瘤腔治疗的创新应用

### 教学目标 ▶

通过案例教学使学生熟悉目前腹主动脉瘤腔内隔绝术概况;了解目前治疗腹主动脉瘤研究领域的一些前沿进展,激发学生的创新意识,弘扬科学家精神。

### 案例描述 ▶

腹主动脉瘤是指腹主动脉呈瘤样扩张,通常直径增大50%以上定义为动脉瘤。腹主动脉瘤好发于老年男性,男女之比为10∶3,尤其是吸烟者,吸烟也显著增加动脉瘤破裂的风险。绝大多数的腹主动脉瘤为肾动脉水平以下的病变。常见的病因有动脉粥样硬化,其他少见病因包括动脉中层囊性变性、梅毒、先天性发育不良、创伤、感染、结缔组织病等。腹主动脉瘤的常见致病危险因素包括:吸烟、高血压、高龄、男性等。

历史上许多名人都曾受到动脉瘤的侵扰,并最终被它夺走了生命。动脉瘤就像无解的"深水炸弹",如果主动脉破裂,大出血就会造成患者死亡。

主动脉瘤手术效果差,死亡率高,是医疗界公认的"高压线"。通俗地讲,就是传统开胸术或开腹术在大动脉瘤破裂时往往来不及解剖出动脉瘤,患者就因大出血而死亡了。

经典的腹主动脉瘤切除术创伤大,并发症多,病死率较高。许多高龄患者或伴有心、肺、肝、肾等基础疾病者因无法耐受此种手术而失去了治疗的机会。1990年帕罗蒂(Parodi)首先开展腔内隔绝术,为腹主动脉瘤患者开辟了新的治疗途径。腔内隔绝术是将支架-人造血管复合体导入腹主动脉,膨胀后将腹主动脉瘤与血管腔隔绝,促使其逐渐机化、缩小,从而消除瘤体破裂、出血的隐患,达到治愈的目的。

1990—1995年间,针对国内众多患者临床诊治效果不理想的状况,景在平以敏锐的嗅觉,果断调整方向,决定在国内率先开展腹主动脉瘤微创腔内隔绝术。在当时国内无法得到注册腔内移植物的情况下,景在平通过发传真遍寻国际支持,终于感动了欧洲血管外科协会主席莫拉维夫教授和纽伦堡的迪特瑞赛教授。他们以教学器具的名义,将腔内移植物从德国发送给了景在平。

1997年,景在平用这枚饱含国际友谊的腔内移植物,完成了中国第一例腹主动脉瘤微创腔内隔绝术。1998年,他又在国内成功完成了第一例胸主夹层动脉瘤微创腔内隔绝术。

此后10余年时间里,景在平带领的上海长海医院血管外科团队奋勇登峰、开疆辟壤,实现了一次次登高和跨越,以强劲的综合实力和独特的救治手段,奠定了国内腔内血管学领域的领先地位。2016年,站在血管腔内微创治疗巅峰的他,带领团队荣获国家科技进步奖殊荣,并受到习近平总书记的亲切接见。

近年,腹主动脉瘤治疗的适用范围与之前相比已大大拓展,例如近年新出现的烟囱技术、开窗技术、分支支架技术和"三明治"技术,可用来处理累及分支动脉的腹主动脉瘤等问题。

1. 烟囱技术。由格林伯格(Greenberg)等首先应用于临床,最初用于StanfordB型主动脉夹层中保护左颈总动脉。2008年,奥兰德(Ohrlander)等人将该技术用于腹主动脉瘤腔内隔绝术(Endovascular Abdominal Aortic Aneurysm Repair,EVAR)中保护内脏动脉。2010年,杜纳斯(Donas)等在15例行腹主动脉瘤腔内隔绝术中应用烟囱技术均获得成功。该技术的最大优点在于可选用现有支架,不需要特殊的开窗型支架及分支型支架,无须额外订制。该技术最大的挑战在于术中、术后Ⅰ型内漏,如果大动脉支架能把靶血管支架紧密贴合,并且大动脉支架不移位,则内漏概率就会减少。

2. 开窗技术。可使腔内移植物的近端锚定区延伸至肾及内脏分支动脉区域,支架释放后窗口朝向需保护的分支动脉,血流可以通过这些窗口流入分支动脉,窗口内也可以放置小支架桥接支架窗口与分支动脉开口,同时可保证分支动脉的通畅性和防止移位。该技术也存在某些不足,如仍需肾下端有一短的锚定区,主动脉严重弯曲,窗口对合困难,只能保护1~2个靶血管,术后存在靶血管狭窄的风险等。

3. 分支支架技术。应用分支型移植物是处理累及内脏动脉腹主动脉瘤的另一思路,根据患者解剖情况,在移植物主体部分上定制缝制了2个、3个或4个分支的支架,将分支对准内脏动脉开口后释放,之后经各分支分别置入覆膜支架,实现与内脏动脉的桥接,此技术的关键在于多分支支架如何在瘤腔内顺利展开不出现折叠,如何尽快完成分支与内脏动脉的桥接避免过多影响分支血供。

4. "三明治"技术。此技术治疗胸腹主动脉瘤最早由巴西学者罗巴托(Lobato)报道,其实质是烟囱技术在腹部内脏动脉区的进一步发展。即采用小的支架远端置于分支动脉内,近端平行并列于两个同轴主动脉支架之间,其优点是采用常规器材即可完成手术,适于急诊条件下的治疗。此外,"三明治"技术也可应用于髂内动脉和弓上分支的保留。

### 思政元素分析

1. 科技是第一生产力,也是人类同疾病斗争的有力武器。党的二十大报告指出,要完善科技创新体系,坚持创新在我国现代化建设全局中的核心地位。医学科技创新是推进健康中国、科技强国建设的核心动力。科技创新和中国创造需要我们瞄准临床的难点和热点,运用创造性思维,来改变现有不太合理的诊断和治疗策略。即便是相同的药品和器械、相同的疾病,改变诊疗策略后也能产生不同的效果。在临床创新方面,我国具有病种多、病例量大的优势,许多成功的案例备受国际同行瞩目,也使我们对未来的临床医学科技创新和中国制造树立了自信。近年来,我国临床科研取得了长足进步。我国是人口大国,患者众多,这成为临床研究的优势,且大数据时代的到来为临床研究提供了很好的机遇,但推动中国制造、科技创新站在世界之最,还需在运用创造性思维优化临床实践和加强临床研究人才队伍建设等方面着力。《"健康中国2030"规划纲要》提出,到2030年,具有自主知识产权的新药和诊疗装备国际市场份额大幅提高,高端医疗设备市场国产化率大幅提高。随着国家政策对医疗器械行业的大力支持,以及我国科技水平不断提升,创新意识不断增强,我国医疗器械行业吸引了大量资本。医疗设备、健康产品应该国产化,在临床研究中应特别注重提高性价比的研究,体现中国制造,打破国外巨头垄断的局面。

腹主动脉瘤破裂是严重的急腹症,其预防方式以往为大手术,创伤较大,患者痛苦。通过腔内隔绝术微创方式解决问题是思路的创新、技术的创新,更是理念的创新。引导学生不断进取、钻研、创新,在实践中勇于创新,不断完善改进已有的成熟方案,才能在医学道路上有所成长突破。

2. 弘扬科学家精神。新中国成立以来,广大科技工作者在祖国大地上树立起了一座座科技创新的丰碑,也铸就了一系列独特的精神气质。例如胸怀祖国、服务人民的爱国精神;勇攀高峰、敢为人先的创新精神;追求真理、严谨治学的求实精神;淡泊名利、潜心研究的奉献精神;集智攻关、团结协作的协同精神;甘为人梯、奖掖后学的育人精神。正是秉承着这样的科学家精神,一代又一代的科研工作者们矢志报国、前赴后继、接续奋斗,使我国的科技事业取得了历史性成就。景在平教授就是其中的典型代表。作为新时代的医生,要进一步弘扬科学家精神,把个人理想与国家前途、民族命运紧密相连,把实现自身价值融入科技强国建设的新征程,建成科技强国、实现中华民族伟大复兴不断做出新的更大贡献。

### 教学建议

本案例可用于《外科学》中"急腹症"章节的辅助教学,可作为本课程部分内容的拓展引申,通过介绍目前腹主动脉腔内隔绝术的概况,帮助学生更好地理解治疗方式,引导学生在弘扬科学家精神中努力钻研、探索、创新。

> **知识链接** ▶

金振娅.医学科技创新与医学教育进步显著 为我国卫生健康事业发展提供有力保障[EB/OL].[2022-8-26].http://www.gov.cn/xinwen/2022-08/26/content_5706894.htm

(于冠宇 杜 萍)

# 第三章　胸心外科疾病

 **正压呼吸机诞生的故事**

▶ **教学目标** ▶

通过案例教学使学生了解正压呼吸机诞生的相关故事；结合目前疫情现况，教育学生要注意防护，减少聚集，避免疫情暴发，同时又要相信人类认识问题并解决问题的能力。

▶ **案例描述** ▶

1951年，丹麦首都哥本哈根举办了第二届"世界小儿麻痹症大会"。因为乔纳斯·索尔克博士刚刚发明了预防小儿麻痹症的疫苗，这种传染病即将成为历史，到场的医生护士都喜笑颜开。然而，欢乐的聚会却导致了脊髓灰质炎病毒的扩散。原来，众多的医生护士中有隐性的病毒携带者，他们把病毒带进了丹麦，第二年哥本哈根就暴发了瘟疫，仅丹麦最大的医院——布莱格丹姆医院，每天就会接待约50位重症患者，远远超出了医院的承受能力。由于病毒损害了神经系统对呼吸肌群的控制，导致患者无法自主呼吸，最终会气喘身亡。所以，医院急需能够人工辅助呼吸的工具。当时能够人工辅助呼吸的工具只有负压呼吸机——铁肺。铁肺是一个连接着泵的密闭铁盒子，使用时患者的头部留在外面。当铁肺中的空气被吸出时，新鲜空气进入患者的肺内；当铁肺中的压力升高时，患者肺内的气体被压出去。铁肺是人类历史上第一个代替人体器官功能的机器，但是它价格昂贵，数量有限，大量病例暴发导致了医疗挤兑，疾病死亡率高达80%。

就在全院上下忙成一团的时候，一位老医生向院长拉森推荐了聪明的麻醉师比约·易卜生（B Ibsen）。由于麻醉师当时只负责手术前把患者麻醉，属于"技师"，并不算正式的医生，所以拉森院长并没有对他寄予多大期望，想着死马当作活马医，就让他进入看护病房，寻求解决问题的办法。病房里躺着一个14岁的女孩，名叫维基，当时由于缺氧，脸色发紫，急促地喘息着，四肢已经麻木失去知觉。拉森院长早已对她做出诊断：病毒已经入侵到脑组织，没救了。而易卜生摸了摸患者皮肤，又量了血压和体温，判定这只是缺氧的征兆，要求输氧治疗。在他的坚持下,院长同意了,易卜生切开维基的喉咙,在气管上开了个口子,插入一根管子,管子另一头接着一个氧气袋。随后,开始手动挤压氧气袋,往维基的肺里灌氧气。关键时刻,维基的气管却发生了痉挛,被堵住了,无法输进氧气。情急之下,易卜生想到了平日常用的一种麻醉法:用箭毒麻痹患者的呼吸肌群,让患者停止自主呼吸,然后再用人工方法维持患者的呼吸,这样做可以大大减少麻醉剂的使用量。想到这里,易卜生马上给她灌了片巴比妥,进入麻醉状态后,患者的气管痉挛消失了,然后他立即动手挤压氧气袋,为维基输氧。慢慢地,维基的脸色好了很多,出现了红晕,体温和血压也恢复正常了。这种气管切开后施行的"正压通气",可以有效地提供氧气并帮助排出二氧化碳。

看到这一方法有效,拉森院长赶紧下令把医学院的学生都召集起来,手动给患者输氧。24 小时内,他们为 75 位患者进行持续通气,动员 250 名医学生用手捏气囊,并召集 260 名护士参加床边护理,共消耗 250 筒氧气,挽救了很多患者的生命。此后,他们提出了呼吸道管理的基本原则:保持呼吸道通畅,湿化呼吸道,防止氧分压过高等。这些原则使患者的病死率从 80% 降至 25%。

### 思政元素分析

1. 人群聚集时,人与人之间的距离很近,很容易通过空气、飞沫传播疾病,特别是呼吸道感染性疾病。在防治新冠疫情的实践中,少外出、不聚集是切断传播途径的最重要措施之一。每个人是自己健康的第一责任人,对家庭和社会都负有健康责任。我们应该积极响应国家政策要求,做好个人防护。

2. 病例大暴发,负压呼吸机"铁肺"匮乏,医疗挤兑导致大量患者窒息濒死,比约·易卜生想到了气管插管正压通气的好主意,拯救了大量患者。这说明认识活动是一个复杂的过程,联想、直觉、猜测等非理性因素对于人的认识能力和认识活动具有激活、驱动作用。同时,这也说明随着人类认识能力的不断提升,随着客观事物本质的不断暴露,我们对事物的认识会不断深入,这是一个反复循环和无限发展的过程。尽管当前对新冠肺炎的认识还有待深入,但是我们相信,随着医学研究的推进,终有一天会找到防治的好办法。

### 教学建议

本案例可用于《外科学》中"麻醉""心肺复苏"章节的辅助教学,可作为课程结束的总结案例,帮助学生了解正压呼吸机发明的相关故事,通过正压呼吸机发明前脊髓灰质炎暴发原因分析,教育学生疫情期间减少聚会,注意防护。

### 知识链接

1. 张连敏. 医药故事(二):大爱无疆——临床医学篇[EB/OL]. [2020 - 01 - 27]. https://zhuanlan.zhihu.com/p/104151524

2. 健康中国行动(2019—2030 年)[EB/OL]. [2019 - 07 - 15]. http://www.gov.cn/xinwen/2019-07/15/content_5409694.htm

(余咏潮　白一帆)

## 61　B-T分流手术的故事

**教学目标**

通过案例教学使学生了解先天性心脏病外科手术的历史;启发学生任何时候认知事物不能轻率而为。

**案例描述**

美国约翰·霍普金斯大学医院的医生海伦·布鲁克·塔西格(Helen Brooke Taussig,1898—1986年)是小儿心脏病专业的开创者。1938年,她发现罹患法洛四联征的孩子在其正常病程中,只有动脉导管闭合后才会明显发生青紫。后来,她又获悉美国波士顿儿童医院的罗伯特·格罗斯(Robert Gross,1905—1988年)于1938年完成首例动脉导管未闭结扎手术,并取得成功。据此,塔西格认为,既然外科医生可以将肺动脉与主动脉之间的管道闭合,那么,他们也一定能在肺动脉与主动脉之间建立管道,以改善肺部的血液供应。塔西格找到格罗斯恳请他相助,但格罗斯拒绝了塔西格,并告诉她:"我的工作是关闭异常开放的导管,而不是把已关闭的导管打开。"

塔西格最终与另一位外科医生阿尔弗雷德·布莱洛克(Alfred Blalock,1899—1964年)联手开创了一个先天性心脏手术的新时代,创立了一直沿用至今的经典姑息分流手术方式——布莱洛克-塔西格手术(Blalock-Taussig Shunt,B-T)。1943年,塔西格找到布莱洛克,后者接受了塔西格的理论,认为肺血流的缺乏是很多先天性心脏病患儿死亡的重要原因。布莱洛克-塔西格手术的雏形是吻合锁骨下动脉与肺动脉。一年后,霍普金斯大学见证了一个重要的历史时刻。当时还是低年资住院医师的丹顿·阿瑟·库利(Denton Arthur Cooley)记录:"心脏外科历史上值得纪念的日子:1944年11月29日,布莱洛克医生第一次施行分流手术。手术结束后,婴儿的嘴唇颜色由深蓝色的发绀转变为粉红色时,全场人员感到无限兴奋,这是心脏手术时代的开始。"

彼时,格罗斯是否会因为自己的错失良机而懊悔万分? 2006年,一位当年曾在格罗斯手下学习的医生提到这件往事,他说格罗斯后来十分懊悔没能对塔西格的理论给予足够重视,轻易错过了这个本可改写心脏外科历史的机会。格罗斯是伟大的,但他在这件事情上的轻率使他失去了一个足以使自己再创辉煌的机会。

**思政元素分析**

并不气馁的塔西格最终同另外一个外科医生联手开创了一个新的时代。在这一过程中,实事求是、不断创新的思维方式是她取得成功的重要原因。学习和掌握唯物辩证法的科学思维方法,要求我们在实践中不断增强思维能力,特别是不断增强辩证思维能力、历史思维能力、系统思维能力、战略思维能力、底线思维能力和创新思维能力。辩证思维能力是唯物辩证法在思维中的运用,是科学思维能力的根本要求和集中体现,增强思维能力首先要提高辩证思维能力。辩证思维能力具有丰富内涵,它是用批判的和革命的精神分析和解决问题的能力,是用联系和发展的观点分析和解决问题的能力,是用唯物辩证法基本规律、范畴分析和解决问题的能力,是用辩证思维方法分析和解决问题的能力。简单地说,就是以唯物辩证法为指导,发现矛盾、分析矛盾、解决矛盾,把握本质、遵循规律、推动工作的能力。塔西格和布莱洛克的姑息手术方式从理论设想到具体实践都遵循了辩证思维的本质和规律,是科学思维方式在临床医学中的有效运用。

### 教学建议

本案例可用于《外科学》中"先天性心脏病的外科治疗"章节的辅助教学,可作为课程开始的引入案例,帮助学生了解心脏外科手术及先天性心脏外科手术的开端以及三位伟大的心脏科医生相关的故事。

### 知识链接

1. 赵趣鸣. 关于先心病这些问题家长须注意[N/OL]. 光明日报,2018 - 08 - 18. https://epaper.gmw.cn/gmrb/html/2018-08/18/nw.D110000gmrb_20180818_3-10.htm
2. 顾遥. 打开心脏——心脏外科的发展[EB/OL]. [2021 - 12 - 24]. http://www.360doc.com/content/21/1224/15/63314023_1010153635.shtml

(余咏潮　白一帆)

## 62　医学界的钱学森——心脏外科专家苏鸿熙

### 教学目标

通过学习我国心脏外科先驱苏鸿熙先生的传奇人生故事,使学生了解我国心脏外科起步的艰辛及先贤努力创造的累累硕果,鼓励他们努力学习,在先辈努力的道路上继续前行。

### 案例描述

"一生赤子,一代名医",这是和苏鸿熙共事过的人们对他共同的评价。苏鸿熙教授的一生充满了传奇,1949 年赴美留学,1956 年学成后突破重重阻碍辗转回国,1958 年在中国开展第一例体外循环心脏直视手术,实现了新中国外科手术革命性的飞跃。

1949 年 4 月 23 日,人民解放军解放南京,第二野战军司令员刘伯承就任南京市市长。同年 8 月,苏鸿熙所在的南京中央大学医学院更名为南京大学医学院。其间,苏鸿熙等 4 位南大医生接到赴美留学通知,这让他们既欣喜又疑虑。欣喜的是,去国外留学,对于医生而言机会十分珍贵;疑虑的是,美国从 1946 年开始扶持蒋介石在中国发动了长达 3 年的内战,给中华民族带来深重的灾难,如今南京刚刚解放,军管会能同意他们到这个资本主义国家留学吗? 4 人到军管会打探消息,出乎意料的是,市长刘伯承欣然同意了他们的留学请求。"到外国学习技术,这有什么关系呢?"刘伯承说,"全国解放后,我们要建设,需要大批人才,有机会可以去,但要早去早回。"刘伯承的大力支持,让苏鸿熙深感意外,也让他对中国共产党充满了感激。在驶往美国的客轮上,他不禁提笔写下一首明志诗:南大六年学医路,毕业踏上抗战途。赴美留学梦成真,幸得市长相帮扶。客轮载我赤子情,祖国恩情心中驻。借此小诗明鸿志,学成归来酬故土。

赴美留学期间,苏鸿熙在医院结识了美国姑娘简·麦克唐纳,1956 年两人结婚,苏鸿熙为妻子取了一个中国名字——苏锦。60 年后,在金沟河干休所的家中,已是满头白发的苏锦回忆起那段时光,依然记得每一个细节。在美国留学 7 年,苏鸿熙先后在 4 家医院学习,并逐渐开始研究心血管外科领域刚刚出现的新技术——体外循环心脏直视手术。学成之时,他回国的愿望越来越强烈,并花 5000 美元自费购买了两台心肺机准备带回中国。"当时苏已经是知名的心外科医生了,两个州给他送来移民申请表,但他都放弃了。"苏锦用流利的中文说,"他说必须回到中国,他要给中国人治病"。

经过慎重考虑,苏锦决定跟着丈夫一起回中国。然而,美国移民局官员找苏鸿熙谈话,不希望他这样优秀的人才回中国。美国联邦调查局甚至把他带到总部审讯,连上厕所都有人跟着。"他们说我是赤色分子,叫我 RED CHINA。"轮椅上的苏鸿熙回忆说。以正常途径回国不可能了,苏鸿熙和苏锦只能寻求另外的办法。最后两人商定分开走,苏锦先前往加拿大,取道伦敦,接收丈夫寄出的心肺机。苏鸿熙稍后乘船到伦敦,与妻子会合后绕道法国、捷克斯洛伐克、苏联,最后回到中国。"那真是艰辛的旅途。"苏锦不禁感慨。让她欣慰的是,辗转 6 国,耗时 52 天,行程近 10 万里,自己的丈夫终于完成了那句"学成归来酬故土"的承诺。

回国后,苏鸿熙夫妇受到了政府有关部门的热情接待,回国路费可以报销,心肺机可按原价折合成人民币予以补偿,至于就职去向,北京所有的医院任选。但苏鸿熙拒绝了这些好意,他说"我回来是报效祖国的,不是来做买卖的"。得知母校与解放军第四军医大学合并了,苏鸿熙决定去位于西安的第四军医大学报到。就是在这里,他掀开了中国心脏外科崭新的一页。

1957 年,苏鸿熙利用从美国带回的两台人工心肺机建起实验室,同年 5 月应用心肺机进行体外循环动物实验。1958 年 6 月 26 日,他成功为一名心脏室间隔缺损的 6 岁儿童进行了中国首例体外循环心内直视手术。美国于 1953 年开始应用这种技术,而中国仅比美国晚 5 年。苏鸿熙的努力使心外科成为新中国最早进入世界医学先进水平的领域,超过苏联、日本等国。

手术成功后,原总后勤部为苏鸿熙记一等功,为体外循环研究组记二等功。如今,体外循环心内直视手术已相当普及,全国有 600 多家医院可以开展,年手术量达万例,手术的应用范围也从心外科延伸到神经外科、气管手术、肿瘤手术等领域,成为救死扶伤的重要手段。

2018 年苏老去世,那年恰是我国首例体外循环手术完成的第 60 年。一个甲子,苏鸿熙教授几乎完整亲历了我国心脏外科从无到有、从弱变强的全过程。苏老虽已仙逝,但他为我国胸心血管外科学所做出的巨大贡献永不会磨灭,他一腔热血、专心致志为患者的赤子情怀将永留人们心间。苏老的精神,是一座永远不朽的丰碑!

### ◆ 思政元素分析 ▶

1. 爱国,是人世间最深层、最持久的情感,是一个人立德之源、立身之本。爱国不仅仅是一个词语,更是一个人终生追随的信仰,坚定不屈的意志,不惧生死的精神,攻坚克难的力量,无私奉献的情怀。它有血有肉有灵魂,它富有生命力,凝聚号召力,迸发战斗力。多少革命先烈为了祖国抛头颅、洒热血;多少仁人志士前赴后继、慷慨就义;多少热血儿女不惧生死,勇往直前,用生命和热血铸就的"长征精神""上甘岭精神""两弹一星精神",还有"抗洪精神""抗疫精神"……无不为爱国主义注入新的内涵和灵魂,成为中华民族的精神坐标,激励着一代又一代后人。苏鸿熙教授深刻的爱国情怀是高于他的职业成就更让人崇敬的特质。

2. 我国社会主义核心价值观的基本内容包括:富强、民主、文明、和谐、自由、平等、公正、法治,爱国、敬业、诚信、友善。它科学回答了我们要建设什么样的国家、建设什么样的社会、培育什么样的公民的重大问题。社会主义核心价值观是当代中国精神的集中体现,凝结着全体人民共同的价值追求。社会主义核心价值观所具有的强大精神动力,是汇聚人心、汇聚民力的强大精神力量。全社会要大力弘扬和践行社会主义核心价值观,使之像空气一样无处不在、无时不有,成为全体人民的共同价值追求,成为中国人的独特精神支柱,成为百姓日用而不觉的行为准则,内化为人们的精神追求,外化为人们的自觉行动。作为医学生,成为一个爱国、敬业、诚信、友善的人将会为我国医学事业发展提供最好的助力。

### 教学建议

本案例可用于《外科学》中"获得性心脏病的外科治疗(冠心病大血管)"章节的辅助教学,可作为课程开始的引入案例,帮助学生了解我国心脏外科先驱苏鸿熙教授的传奇人生故事,激励学生在先辈开创的道路上继续前行。

### 知识链接

1. "医学界的钱学森"苏鸿熙逝世　克服重重阻力从美国归来[EB/OL]. [2018 - 08 - 07]. https://baijiahao.baidu.com/s?id=1608062916129031435&wfr=spider&for=pc

2. 热爱祖国是立身之本成才之基[EB/OL]. [2022 - 10 - 09]. https://baijiahao.baidu.com/s?id=1746165953665360355&wfr=spider&for=pc

(余咏潮　白一帆)

## 63 中国胸心外科奠基人——吴英恺

### 教学目标

通过案例教学使学生了解我国胸心血管外科创始人吴英恺教授光辉的一生,鼓励学生们学习吴老的伟大人格和刻苦钻研的精神,争取早日成为德才兼备的、对国家有益的医学人才。

### 案例描述

1940 年 4 月 26 日,对于在北京协和医院工作的东北满族青年医师吴英恺来说,无疑是个值得纪念的日子,他用自己的手术刀,成功地开创了我国食管癌切除手术的先河。这一天,由美籍外科主任娄克斯领导的协和医院食管癌治疗研究小组决定对一位50多岁的男性食管癌患者施行手术。不巧的是,一切准备就绪后,这位美国医生患了重感冒,他执意要助手吴英恺主刀。这一决定使吴英恺备感意外,虽然自己早已查阅、研究了国内外近30年来的百余篇食管癌治疗文献,从中总结出最佳手术方案,但毕竟还未实践过,万一手术失败,如何向患者家属及院方交代? 甫及而立之年的吴英恺,想起自己在大学时代暗下的决心——要为自己的国家干出一番事业,他情绪异常激动,这次机会难得,不可错过!他静下心后,毅然走进了手术室。

手术成功了!这位患者手术后虽然只活了1年6个月,但这在当年世界医学领域是罕见的,在中国更是空前的。随后1年的时间里,吴英恺又成功地做了10例这样的手术。

吴英恺当年出国进修是协和医院决定的,用今天的话叫"公派"。然而学成后急于回国,却是他自己的主张。1943年,日军侵华暴行变本加厉,祖国在受难,人民在遭殃。在这种背景下,吴英恺毅然放弃了留在美国就业的机会,回到了祖国。1955年,吴英恺应邀出席苏联第26届外科大会。他在参观莫斯科和列宁格勒等地的几家外科医院、外科专科研究所时受到启发,认为办专科医院、研究所是发展外科技术的必由之路。于是,在他的建议下,经上级部门批准后,我国第一家专科医院——中国人民解放军胸科医院于1956年春在北京西郊某地成立,46岁的吴英恺出任院长兼外科主任。

北京安贞医院的创建是吴英恺晚年的又一杰作。1981年3月的一天,北京市卫生局的领导来到吴英恺家,请他与时任朝阳医院院长一同组建北京市心肺血管医疗研究中心,吴老欣然同意。两年后,市卫生局又决定"研究中心"迁往安定门外结核病医院,创建北京安贞医院,一并挂出北京安贞医院和北京市心肺血管医疗研究中心两块牌子(实际上是一个不可分割的医疗科研联合体),吴英恺被任命为院长兼"中心"主任。仅用两年多的时间,一个具有医疗、预防、科研、教学以及国际交流功能的综合新型医疗研究中心便展示在世人面前,为此,它被首都医学界冠以"安贞速度"之美誉。

吴英恺自1987年以77岁高龄退居二线后,一方面关心、扶植新一代医务工作者的成长,一方面勤奋笔耕,把自己半个多世纪的经验留传给后人。仅从1987—1995年的8年间,他独立或与别人合作共编写了6本学术专著、评论及科普短文,真正做到了生命不息,奋斗不止。

2003年吴老去世。遵照他的遗愿,在他逝世后,北京安贞医院、北京协和医院的专家一起为他做了病理解剖,并将他那颗心脏完好地保存起来,永远留在他亲手创建的安贞医院里。

### 思政元素分析

"大医精诚"一文出自中国唐朝孙思邈所著之《备急千金要方》第一卷,乃是中医学典籍中论述医德的一篇极重要文献,为习医者所必读。"大医精诚"论述了有关医德的两个问题:第一是精,亦即要求医者要有精湛的医术,认为医道是"至精至微之事",习医之人必须"博极医源,精勤不倦";第二是诚,亦即要求医者要有高尚的品德修养,以"见彼苦恼,若己有之"感同身受的心,抒发"大慈恻隐之心",进而发愿立誓"普救含灵之苦",且不得"自逞俊快,邀射名誉""恃己所长,经略财物"。孙思邈于公元652年提出的"大医精诚"在现代社会仍然是医者所必读。其内涵丰富,博大精深,富含哲理,堪称"伟大的真理,科学的预言",不仅是中医药文化的瑰宝,也是中华文化的瑰宝。它不仅展现了优秀的医者该有的"精于医术,诚于患者",更诠释了"细心博爱,心系苍生"的崇高品质,是当代医护工作者和健康从业者必须遵循的职业信条。"大医精诚"的"大"就是大爱,作为医药从业者,无论医生、护士、药师还是基础医学、预防医学或者其他和健康相关的专业人士,都必须心中有爱,对党的爱、对国家的爱、对患者的爱;"精"就是专业要精,医术要精,学术要精,要有高超的技术和治病救人、攻克疑难危重疾病的本领;"诚"就是要对患者忠诚,对事业忠诚,真诚地服务患者,真诚地服务医疗健康事业,真诚地为保障人民健康奉献智慧和力量。吴英恺一生学医、行医、传医70余年,开创了中国的心胸外科事业,组建过3家著名医院、2个研究所和5个心胸外科。他是当之无愧的大医,医学成就大、行医观念大尤其人格之伟大。

### 教学建议 ▶

本案例可用于《外科学》中"肺部疾病、食管癌及纵隔疾病"章节的辅助教学,可作为课程开始的引入案例,帮助学生了解我国胸心血管外科创始人吴英恺教授的光辉一生,鼓励学生学习吴老伟大的人格和刻苦钻研的精神。

### 知识链接 ▶

建设健康中国需要弘扬"大医精诚"精神[EB/OL].[2017-09-27]. http://szyyj.gd.gov.cn/zyyfw/dyjc/content/post_1854648.html

(余咏潮　白一帆)

##  黄家驷:当一名好教师、好医生

### 教学目标 ▶

通过案例教学使学生了解我国著名胸心血管外科教授黄家驷的人生故事,学习黄教授既要有远大的人生目标,又要有脚踏实地的精神,一步一个脚印——走好自己的人生路。

### 案例描述 ▶

黄家驷是我国著名胸外科学家、医学教育家,一级教授,我国胸心外科奠基人之一,中国科学院学部委员(院士)。黄家驷教授一生勤奋不息、医德高尚、廉洁俭朴、平易近人,为我国医学教育、医学科学和胸心外科专业的发展做出了卓越的贡献。"我感兴趣的是当一名好教师,当一名好的胸外科医师"。这句话是黄家驷的人生梦想,"好教师""好的胸外科医师"也是他一生最好的概括。

少年时期的黄家驷,在读私塾时受五四运动影响,于1919年6月2日(农历端午)离家赴省城南昌求学,同年秋考入江西省立二中。1920年黄家驷入上饶中学就读,1921年转学于天津南开中学,1924年夏,他以同等学力资格考取协和医学院。1926年下半年,协和医院预科停办,他转入燕京大学继续学习。1930年和1933年,黄家驷先后毕业于燕京大学和协和医学院,获理学学士和医学博士学位,由此开始了医生生涯。他相继在协和医院和上海医学院任外科医生8年,接受了严格的临床外科学的正规训练,积累了丰富的医学实践经验,出国前提升为副教授。

1941年夏,黄家驷考取了唯一一名清华庚子赔款留美医科名额,10月赴美国密歇根大学医学院研修胸腔外科,师从欧美胸腔外科专门化创始人约翰·亚历山大教授。在导师的指导和训练下,他很快熟练地掌握了胸外科手术,经常代表亚历山大教授到各地疗养院为肺结核患者实施外科治疗。还曾随同导师访问过有100余年历史的美国约翰·霍普金斯大学医学院,并为该院闻名的外科主任埃尔弗瑞德·布拉洛克教授及其助手们示范了支气管造影术的精湛技术。1943年秋,黄家驷获外科硕士学位,并通过了美国全国专家考试取得外科专家资格。鉴于黄家驷对结核性支气管炎的病理学问题进行了深入的探讨并有出色的学术成就,为美国早期胸外科事业做出了突出贡献,他被推选为美国胸外科专家委员会创始委员。

1945年10月黄家驷学成回国,任上海医学院教授。翌年即在上海医学院附属中山医院和红十字会第一医院创建胸外科,收治晚期肺结核、肺脓肿症、食管癌肿等疾病患者,开展控制压力麻醉下的开胸手术,建立了各种类型的肺切除和食管切除术,由此开创了我国心胸外科的新局面。在20世纪50年代他上书中央卫生部倡议成立了上海市胸科医院,是我国胸外科奠基人之一。

1950年冬,朝鲜战争逼近鸭绿江,黄家驷带头报名参加上海市抗美援朝志愿医疗手术队奔赴东北前线,担任总队长兼第二大队大队长。在由上海医学院组成的第二大队驻齐齐哈尔陆军第二医院里,他们第一次接触到用鲜血和生命保卫祖国的英雄儿女。战士们在重伤昏迷中或是刚刚从麻醉中苏醒时念念不忘杀敌立功的呼喊,深深震撼着医疗队员。黄家驷取消了医疗队伙食大、中、小灶的区别,和全体队员同甘共苦,一起投入到了抢救伤病员的紧张战斗。半年时间,全队施行手术近千次,疗效优异,成绩显著。他们帮助部队医院建立正规化的制度,将内科、外科重新编组,以达到专科治疗、专科教学的目的,同时确定了军医分级制度和分层负责的正规回诊制度。黄家驷还组织翻译了《军阵外科学》,作为改进战伤医疗的理论指导,该书于1951年底正式出版。

1952年,黄家驷任上海第一医学院副院长兼中山医院院长。在行政工作和社会活动十分繁忙的情况下,他始终坚持临床医疗和教学。他亲自编写讲义,认真备课,授课时重点突出、条理清楚,教学效果好,深受学生们的爱戴。虽然会议和社会活动占去他不少时间,但他始终不忘"本行",抓紧时间去胸外科查房,做手术,备课,教学巡诊。外出活动时他也不忘带着"作业",会前会后,旅途或短暂的休闲时间都被利用起来,译著《胸部外科学》和《外科学》的部分编审工作就是这样完成的。

黄家驷教授一直以饱满的精神状态专注于事业,争分夺秒地笔耕,直到生命最后一刻。1984年,他不顾病后体弱,继续埋头工作。因为他主编的《外科学》再版将成为大型外科参考书,需要大量充实内容,因此他夜以继日查阅文献,先写成了"胸部损伤"一章作为蓝本,这样可以赶在5月份全国政协会议期间召开《外科学》编委会时讨论第四版的编写计划。5月13日他出席了全国政协会议。14日上午,他前去主持生物医学工程学会理事会,赴会途中,黄家驷教授因心脏病复发与世长辞,终年78岁。

黄家驷教授逝世后,《外科学》编委会为纪念他对发展外科学的卓越贡献,决定将此书定名为《黄家驷外科学》。中华医学会追授予黄家驷"胸心血管外科科学进步贡献奖",表彰他为我国医学教育事业和胸心血管外科发展做出的杰出贡献。

### 思政元素分析

医学报国是黄家驷教授的毕生追求,国家动荡、时局危难之时,黄家驷决心为开创中国的胸外科事业披荆斩棘,毅然放弃美国优厚待遇,回到祖国。晚年的黄家驷虽然告别了手术台,但依然笔耕不辍,从事外科学的研究,成为我国胸外科的奠基人之一。黄家驷教授天资聪慧,勤奋好学;胸怀大志,赤胆忠心;关心后学,重视教育,在治学、行医和处世等方面堪称楷模。他的伟大精神主要体现在3个方面:第一,创新精神——创新是一个民族的灵魂。治学当如黄家驷,面向世界,不断超越。在科学技术日新月异的今天,年轻一代更应严谨治学,以活跃的思维,敏锐的洞察力,为科学发展做出贡献。第二,济世担当——金钱名利无法成为成功的内在驱动力。行医当如黄家驷,生命不息,仁心不止。只有心系人民的福祉,勇于承担自己的责任,才能够在各自领域不断进步与发展。第三,志存高远——远大的抱负与理想是攀登事业高峰的必要条件。处世当如黄家驷,风雨乐清贫,生死系医学。只有将自己专业知识和技能深深扎根于脚下这片热土,你的人生才会焕发异样的光彩。

### 教学建议

本案例可用于《外科学》中"肺部疾病、食管癌及纵隔疾病"章节的辅助教学,可作为课程开始的引入案例。

### 知识链接

黄家驷:当一名好教师、好医师[EB/OL].[2019 - 09 - 20]. https://m.thepaper.cn/baijiahao_4475900

(余咏潮　白一帆　杜　萍)

## 65 顾恺时:一代巨擘拓展"中国心胸"

### 教学目标

通过案例教学使学生了解我国胸心血管外科发展相关知识及顾恺时教授光辉的一生。引导学生向顾恺时教授学习,走好自己的人生路。

### 案例描述

顾恺时(1913—2005年),江苏启东人。我国著名的胸心外科专家,主任医师、教授。曾任上海市文物保管委员会委员、九三学社成员、上海市政协第一届至第七届委员、上海市劳动模范。

1947年,顾恺时赴美研修外科和胸外科,1948年转入哈佛大学麻省总医院进修,是接受过严苛医学训练的专家。归国以后,顾恺时把父亲顾南群一手创办的南洋医院无偿捐献给了国家。1955—1957年,顾恺时受上级委托,与黄家驷、兰锡纯等共同筹建了上海市胸科医院。他根据国内外经验以及自己的切身体会,以医疗、科研、教育三者并重为指导方针,建立起了我国第一所胸、心专科医院,任上海市胸科医院副院长兼外科副主任。此后,顾恺时每年举办一期胸科医师培训班,连续举办了17期,培养了700多名专科医师,为中国心胸专科做好了人才储备。这些人有不少后来成为国内外知名专家。

20世纪50年代,全世界仅美国等少数国家拥有人工心肺机,顾恺时决心制造出我们国家自己的人工心肺机。初创阶段,他与工程师一起夜以继日苦思冥想、精心制作;动物实验阶段,他坐着三轮车把数百斤重的氧气瓶亲自送到实验室;研发遭受重挫时,他反复观察、不断琢磨,前后历经63次动物实验以及多轮的机器改造,甚至把自己吃的牛奶和牛肉都"贡献"给了实验动物……1958年7月12日,我国自行研发的鼓泡式人工心肺机首次应用于临床,替代了一位12岁少女的心肺功能。顾恺时仅用12分30秒迅速为她施行了体外循环下的心内直视手术,切除了病灶。在手术中患者全身的血液在人工心肺机内循环8次,开创了我国心内直视手术的新纪元。

这样的"第一",顾恺时还有很多。早在1951年,他就开展了治疗支气管扩张、肺脓肿的肺叶切除手术;1954年,他首创了以"骨膜外塑胶球填充术"治疗双侧空洞性肺结核;1957年,他创制了无缝塑料纤维人工血管,并成功施行胸主动脉病切除、血管移植术,为我国血管移植开拓了新途径;同年,他在国内率先施行第一例全肺切除手术并获成功;1960年,他首创心脏二尖瓣扩张器并成功施行风心左径二尖瓣交界分离术;1962年,他以国产人工心肺机在体外循环下实施主动脉全弓及动脉瘤切除,以自制的无缝塑料纤维行人工血管移植术;1963年,他开展结肠代食管治疗晚期食管癌……

十一届三中全会之后,他备受鼓舞,带着年轻医生到各地考察,提出必须加强国际交往,缩小胸心外科与国际先进水平之间的差距。1983年,顾恺时访美交流观摩归来后,编写了150万字的集大成之作《顾恺时胸心外科手术学》,书中搜集了2000多张医学图片、汇集60多位专家文章,全面总结了我国胸外科、心血管外科的成就和经验。

1985年,顾恺时应邀出席世界心脏直视手术外科学术会议,被推选为大会主席团成员,并做"中国开展心脏直视手术与冠状动脉搭桥手术治疗冠心病的现状与经验"的报告。在会上,他被授予在心脏直视手术领域中有杰出贡献与卓越成就的金质奖牌,并受委托作为中国代表负责筹建亚洲胸外科学会,为中国医学事业赢得了世界荣誉。

## 思政元素分析

人类认识世界和改造世界的过程,是一个包含着创新的发展过程。创新就是破除与客观事物进程不相符合的旧观念、旧理论、旧模式、旧做法,在继承历史发展成果的基础上,发现和运用事物的新联系、新属性、新规律,更有效地进行认识世界和改造世界的活动。创新是社会发展的不竭动力,人类发展进步的历史就是不断创新的历史。人类的创新活动具有丰富的内容和表现,包含着知识、制度、科技、文化等各方面创新。归结起来讲,主要是理论创新和实践创新两个基本方面,它们集中体现了人类在认识世界和改造世界中的创新活动。"君有治心术,辛勤五十年",顾恺时教授在我国胸心外科领域的创新技术硕果累累,他为祖国医学事业开疆拓土、砥砺前行,做出了卓越贡献。顾老和他持续不断的创新精神是我们在医学研究中应该永远学习的。

### 教学建议

本案例可用于《外科学》中"获得性心脏病的外科治疗(冠心病)"章节的辅助教学,可作为课程开始的引入案例。

### 知识链接

施亚泽. 顾恺时:一代巨擘拓展"中国心胸"[EB/OL]. [2019-9-22]. https://m.thepaper.cn/baijiahao_4494193

(余咏潮　白一帆　杜　萍)

## 66 国产人造心脏瓣膜诞生的故事

### 教学目标

通过案例教学使学生了解我国国产心脏瓣膜诞生的故事,了解我国医生在心脏瓣膜外科技术领域不断进取,勇于创新,取得的举世瞩目的成就,引导学生不忘初心,为国家医学发展,为人民健康事业持续贡献力量。

### 案例描述

1963年,第二军医大学长海医院胸心外科著名专家蔡用之教授带领全科主要专业人员,瞄准国际前沿,以大无畏的创新精神,大胆地提出了研究国产人造心脏瓣膜这个课题。当时国外技术对我国实施封锁,国内医疗工业非常薄弱,在这种情况下,蔡用之教授克服重重困难,不断试探摸索,开始了研制国产人造心脏瓣膜的艰辛历程。

蔡教授在接受采访时回忆道,"先试用牙托塑料做成球形阀体,再自行焊接成笼形支架,制成锥形的笼球型瓣膜。经过动物实验反复失败后,为了寻找医用材料,我们奔波于全国各地。夏天顶着烈日酷暑,冬天冒着凛冽寒风,实在饥饿了,就在当时荒芜的五角场仅有的牛肉面馆吃碗面条,这就很满足了"。1964年初,蔡教授终于联系到上海医疗器械研究所与上海硅橡胶研究所,按照中国人的体格设计出人造球型心脏瓣膜。之后,他们在简陋的实验条件下克服各种困难,用一年多的时间做了近200例犬的手术动物实验。

为了严密观察各项指标,实验人员住在实验室,整夜不能睡觉,守护与记录着实验犬的变化。因为当时不会插导尿管,为了给动物留小便就只能在狗笼下面放一块塑料布收集小便;为了给狗吃抗凝药,就将竹筒插入狗嘴里,用水灌进去。

功夫不负有心人,实验人员反复观察与总结,终于探索出了手术的规律。动物的术后成活率达70%,这表示人造瓣膜功能良好。成活的狗能在运动场疾驰1000多米,最长成活时间高达2年多。根据当时标准,国产人造球型瓣膜结构正常,可以向临床过渡。

1965年6月12日是个值得庆祝的日子,这是实施我国第一例二尖瓣置换手术的时刻。当时,手术应用的是早期的转碟式氧合器,采用深低温体外循环,股动、静脉插管,选取左胸后外侧切口,经左心耳切口显露二尖瓣,经过4小时40分钟后,蔡教授和他的团队艰难地完成了置换手术。术后4小时患者清醒,8小时拔除气管插管。

限于物质条件,当时用的强心药物只有肾上腺素和西地兰,抗凝药物是持续静滴肝素。监护病房的设备非常简陋,陈旧的地板结构,走路都会引起振动。为了给患者提供良好的护理和合理准确的静脉滴注药物,特护人员走路都要轻手轻脚,生怕影响治疗效果;蔡用之教授、尉挺教授与耿振江教授在病房住了一个多月;张宝仁教授与龙国粹教授轮流在病房监护了6个月,而且每天都要抽自己的血液作抗凝酶原对照。后来蔡教授向上级领导汇报工作时说:"我们的班子是一个很团结能战斗的班子,是一个吃大苦耐大劳的班子。"医院的赵安泰政委很有感慨,他说:"古人说一字值千金,蔡教授你为写出国产人造瓣膜这几个金光大字,不知道花了多少精力和心血啊!"

### 思政元素分析 ▶

回望中国心脏瓣膜事业走过的将近60年的历程,可谓从无到有,再从有到优,"看似寻常最奇崛,成如容易却艰辛"。新中国成立以来,从疫病横行到可防可控,从缺医少药到病有所医,中国医疗卫生事业发生质的飞跃,基础医学、临床医学、预防医学、中医药学等各方面都取得举世瞩目的成就,产生了一批达到或引领世界先进水平、在国际上具有示范和带动作用的优势医疗技术,有效提升了重大疾病诊疗能力。第一支国产青霉素针剂试制成功、发现沙眼的致病源是沙眼衣原体、发现能有效降低疟疾患者死亡率的青蒿素、第一例试管婴儿诞生,再到发扬中医药优良传统、发挥新型举国体制优势使新冠肺炎救治、新冠疫苗研发在国际上处于第一方阵……中国共产党书写了人民至上、生命至上的"健康答卷"。

### 教学建议 ▶

本案例可用于《外科学》中"获得性心脏病的外科治疗(心脏瓣膜病)"章节的辅助教学,可作为课程开始的引入案例。

### 知识链接 ▶

1. 孙亚慧. 一颗"心"背后的健康答卷[EB/OL]. [2021-12-26]. https://baijiahao.baidu.com/s?id=1720191693342569326&wfr=spider&for=pc

2. 长海心外科70年人工心脏瓣膜研发史[EB/OL]. [2019-11-13]. https://mp.weixin.qq.com/s/jnzvPhDCQHRSIngmXd_1lA

(余咏潮 白一帆 高 原)

## 67 无影灯下他最美——著名心脏外科专家汪曾炜

### 教学目标 ▶

通过案例教学使学生了解汪曾炜教授的人生故事。汪曾炜教授一生能够取得光辉成就的原因是他对医学的执着和善学,引导学生学习汪老的精神,努力学习,善于学习。

**案例描述**

1983年,在北京举办的国际胸心血管外科学术交流会上,世界心血管外科权威、美国著名教授柯可林,对汪曾炜和他的团队取得的成果评价道:"手术数量多,死亡率低,比我们工作做得好。"我国著名心血管外科专家苏鸿熙教授说:"要想成为一名合格的心脏外科医生,就要到汪曾炜手下学习,他是我国心脏外科领域的一面旗帜!"

汪曾炜经常跟晚辈讲,高楼大厦是一砖一瓦盖起来的,拒绝做好一砖一瓦的准备,高楼大厦就永远只是一个梦想。他是一个善学的人。当时,他的居室只有十几平方米却沿墙放了3个大书架,上面有几千册书刊,其中有不少外文资料。他悉心钻研外国名医是怎样成功地在心脏这个敏感而又极重要的部位施行手术的。每天晚上他都坚持到病房看看患者术后的恢复情况,从病房回来,他才能安心读书。有时看得兴奋,即使通宵达旦依然如醉如痴,毫无倦意。他把医院图书馆的藏书看完,又跑到中国医科大学图书馆去看。有时管理员要午休,他却分分秒秒不舍得,怀揣两个馒头,让管理员把他锁在查阅室里继续攻读。图书管理员们悄悄议论:"这个人读书入了魔!"

大量的阅读、勤奋的学习,再加上对患者细致入微的观察换来了临床技能的进步和升华。汪曾炜一直记得自己第一次完成体外循环手术的情形。那是1964年,患者是部队一个营长的孩子,只有8岁。这个小患者心室有缺损,还易产生心脏传导系统的问题。汪曾炜和同事们一连19天没离开病房,像坚守阵地一样看护着孩子。这个小患者被救活了,后来长大成人顺利结婚生子,对汪曾炜无比感激。

75岁那年,汪曾炜应邀到原南京军区福州总医院为患者做心血管深处动脉瘤手术。患者血管一直渗血,汪曾炜一边手术一边为患者输血,整整12个小时后,手术终于圆满完成。有一位20岁女青年因单心室复杂心脏畸形,难以继续工作。在汪曾炜精心对症手术后,她的身体恢复正常,顺利结婚生子,后来这位患者每年都要来看望她的救命恩人汪教授。济南市的一名法乐氏四联症患儿,走十几米就得蹲下来大口喘气,洗漱、吃饭都需大人照顾。汪曾炜成功为他进行了手术。后来,汪曾炜路过济南去看这个孩子。患儿已长成身强力壮的小伙子,参加了工作,能与常人一样从事各种活动。他兴奋地告诉汪老,在游泰山的时候他自己登上了玉皇顶。

一个又一个患者,一次又一次手术。汪曾炜的绵绵爱心和精湛医术,让一个个生命延续着鲜活与精彩。汪教授百岁高龄时仍然奋斗在临床心脏外科一线,有人赋诗给汪老:"百岁寿翁汪曾炜,志存高远终不悔。漫长人生党引路,德艺双馨皆赞佩。阔步前沿攀高峰,敢为人先勇气锐。高龄仍战第一线,医术品格传后辈。足迹遍布全中国,军内军外好口碑。终身成就留青史,无影灯下他最美。"

**思政元素分析**

重视学习、善于学习是流淌在中国人民血液里的民族文化基因。中华文明是人类历史上唯一一个绵延5000多年至今未曾中断的灿烂文明,善于学习、勇于探索是中华民族一以贯之的优秀品质。几千年前,中华民族的先民们就秉持"朝闻道,夕死可矣"的追求和"周虽旧邦,其命维新"的精神,开启了"路漫漫其修远兮,吾将上下而求索"的文明缔造实践,保持

"吾生也有涯,而知也无涯"的清醒认识,以"业精于勤荒于嬉,行成于思毁于随"的思想自觉,踏上了"为天地立心、为生民立命、为往圣继绝学、为万世开太平"的守正创新征程,谱写了浩如烟海的鸿篇巨制,也创造了气贯长虹的文化奇迹。

重视学习,善于学习,也涵养了中国共产党独特的精神气质,我们党依靠学习创造了历史,也要依靠学习走向未来。在每一个重大转折时期,面对新形势新任务,我们党总是号召大家加强学习,而每次这样的学习热潮,都能推动党和人民事业实现大发展大进步。当前面对世界百年未有之大变局,我们唯有增强本领,才能不断适应世情、国情、党情的新变化,不断适应新时代党和国家事业发展要求的能力。本领不是天生的,要通过学习和实践获得。我们必须善于学习,优化知识结构,拓宽眼界视野,使学习和研究体现时代性、把握规律性、富于创造性。作为一名医学生,我们要学习汪教授始终心怀热忱,善学敬业的职业精神,为国家的医学事业发展贡献自己的力量!

### ◆ 教学建议 ▶

本案例可用于《外科学》中"先天性心脏病的外科治疗"章节的辅助教学,可作为课程开始的引入案例。

### ◆ 知识链接 ▶

1. 无影灯下他最美[EB/OL].[2022 - 01 - 18]. https://baijiahao. baidu. com/s? id=17222281196682178974&wfr=spider&for=pc

2. 周文彰. 善于学习,就是善于进步[EB/OL].[2019 - 04 - 30]. https://baijiahao. baidu. com/s? id=1632172985733056895&wfr=spider&for=pc

(余咏潮　白一帆　杜　萍)

## 68 伟大的国际主义战士——白求恩

### ◆ 教学目标 ▶

通过案例教学使学生了解白求恩大夫光辉的一生,引导学生学习感悟白求恩精神,成长为优秀的专业医学人才。

### ◆ 案例描述 ▶

亨利·诺尔曼·白求恩(Henry Norman Bethune,1890年3月4日—1939年11月12日),加拿大共产党员,国际共产主义战士,著名胸外科医师。1890年,白求恩出生于加拿大安大略省格雷文赫斯特镇一个牧师家庭。青年时代,他当过轮船侍者、伐木工、小学教员、记者。1916年,白求恩毕业于多伦多大学医学院,获学士学位。1922年,他被录取为英国皇家外科医学会会员。1923年,白求恩通过非常严格的考试成为英国皇家外科医学院的临床研究生。1926年夏天,他不幸染上了肺结核,直到1928年初才病愈。后来白求恩回到加拿大蒙特利尔,成为麦吉尔大学皇家维多利亚医院加拿大胸外科开拓者爱德华·阿奇博尔德医生的第一助手。在此期间,他发明和改进了12种医疗手术器械,还发表了14篇有影响的学术论文。1933年,白求恩被聘为加拿大联邦和地方政府卫生部门的顾问,1935年,他被选为美国胸外科学会会员、理事。

1935年11月,白求恩加入加拿大共产党。1936年冬,他志愿去西班牙参加反法西斯斗争。1937年12月,白求恩前往纽约向国际援华委员会报名,并主动请求组建一个医疗队到中国北部和游击队一同工作。

1938年1月2日,白求恩带着足够装备几个医疗队的药品和器材,从温哥华乘海轮前往香港。3月31日,他率领一个由加拿大人和美国人组成的医疗队来到了中国延安。毛泽东亲切接见了白求恩一行。7月初,他回到冀西山地参加军区卫生机关的组织领导工作,创办了卫生学校,培养了大批医务干部;编写了多种战地医疗教材。8月,他开始担任八路军晋察冀军区卫生顾问。1938年11月—1939年2月,白求恩率医疗队到山西雁北和冀中前线进行战地救治,4个月里,他们行程750公里,完成手术300余次,建立手术室和包扎所13处,救治了大批伤员。1939年10月下旬,在河北涞源县摩天岭战斗中抢救伤员时,他的左手中指被手术刀割破感染。11月12日凌晨,因手术中被细菌感染转为败血症医治无效,白求恩同志在河北省唐县黄石口村逝世。

白求恩同志在华期间的诸多故事常被大家津津乐道。

1. 群众血库:1938年6月,白求恩在山西五台县松岩口军区后方医院讲授输血技术。"输血"在当时是一个比较新鲜的技术,在中国只有大城市少数几家医院才能开展。在野战医疗条件下输血,是人们连想也不敢想的事情。白求恩首先详细讲述了采血操作、标准血型制作、血型鉴定、配血试验、储存、运输、保管等基本知识。接着,他推来一名胸部外伤、需要输血的战士。34岁的卫生部部长叶青山第一个献了血。验过血型后,白求恩让叶青山和受伤战士头脚相反躺在床上,拿出简易输血器准备操作。带着针头的皮管连接在他们靠近的左右两臂静脉上,皮管中间有一个三通阀门,阀门上连着注射器。白求恩把阀门通向叶部长,抽拉针栓,殷红的鲜血便流入注射器;再转动阀门,血液便流入患者体内,大家看后热烈鼓掌,这是战地输血在中国军队野战外科史上第一次取得成功。然后第二个患者推来了,白求恩主动躺在了患者的身旁,不容置辩地说:"我是O型血,抽我的!"白求恩因此被大家称赞为"群众血库"。

2. 讲授课程:1939年夏,白求恩在晋察冀卫生学校讲授"野战外科示范课"。刚一上课,白求恩就对护士赵冲说,把"卢沟桥"打开。"卢沟桥"是白求恩为野战手术而设计的一种桥型木架,搭在马背上,一头装药品,一头装器械。护士把"卢沟桥"搬下来,拿出东西,不一会,手术台、换药台、器械筒、药瓶车、洗手盆等一一就绪,医生、护士、司药、担架员、记录员各就各位,简易手术室就布置好了。下一步是示范伤员进入手术的过程。伤员从门外抬入、搬动、解绷带、检查伤情、换药、包扎和手术都井然有序。第三步是手术室的撤收,全部用品有条不紊地归位,最后把"卢沟桥"驮到马背上。白求恩说,当一名好医生不仅要技术好,还要时刻准备上前线。

3. 抗洪救险:1939年7月间,连续十几天的特大暴雨使唐河水位猛增,泛滥成灾的洪水威胁着河北完县(现为顺平县)神北村。洪水威胁着晋察冀卫生学校的安全,上级决定将学校转移到河西岩。白求恩知道后立刻找到学校要求参加突击队。没有渡船,大家就用大笸筐绑在梯子上当运载工具。白求恩和突击队的小伙子们跳进水中,十人一排,手挽手,一趟一趟地来回运送着物资。

4. 严格要求:有一次,他发现一个护士给伤员换药时,瓶里的药和瓶签不一致,便严厉地批评道:"同志,要知道这种马虎粗心的工作作风会置人死地的,今后绝不允许再有类似事情发生。"说着便生气地拿着软膏刀,把瓶签刮掉了。护士一时不知所措。过了一会儿,白求恩同志和蔼地拍拍这个护士的肩膀说:"小同志,我刚才严肃的态度是好意,就是方式不好。你要知道这样做会造成死亡的。今后要耐心、细致的工作。我们要对患者的生命负责啊!"听了这番恳切的话,护士感动得流下了热泪。当时边区物质条件十分困难,医疗用的纱布、棉花、绷带都是用过后洗净消毒再用。医院对旧敷料的消毒操作过程做得不够好,白求恩发现后立即严肃指出:"不要小看消毒工作,要知道敷料上带有细菌,敷在伤口上,就会引起发炎化脓,影响治疗效果,我们应该像消灭敌人一样来消灭敷料上的细菌。"他提出了"消毒十三步法",采取严格的消毒措施。后来,这种方法推广到全区各医院。

5. 心怀善意:1923年秋,33岁的白求恩到英国爱丁堡参加外科医学会会员考试,结识了22岁的英国姑娘法兰西丝。白求恩对法兰西丝一见钟情,很快两人结为伉俪。后来,白求恩染上了肺结核,他对妻子说死神就要来到他的身边,不能把肺病传染给妻子,要和妻子离婚。尽管白求恩反复"动员",可妻子法兰西丝一再拒绝。白求恩只好硬起心肠向法院递交了离婚申请书。1939年11月,白求恩在抢救八路军伤员时感染了败血病。生命垂危时,白求恩给晋察冀军区司令员聂荣臻写了封信,把自己的遗产一一分给战友们。他也想到了法兰西丝。他请求国际援华委员会给他的离婚妻子拨一笔生活的款子,或是分期给……并要求向她说明,自己十分抱歉,同时也告诉她,自己曾经是很愉快的。

6. 日记节选:1938年8月21日,白求恩曾在日记中写下:"今天动手术,我的确累了,一共做了10个。其中5个是重伤……尽管我的确是很累了,但我从来没有像这样高兴过,我十分满足,我尽了我的一分力量,我有什么理由不高兴呢?特别是看见自己的生活是如此充实,工作是如此重要,以至于从早上5点半到晚上9点钟,没有一分钟的时间白白度过,这里需要我。我没有钱,也不需要钱,可是我万分幸运,能够来到这些人中间,在他们中间工作。对他们来说,共产主义是一种生活方式,而不仅仅是一种空谈或信仰。他们的共产主义简单而又深刻,其自然合拍如膝骨之运动,肺脏之呼吸,心脏之搏动……他们愤恨时绝不宽赦,而仁爱的胸襟却又坦荡得足以容纳下整个世界。还说什么不懂情感的中国人!在这里我找到了最富于人性的同志们。他们遭遇过残酷,可是懂得什么是仁慈;他们尝受过苦痛,可是知道怎么笑;他们受过无穷苦难,可是依旧保持着他们的耐性、乐观精神和静谧的智慧。我已经爱上了他们,我知道他们也爱我。"

### 思政元素分析

白求恩精神是抗日战争时期在华夏神州这方浴血奋战的沃土上形成的伟大精神。80多年前,毛泽东同志在《纪念白求恩》一文中指出:"白求恩精神就是国际主义精神,就是毫不利己、专门利人的共产主义精神,表现为对工作极端负责、对同志对人民极端热忱、对技术精益求精。"其中,"一个人能力有大小,但只要有这点精神,就是一个高尚的人,一个纯粹的人,一个有道德的人,一个脱离了低级趣味的人,一个有益于人民的人"。这既是对白求恩大夫的高度赞扬,也是对白求恩精神的推崇。

白求恩终生奋斗的全部就是一切为了全人类的解放,他全身心地投入到国际共产主义和反法西斯侵略的斗争当中。他高尚的思想品德,为医务人员树立了光辉榜样。他对伤员关怀备至,对医疗救护工作无私无畏。他说:"医生是为伤病员活着的,如果医生不为伤病员工作,他活着还有什么意义呢?"冒着生命危险带领医疗队上前线,手术站总是尽量接近火线;动员医务人员为伤员献血;为了及时挽救伤员的生命,常常不顾劳累和饥饿,连续手术几天几夜;在自己手指负伤感染,病情危重的情况下,仍坚持为伤员做手术和编写学习资料。他高尚的思想作风,对八路军医务人员影响很深,对战伤救治的改进,乃至整个野战卫生建设起到了重要的指导作用。他崇高的医德情操、严谨的科学态度、忘我的工作精神铸就了白求恩精神的灵魂,他已经成为一个时代的符号,感召了一代又一代的医务人员毫不犹豫地投身血与火的战场,鼓舞了一代又一代的医务人员坚定不移地走上为患者服务的崇高道路。

### 教学建议

本案例可用于《外科学》中"外科绪论、输血、病例分析、手术记录书写"章节的辅助教学,可作为课程开始的引入案例。

### 知识链接

1. 诺尔曼·白求恩:伟大的国际主义战士[EB/OL].[2021-07-19]. http://www.81.cn/yl_208589/10061885.html

2. 华树成,佟成涛. 冲得上去 豁得出来 彰显新时代白求恩精神[N/OL]. 光明日报,2020-04-13. https://epaper.gmw.cn/gmrb/html/2020-04-13/nw.D110000gmrb_20200413_2-09.htm

(余咏潮 白一帆 杜 萍)

## 69 体外循环机诞生的故事

### 教学目标

通过案例教学使学生了解体外循环机诞生的故事,感悟失败与成功的关系。

### 案例描述

体外循环机是由一组泵构成的可以驱动血流按预定方向和速度流动的机械设备,在体外循环中起到暂时代替心脏泵血的功能,它同时还有驱动停搏液以及吸引心腔和术野血液的功能。提起体外循环机,就要提起它的发明者——美国心脏外科专家约翰·吉本(John Gibbon)。

吉本来自美国费城的一个医学世家。1930年10月3日,27岁的吉本分管一位53岁的女患者,该患者因血栓形成而发生了致命的肺栓塞。患者的病情迅速恶化,"切开肺动脉,取出血栓"在20世纪30年代的欧洲存活率并不高——140例中仅有9例存活,而在美国则根本没有存活的报道。上级医生叮嘱吉本在手术室里对她严加监护,并做好术前准备。翌晨,患者突发神志昏迷伴呼吸心跳停止,手术立刻开始。虽然主刀医生以令人惊叹的 6 分半钟速度,从患者的肺动脉内取出众多血块并缝合血管完成了手术,但遗憾的是,这位患者始终未能苏醒。

吉本后来回忆道:"患者为求生而挣扎的情景深深震撼了我,但我无能为力。当我注意到她的血管逐步膨胀,血液颜色也愈来愈黑时,很自然地想到这时若能将这些血液用任何方法持续抽出,去除二氧化碳,加入氧气,再将此血液注入血管内,同时可以使医生在阻断回心血流的情况下,安全地切开肺静脉取出血栓,这就可能挽救她的生命……我们应该绕过血栓在患者体外做一部分心和肺的工作。"

1934 年,年轻有为的吉本成为马萨诸塞州总医院的住院医师,获得了研制人工心肺机的准许,他便同自己的妻子兼助手玛丽·霍普金斯开始了艰苦的研究。他们用橡胶、玻璃、废金属、自制瓣膜、橡皮手指套等零星实验杂物制成了一台"人工心肺机"。由于实验经费捉襟见肘,连供实验的动物都买不起,夫妇俩甚至会在夜晚诱捕野猫。1935 年时,他们已经能用机器代替心肺,使猫的心脏在体外循环下停止搏动,并在 39 分钟后恢复循环功能。

吉本带着研究成果参加了全美胸外科学术会议。遗憾的是,没有多少人在意这份报告,外科学界对该研究表现得极为冷淡。但他坚信自己的方向是正确的,于是他继续改进着各方面的细节。1946 年,他得到了美国国立卫生研究院和 IBM 公司的资助,结合了其他同道的合理建议,人工心肺机在这一阶段得到极大改进。在 1949—1952 年之间,实验动物的死亡率已经由 80% 下降至 10% 了。基于这些成功的动物实验结果,吉本决定进行人体试验。

1952 年 2 月,一个 15 个月大的女婴因巨大房间隔缺损而住院。吉本用人工心肺机作体外循环转流后切开右心房,却并未发现房间隔的缺损,正当他打算做其他部位探查时,女婴不幸死亡。后来的尸检结果证明该患儿不存在房缺,即误诊是导致该患儿死亡的主因,这让吉本懊恼不已。

第二例手术是在将近 1 年以后才进行的,患者是一位 18 岁的女大学生,患有巨大房间隔缺损。1953 年 5 月 6 日,吉本再次用人工心肺机转流 26 分钟,最终修补成功,术后患者长期健康存活。然而,随后的两例手术均告失败。受到严重打击的吉本告别了他已倾注 20 余年心血的研究领域,从此再也没有进行过心脏手术。

尽管以悲剧收场,但吉本的发明对于心脏外科发展史却具有里程碑式的意义。在吉本的基础上,约翰·柯克林(John Kirklin,1917—2004 年)等人终于使心肺机成功地走向心脏外科的临床实践。仅仅在吉本第一次体外循环下手术成功的 5 年之后,柯克林即报道了在梅奥诊所成功地应用 Mayo-Gibbon 设备在体外循环进行的 245 例手术。有了体外循环技术这一有力的保障,心外科医生可以从容地在无血的术野下,对心脏进行精细的矫正与修补。夸张一点讲,体外循环是生命垂危时,最后一根救命稻草。

### 思政元素分析

马克思主义哲学认为,事物充满着矛盾,而矛盾的双方是对立统一的,即它们相互对立,但又相互依存,并在一定条件下相互转化。成功与失败就是这样一对辩证统一的矛盾。没有失败,也不会有成功。科学研究是探索和创造,可以说,失败具有天然合理性。如果怕失败,就只能原地不动。从这个意义上讲,失败自有其价值。每次失败都是在告诉我们"此路不通",应当另觅新途。失败并不可怕,可怕的是一想到可能的失败就轻易放弃。吉本医生是伟大的,他通过 20 年不断的失败,不断的努力积累,最终发明出在心脏外科发展史具有里程碑意义的体外循环机。吉本医生又是悲哀的,他坚持了 20 年,在最后的关头选择了放弃,没有最终研制出成熟的可供临床使用的体外循环机。在吉本的基础上,约翰·柯克林医生仅用了不到两年就把吉本的机器改造成为成熟可靠的体外循环机器并在临床上广泛使用。相对于失败次数而言,每次成功也只能算是"偶然得之"。这就要求科研工作者能超越功利,以人生追求、内在情怀、个人兴趣等内在价值为主导,而不是被晋升、待遇、荣誉等外在利益牵着鼻子走。

### 教学建议 ▶

本案例可用于《外科学》中"体外循环与心肌保护"章节的辅助教学,可作为课程开始的引入案例,引导学生明白失败不是一锤定音,它很可能离成功仅一步之遥,重要的是要不畏困难,勇敢坚持。

### 知识链接 ▶

巩沛文. 善于以失败为师[N/OL]. 解放军报. 2022 – 03 – 11. http://www.81.cn/jfjbmap/content/2022-03/11/content_311128.htm

(余咏潮　白一帆　杜　萍)

##  70　心外伤外科治疗的开端

### 教学目标 ▶

通过案例教学使学生了解心外伤外科治疗的相关知识,引导学生尊重但不要"迷信"学术权威。

### 案例描述 ▶

心脏外伤是由于暴力直接或间接作用于心脏,造成心脏破裂、出血或心脏压塞,以及心内结构破坏的病症。因其可以危及生命,其严重性随损伤的部位及程度而定,治疗一般须用手术方式。

历史上,人们对于心外伤的认识是一个逐渐加深的过程。16 世纪以前,人们认为心脏腔室伤必然是致命的,1554 年,巴黎的一个德高望重的医生认识到,心脏腔室伤如果不是穿透伤的话,死亡或许可以避免,但这仍然是外科医生的禁区。"外科之父"西奥多·比尔罗特医生(Theodor Billroth)曾经断言:"谁想在心脏上手术,他将失去同行的尊敬。"另外一个肿瘤外科权威詹姆士·佩吉特(James Paget)医生也说过:"心脏外科恐怕人类无法企及。"

然而到了 19 世纪末,有两位外科医生几乎在同一时间段做了心外伤修补术。1895 年,道尔顿(Dalton)医生为一个心脏刺伤的患者手术,他描述道:没有成功的经验指导我,没有!

我在一个每分钟跳动 140 次的心脏上缝合伤口,出血来源于一个切断的肋间动脉,心包的伤口大约 5 厘米长,但没有心脏的外伤。1893 年,威廉姆斯(Williams)医生缝合了心包伤口,心脏的伤口很小,不用进行缝合。这两个手术都是成功的,给心脏外伤修补术奠定了一个良好的开端,并开启了外科的一个新纪元。两位外科医生打破学术权威的判断,成为心外伤外科治疗的先驱。

▶ **思政元素分析** ▶

辩证唯物主义认识论科学地解决了真理标准问题,从根本意义上说,实践是检验真理的唯一标准,此外再也没有别的标准。这是由真理的本性和实践的特点决定的。英国生物学家赫胥黎(Huxley)有句名言:"严格地不信任一切没有充分证据的东西。"科技工作者要尊重书本上记述的前人的科学成果,但更要相信自己的实践,要敢于超越前人,把质疑当作研究的起点,把批判当作科学的生命。我们要尊重但不要"迷信"学术权威。

▶ **教学建议** ▶

本案例可用于《外科学》中"胸部(肺、心、纵隔创伤)"章节的辅助教学,可作为课程开始的引入案例,既讲述了有趣的历史故事,也启发了学生不唯书、不唯上、独立思考的意识。

▶ **知识链接** ▶

吴宜灿. 守正创新,坚持"做有用的科研"[EB/OL]. [2022-11-25]. https://baijiahao.baidu.com/s?id=1750396421406803133&wfr=spider&for=pc

(余咏潮　白一帆　杜　萍)

##  71　心肌保护研究的历史及启示

▶ **教学目标** ▶

通过案例教学使学生了解心肌保护技术研究的历史,引导学生理解科学理论都只是暂时的,尚未被证伪的假设是具有阶段性的,科学不是绝对真理,但我们对科学的不断追求可以无限接近绝对真理。

▶ **案例描述** ▶

今天,多数人认为科学就意味着真理。但美国哲学家波普尔认为科学理论都只是暂时的、尚未被证伪的假设,是具有阶段性的。再成功的理论,也不过是短暂的猜想和假说,总有一天会被证伪。他认为科学都不过是推测和假想,不认同"科学至上论",否定将科学等同于真理。心肌保护技术研究的历史也证明了上述观点。

心肌保护是心脏手术的基础,只有心肌组织在手术期间得到了良好的保护,手术矫治心脏疾病才有意义,术后良好的心功能才有保障,患者才能顺利康复。

心内直视手术得以顺利进行,除了要有人工心肺机替代心肺功能外,还必须解决因存在自扭曲的主动脉瓣及冠状静脉窦回血而导致的术野不清和因心脏跳动而影响手术操作的问题。医疗界最初是采用钳夹升主动脉导致缺氧性心脏停搏的方法实施的,但这种方法常伴有严重的心肌组织损伤及坏死。如果缺血时间较长或反复缺氧,则损伤坏死更严重。其主要临床表现为术后因心脏排血量减少而导致的休克综合症状,即低心排综合征,这也是术后早期死亡的主要原因,所以医疗工作者们纷纷投身于心肌保护问题的解决中。林格(Ringer)在1888年曾发现钾离子可使心肌高度松弛。1955年,梅尔罗斯(Melrose)及其同事据此在实验研究中将含高浓度钾的溶液(Melrose氏液)自钳闭的升主动脉近心端逆灌入心脏,成功地诱导了心脏停搏,术后患者心功能恢复良好。Melrose氏液的早期临床应用结果相当令人鼓舞,但随后医生发现,许多患者应用Melrose氏液后出现了顽固性室颤及严重的左室功能低下,并且在心肌组织中发现了局灶性炎性损害,这些问题当时都被归罪于钾离子,心停搏液因此被临床弃用近20年,其研究工作也受到了冷落。之后临床上仍沿用常温缺氧性心脏停搏的方法,但其安全时限尚不足30分钟,超过30分钟即有进行性心肌损伤,甚至有不可逆的损害,这严重地束缚了心血管外科手术的发展。

1950年,弗尔曼(Fuhrman)在动物实验中证明,游离的老鼠心肌碎片在温度由37℃降至10℃时,新陈代谢率降低90%。赫尔利(Hurley)及其同事受此启发,于1963年首次将低温技术应用于心血管外科手术,并取得了较好的效果。随后戈特(Gott)的研究表明,常温下停搏的心脏代谢率仅为工作而搏动的心脏的8%;如将停搏心脏的温度降至10℃,其代谢率仅有常温下工作心脏的1%。从此,低温技术逐渐地在临床上得到了推广并应用至今。如果使用得当,这项技术可以使缺氧性停搏的心脏安全地耐受60~70分钟。

基尔希(Kirseh)等于1972年以其他药物代替钾离子作为心停搏剂而研制了新型的心脏停搏液,将其应用于临床后取得了较好的临床效果。泰尔斯(Tyers)和同事于1975年经试验证实Melrose氏液的缺陷在于钾离子浓度过高,而不在于钾离子本身,适合浓度的钾离子可以诱导心跳停止,而无明显的毒副作用,从而彻底为心停搏液"平反"。同年,恩格尔曼(Engelman)的研究指示:心停搏前发生的室颤易导致心内膜下的心肌缺血,心脏耗氧量增多,而钾盐等心脏停搏剂可以使心脏迅速停搏于舒张期,从而避免了心室纤颤,这就为心停搏液在临床的广泛应用提供了理论依据。综合以上所有成果,最终形成了成熟的、应用至今的低温高钾心肌保护液。

### 思政元素分析

人类的认识史告诉我们,人类的认识是一个辩证发展的过程,是一个真理和错误相互斗争的过程。这一方面因为客观世界是无限复杂和永恒发展的,另一方面,由于人们赖以揭示真理、检验真理的实践,是一步一步由低级向高级发展的。认识是一个不断深化的发展过程。在这个过程中,充满真理和错误的斗争;认识真理的过程也就是真理不断战胜错误、排斥错误的过程。随着社会实践的发展,隐蔽在"今天被认为是最合乎真理的认识"中的错误方面,逐步地"会显露出来"。

真理是一个过程。就真理的发展过程以及人们对它的认识和掌握程度来说,真理既具有绝对性,又具有相对性,它们是同一客观真理的两种属性,这是真理问题上的辩证法。真理的绝对性是指真理主客观统一的确定性和发展的无限性。真理的相对性是指人们在一定条件下对客观事物及其本质和发展规律的正确认识总是有限度的、不完善的。也就是说,任何真理都只能是主观对客观事物近似正确即相对正确的反映。我们对心肌保护液的研发和应用也体现了这一特点,先是发明了高钾停搏液并开始应用,后来发现应用后严重的毒副作用,予以放弃。随着人们对心肌保护认知的不断深入,发现适合浓度的钾离子可以诱导心跳停止,而无明显的毒副作用,从而为心停搏液"平反",最终形成了成熟的、应用至今的低温高钾心肌保护液。当然,目前我们临床使用的心肌保护液也并不完美,随着我们认知的进步,一定会发现更多、更好的心肌保护技术。

### 教学建议 ▶

本案例可用于《外科学》中"体外循环与心肌保护"章节的辅助教学,可作为课程开始的引入案例,帮助学生了解心肌保护技术研究的历史,深刻思考真理的检验标准问题。

### 知识链接 ▶

1. 光明日报特约评论员.实践是检验真理的唯一标准[N/OL].文摘报,2018-05-10. https://epaper.gmw.cn/wzb/html/2018-05/10/nw.D110000wzb_20180510_1-01.htm
2. 崔建霞.深刻把握守正创新的核心意涵[EB/OL].[2023-04-25]. https://politics.gmw.cn/2023-04/25/content_36521326.htm

(余咏潮　白一帆　杜　萍)

##  人工气胸术发展简史

### 教学目标 ▶

通过案例教学使学生了解人工气胸术的发展简史,引导学生理解物质不断运动和变化的特征,明确世界上的万事万物都处于普遍联系之中,相互渗透,互为因果。

### 案例描述 ▶

气胸是指无外伤或人为因素情况下,脏层胸膜破裂,气体进入胸膜腔导致胸腔积气而引起的病理生理状况。肺无明显病变,由胸膜下气肿泡破裂形成者称特发性气胸;继发于慢阻肺、肺结核等胸膜及肺疾病者,称继发性气胸。按病理生理变化又分为闭合性气胸(单纯性)、开放性气胸(交通性)和张力性气胸(高压性)三类。气胸是需要治疗的疾病,但是人工气胸却是用来治疗疾病的方法。

结核病是一种古老的疾病,也是危害人类的主要杀手。人类患结核病的历史悠久,自有人类出现就有了结核病的存在。结核病在历史上被称为"白色瘟疫"。直到1882年罗伯特·科赫(Robert Koch)发现了结核病的病原菌——结核杆菌,人类对结核病的认识才取得革命性的飞跃,但由于没有有效的治疗药物,结核病仍在全球广泛流行。人工气胸术是应用针管将空气注入胸膜腔,造成"人工"气胸的外科手术,常用于治疗肺结核。该疗法由意大利医师佛兰里尼(Forlanini)在1888年首次应用于临床。在其后的20年里,这一疗法并未得到医学界的关注。直到1912年,该疗法才得到医学界的认可,并逐渐成为欧美治疗肺结核的主要方法。从1928—1930年,上海开始应用人工气胸术治疗肺结核,之后,人工气胸术开始在全国范围内应用。20世纪50年代,随着链霉素、异烟肼、利福平等抗结核药物的出现,药物治疗成为结核病治疗的首选,人工气胸术逐渐退出了临床一线,成为历史。

### 思政元素分析 ▶

辩证思维方法与现代科学思维方法有着方法论上的共同性,二者是相互联系、相互补充的。一方面,辩证思维是现代科学思维的方法论前提,辩证思维方法的基本精神和原则贯穿于现代科学思维方法之中。现代科学思维方法要自觉地以辩证思维方法为指导,以创新自己的方法系统。另一方面,现代科学思维方法又丰富了辩证思维方法,辩证思维方法从联系和发展的角度揭示事物的关系,侧重于人与世界的整体关系。现代科学思维方法是在确认事物联系和发展的前提下,深入研究世界的某些关系,辩证思维方法应该从现代科学思维方法中汲取营养,以丰富自身的方法系统。

世界上一切事物都是不断发展变化的,绝没有永恒不变的事物。面对这样一个不断发展变化的世界,如果我们用静止的、僵化的观点去对待它,那就无法按事物发展本身的要求去解决矛盾,处理问题。气胸本来是外科急症,严重者可危及生命,需要及时外科处理。当人们发现可控制的"人工气胸"可以用来治疗当时的"绝症"结核病,"人工气胸"反而变成治疗结核病的好办法,被医学界认可,广泛使用了40余年。但随着医学技术的进步,更好的药物治疗方法出现,人工气胸术又逐渐退出了历史舞台。

### 教学建议 ▶

本案例可用于《外科学》中"胸部(肺、心、纵隔创伤)"章节的辅助教学,可作为课程开始的引入案例,引导学生体会辩证思维方法在医学中的应用。

### 知识链接 ▶

窦爱兰,傅顽璐. 不断增强辩证思维能力[N/OL]. 光明日报,2021-06-21. https://epaper.gmw.cn/gmrb/html/2021-06/21/nw.D110000gmrb_20210621_1-15.htm

(余咏潮　白一帆　杜　萍)

##  胸腔镜外科发展历史

### 教学目标 ▶

通过案例教学使学生了解胸腔镜外科的历史演进大致经历了发展、全盛、衰落、振兴四个阶段,引导学生明确事物发展的方向是前进的、上升的,但事物的发展不是直线式前进而是螺旋式上升的。

## 案例描述

胸腔镜被誉为20世纪胸外科界的重大突破之一,是胸部微创外科的代表性手术。胸腔镜外科手术(电视辅助胸腔镜手术)是使用现代电视摄像技术和高科技手术器械装备,在胸壁套管或微小切口下完成胸内复杂手术的微创胸外科新技术,它改变了一些胸外科疾病的治疗概念,被认为是20世纪末胸外科手术的最重大进展,是未来胸外科发展的方向。

1910年,雅各布(Jacobaeus)首先于医学界使用内视镜做膀胱检查。1925年,他又发表了120位肺结核以及肋膜肿瘤患者使用胸腔镜诊断及治疗的经验。当时,胸腔镜在胸外科应用广泛,但大多用于结核病患肺粘连的剥离。直到20世纪50年代,抗结核药物发明后,肺粘连病患逐渐减少,胸腔镜的使用渐趋沉寂。1980年后,随着电视成像系统及内镜下切割缝合器械技术的成熟,胸腔镜手术得到了快速发展。有越来越多复杂的手术可以经由胸腔镜完成,这建构了外科新的前瞻性与革命性的概念。1990年后,胸腔镜手术逐渐成熟,开始用于肺切除、食管癌切除、纵隔肿瘤切除等胸外科主流手术。至今,胸腔镜基本可以完成80%以上的胸外科手术。

我国胸腔镜手术起步较晚,于20世纪90年代开始由王俊、何建行等人引进。2003年以后开始迅猛发展,各种代表人物及技术呈井喷式爆发。至今,我国胸腔镜手术技术已经全面赶超欧美国家,形成了自己独特的技术风格。胸腔镜手术具有伤口小,疼痛轻,术后恢复快,美观,住院时间短,后遗症少等优点,深受广大胸外科医生及患者的欢迎。国际抗癌联盟提出的最新观点是:如无相关解剖及外科的反指征,强烈推荐胸腔镜手术。

## 思政元素分析

唯物辩证法揭示了事物变化发展的一般规律。其中,否定之否定规律揭示了事物发展的前进性与曲折性的统一。前进性体现在每一次否定都是质变,都把事物推进到新阶段;每一个周期都是开放的,前一个周期的终点是下一个周期的起点,不存在不被否定的终点。曲折性体现在回复性上,其中有暂时的停顿甚至是倒退。这表明,事物的发展不是直线式前进,而是螺旋式上升的。否定之否定规律对于人们的认识和实践活动具有重要的指导意义。按照否定之否定规律办事,就要求我们树立辩证的否定观,反对形而上学地肯定一切或否定一切,要对事物采取科学分析的态度,使实践活动符合事物自我否定的辩证本性。同时,又要求我们正确看待事物发展的过程,既要看到道路的曲折,更要看到前途的光明。胸腔镜技术是微创外科技术,它对人体创伤小、疼痛轻、恢复快,是未来胸外科发展方向,但它的应用也同样经历了发展、全盛、衰落、振兴四个阶段,呈现出波浪式前进或螺旋式上升的总趋势。

## 教学建议

本案例可用于《外科学》中"胸部(肺、心、纵隔创伤)、肺部疾病"章节的辅助教学,可作为课程开始的引入案例,带领学生深入思考否定之否定规律在医学中的运用。

## 知识链接

1. 中国胸外科发展简史[EB/OL]. [2016-04-23]. http://yixueshi.tuoren.com/index.php?s=/News/show/id/209

2. 孔明安,陈文旭. 马克思主义开放性特征的理论真谛[EB/OL]. [2018-07-02]. https://baijiahao.baidu.com/s?id=1604852594789066673&wfr=spider&for=pc

(余咏潮　白一帆　杜　萍)

## 74 "我教你医术,你救吾性命"——狄贝基医生与主动脉夹层

**教学目标**

通过案例教学使学生了解狄贝基医生与主动脉夹层的故事,引导鼓励学生在前行中拥有薪火相传、代代相承的信念。

**案例描述**

每一个医学生在课堂学习或是临床实习中都可能会听我们的老师说过这样的一句话:"我现在必须要把你们教好,将来我病重抢救还需要靠你们呢。"这或许只是医学前辈和老师们的一句轻松调侃,但"我教你医术,你救吾性命"的事例却真实地发生着。医学的道路很辛苦,或许就是这种薪火相传、代代相承的信念在宽慰和鼓励着我们继续前行。毕竟,我们是举起右拳宣过誓的人。

迈克尔·狄贝基(Michael DeBakey)是美国历史上最具影响力的心脏外科医生之一。他是第一批进行冠状动脉旁路手术(心脏搭桥手术)操作的医生,他指导了贝勒大学医学院一代又一代的外科医生,参加了超过6万例的心外科手术,救治的患者中也包括数位国家政治名人。1996年,狄贝基医生被当时的俄罗斯总统叶利钦请到莫斯科,为他做了冠状动脉旁路手术。狄贝基医生在他70年的职业心外科生涯中不断精益求精,做出了杰出的贡献。

十分巧合的是,晚年的狄贝基医生却突患主动脉夹层,并且在98岁高龄时接受了心外科手术,手术方式正是他自己创造的术式。2005年12月31日的傍晚,狄贝基医生在休斯敦的家中准备演讲稿时,突然感到胸部和肩胛骨之间一阵剧烈的疼痛,并且放射到了他的颈部。不久,他的胸痛程度就达到高峰且难以忍受。他起初以为是心脏病发作,但狄贝基医生即刻以其高度的职业敏感性怀疑自己并非心脏病发作,而是主动脉夹层。世界上没有人比狄贝基医生更适合做出这样的诊断,因为作为一名资深的心外科医生,他不仅确定了主动脉夹层的分型,而且设计了一个经典的主动脉撕裂修补手术方式。截至目前,在全球范围内,这一术式仍在使用且至少进行了上万次手术。

医院证实了狄贝基医生的诊断。起初他拒绝手术,直到他的病情恶化,反应开始变得迟钝时,与他一起共事了40年的外科手术伙伴乔治(George P)医生与其家属进行沟通后决定必须手术,因为这是挽救他生命的唯一希望。但是医院的麻醉师拒绝给狄贝基医生进行麻醉,因为从来没有给这么大年龄和这样身体状况的人进行这样麻醉的先例。狄贝基医生的妻子要求必须立即开始手术,医院的伦理道德管理委员会在深夜召开紧急会议讨论,最后批准了。长达7个小时的手术成功结束,98岁的狄贝基医生用自己的亲身经历证明了自己创立的手术方式的有效性,成为最高龄的主动脉夹层手术成功患者。康复后的狄贝基医生依

然坚持行医,他的行医生涯直到2008年去世时才结束,那时他已经快100岁了。

目前,在世界上各国的医学教学课本上,包括我国的《外科学》书中,"主动脉夹层"一章的内容依然使用的是狄贝基分型。在浩瀚的人类历史上,我们不会忘记狄贝基医生做出的贡献并永远对他心存敬意。

### 思政元素分析

汉代贾谊的《新书》中记载"爱出者爱返,福往者福来",意思是说你用爱来对别人,将来别人也一定用爱来回报你;你用自己的智慧、金钱等去帮助别人,付出你的善良和福泽,将来得到的也是更大的福报。《春秋·曾子》中说:"人为善,福虽未至,祸已远离;人为恶,祸虽未至,福已远离;行善之人,如春园之草,不见其长,日有所增;作恶之人,如磨刀之石,不见其损,日有所亏。"这两段表述都是关于善良与付出的伦理思想,是中华传统文化中的优秀基因,即使在现代社会依然有很重要的借鉴意义,它教会我们与人为善,付出必有回报的道理,是我们为人处世的正向指导。狄贝基医生在心脏外科领域做出的卓越贡献无须赘述,但更重要的是他一生服务患者,善待患者的崇高精神。这样的精神使得他在成为一名患者的时候,也得到了医生们(他的学生们)最真挚的爱。这就是善良和仁爱最大的意义。

### 教学建议

本案例可用于《外科学》中"心脏病的外科治疗(冠心病、大血管疾病、心包炎)"章节的辅助教学,可作为课程开始的引入案例。

### 知识链接

李芳. 爱出者爱返,福往者福来[N/OL]. 光明日报,2020 - 04 - 07. https://epaper.gmw.cn/gmrb/html/2020-04/07/nw.D110000gmrb_20200407_2-04.htm

(余咏潮　白一帆　杜　萍)

# 第四章 骨科疾病

 **骨科专项检查及操作：整体和部分的辩证关系**

### 教学目标 ▶

通过案例教学使学生掌握专科查体基本技能，体会从整体和部分的不同角度辩证思考和认识运动系统疾病。

### 案例描述 ▶

运动系统的检查基本按照常规的医学查体进行，遵循"视、触、扣、动、量"的顺序，结合运动系统的区域性和阶段性的特点添加和补充专科特殊检查项目，这样使得诊断更加明确，有利于合理方案的建立。

学生们在学习这一章节时，常常更多关注局部特殊的专科查体，缺乏对整体状况的观察和了解，时常忽略对整体和部分辩证统一的思考和认识。

例如，在急诊接诊车祸伤患者时，经常会遇到骨盆损伤合并股骨骨折的情况。在较为紧急的情况下，时间就是生命，不可能马上全身进行X线、CT等检查。在进行布局检查时，首先就是要进行全身的查体。有些学生注意到了股骨开放性骨折，导致大量的出血，就仅脱去了患者外面的裤子进行止血等处理。但是，单纯显露局部患处是不够的，必要时应显露整个身体，包括患者内裤。检查女性患者时，要取得患者同意，掩盖乳房和会阴部，并且应有女性工作人员陪伴。

此外，在进行急诊处理时，作为急救团队，医生个人也是团队整体的一部分。团队要分工明确，查体同时，还要及时建立静脉通路，和家属详细沟通受伤情况和致伤机制，并联系相关科室进行急会诊。事实上，车祸外伤经常合并有骨盆骨折，进而导致骨盆内血管和脏器大出血，造成休克。此时，快速开放手术和抗休克治疗是首选，相反，局部的股骨骨折可以择期治疗。

因此，整体和部分的辩证关系在骨科查体中具有重要的指导意义。正确处理整体和部分的关系，要求在分析和解决问题时，着眼整体，局部服从整体，反对损害整体。同时，又要照顾局部,统筹兼顾。

### 思政元素分析

1. 整体和部分不可分割,相互影响。整体的性能状态及其变化会影响到部分的性能状态及其变化;部分也制约着整体,甚至在一定条件下关键部分性能会对整体的性能状态起决定作用。对于人的身体而言,一方面,身体的整体由骨盆、股骨、腹腔脏器等部分组成,离开部分就不存在整体;另一方面,部分也离不开整体,忽略了某一部分的损伤,就可能导致大出血,危及整体的生命安全。身体整体和各个部分不是简单地相加,而是按照一定的结构和层次结合在一起的。骨盆骨折的损伤可能会导致毗邻的大血管和脏器损伤,医生要将解剖学基础知识牢牢掌握,通过现象看本质,练就一双"透视眼"。整体和部分也是相互作用的,身体各大系统对四肢起支配和决定作用,给予充足的血供和养分,协调各部分朝着统一方向发展,但是,局部也有其相对独立性。在急救时,要充分考虑整体和部分的关系,分清主次,当机立断。

2. 党的二十大报告指出,必须坚持系统观念。万事万物是相互联系、相互依存的。只有用普遍联系的、全面系统的、发展变化的观点观察事物,才能把握事物发展规律。我们要善于通过历史看现实、透过现象看本质,把握好全局和局部、当前和长远、宏观和微观、主要矛盾和次要矛盾、特殊和一般的关系,不断提高战略思维、历史思维、辩证思维、系统思维、创新思维、法治思维、底线思维能力,为前瞻性思考、全局性谋划、整体性推进党和国家各项事业提供科学思想方法。系统思维能力就是从事物相互联系的各个方面及其结构和功能进行系统思考的能力,也是全面系统地分析和处理问题的能力。系统思维以确认事物的普遍有机联系为前提,进而具体把握事物的系统存在、系统联系与系统规律,遵循以整体性、结构性、层次性、开放性和风险性等为基本内容的思维原则,目的是从整体上把握事物并实现事物结构与功能的优化。坚持系统观念,就是要在系统与要素、要素与要素、结构与层次、系统与环境之间的相互联系和作用的动态过程中把握事物,力求获得问题的最优解。车祸外伤患者的抢救,一定要根据实际情况掌握抢救的大局,先救生命,再保功能,先重后轻,先急后慢。

3. 坚持系统观念,提高系统思维能力,要立足现实需要,加强全局性谋划、整体性推进。党的十八大以来,党中央坚持系统谋划,统筹推进党和国家各项事业,根据新的实践需要,形成一系列新布局和新方略。从强调"注重改革的系统性、整体性、协同性",到要求"树立'一盘棋'思想,把自身发展放到协同发展的大局之中",再到提出"要胸怀两个大局,一个是中华民族伟大复兴战略全局和世界百年未有之大变局",强调要"逐步形成以国内大循环为主体、国内国际双循环相互促进的新发展格局"等,都是系统思维运用的光辉典范。

### 教学建议

本案例可用于《外科学》中"骨科专项检查及操作"章节的辅助教学,作为课程中的故事进行穿插讲解,帮助学生充分认识部分和整体的关系,坚持系统观念,养成良好的临床思维能力。

### 知识链接

从系统观念看新发展格局[EB/OL].[2021-02-05]. https://baijiahao.baidu.com/s?

id=16908319788339493908&wfr=spider&for=pc

(瞿晓　杜萍)

## 76　骨科专项检查及操作：抓住事物之间的联系

**教学目标▶**

通过案例教学使学生掌握专科查体基本技能,抓住事物之间的联系,避免头痛医头,脚痛医脚,培养其从点滴体征发现疾病本质的敏锐观察能力。

**案例描述▶**

神经功能检查作为骨科体格检查的重要部分,对骨科疾病的诊断和治疗有着重要作用,在中枢神经系统疾病和周围神经损伤的鉴别和定位等方面也具有重要价值。人体大脑发出信号,通过脊髓传导到周围神经,支配相应的肌肉产生运动。同样,四肢末端的皮肤通过感受器传入周围神经,通过脊髓上行至大脑,产生各种感觉。神经传导过程就像家里的电灯、电线和开关,电灯不亮了,可能是灯泡坏了,也有可能是电线接触不良,还有可能是开关跳闸。我们在查体过程中,要注意事物之间的联系。

临床上有很多患者表现为单侧上肢疼痛、麻木。通过初步询问病史,我们可以考虑颈椎间盘突出引起的神经根型颈椎病,也需要考虑周围神经尺神经受压,也不能忘记肌肉炎症如肩周炎、落枕等,因此我们需要联系"灯泡、电线和开关"的关系,通过查体逐一排除。

在学习 Hoffman 特殊检查时,很容易和脊髓型颈椎病关联起来,认为 Hoffman 阳性就可以诊断为脊髓型颈椎病。但是,许多脊髓型颈椎病患者的 Hoffman 征未必是阳性的,因此会发生漏诊和误诊。在进行局部专项检查前,年轻医生常会忽略观察患者全身状态,其实患者步入诊室时,仔细观察就可以发现,患者可能会有步态不稳甚至打软腿的蛛丝马迹。请患者走路活动后,可能会出现更多的阳性症状和体征,便于医生判断。

**思政元素分析▶**

唯物辩证法认为,世界上的万事万物都处于普遍联系之中,普遍联系引起事物的运动发展。联系和发展的观点是唯物辩证法的总观点,集中体现了唯物辩证法的总特征。联系是指事物内部各要素之间和事物之间相互影响、相互制约、相互作用的关系。联系具有客观性。世界上没有孤立存在的事物,每一种事物都是在与其他事物的联系之中存在的,事物的联系是事物本身所固有的,不是主观臆想的。联系的客观性要求我们从客观事物本身固有的联系出发去认识事物。联系具有普遍性。任何事物内部的不同部分和要素之间都是相互联系的,也就是说,任何事物都具有内在的结构性;任何事物都不能孤立存在,都同其他事物处于一定的联系之中;整个世界是相互联系的统一整体。从无机界到有机界,从自然界到人类社会,任何事物都处在普遍联系、相互作用之中。联系具有多样性。世界上的事物是多样的,事物之间的联系也是多样的。事物联系的主要方式有直接联系与间接联系、内部联系与外部联系、本质联系与非本质联系、必然联系与偶然联系等,不同的联系构成事物内部和事物之间的存在状态和发展趋势。骨科疾病很多退行性病表现为机械性疼痛,即运动时加重,休息时缓解,因此,我们在查体和分析时,可以在不影响健康的情况下请患者适当活动后再次查体,会有更多阳性表现,便于医生诊断,要善于透过现象抓本质。

### 教学建议 ▶

本案例可用于《外科学》中"骨科专项检查及操作"章节的辅助教学,可以作为课程中的故事进行穿插讲解,提醒学生在查体中要善于从普遍联系中把握疾病的本质。

### 知识链接 ▶

吴铭. 从普遍联系中把握事物的本质[N/OL]. 解放军报,2019-9-4. http://www.81.cn/jfjbmap/content/2019-09/04/content_242602.htm

（瞿　晓　于　浩）

## 77 肘关节恐怖三联征:从感性认识到理性认识的飞跃

### 教学目标 ▶

通过案例教学使学生掌握肘关节恐怖三联征的临床表现和意义,深化对肘关节损伤临床表现的认识,帮助学生实现从感性认识到理性认识的飞跃。

### 案例描述 ▶

肘关节后脱位同时伴有尺骨冠状突骨折和桡骨头骨折,称为肘部严重损伤三联征(Terrible Triad of the Elbow),也就是所谓的肘关节恐怖三联征。这是肘部严重的高能量创伤,由施加于上肢纵轴方向的压缩和剪切暴力引起,坠落和车祸是常见原因。除了三联损伤外,患者还常伴有肘内、外侧副韧带和前臂骨间膜的撕裂,桡骨和(或)尺骨的骨折,下尺桡关节分离等情况,因此损伤后整个肘部和前臂显得十分不稳定。

近年来,随着我国建筑业和交通业的高速发展,肘关节创伤性损伤发生率呈逐年增加趋势,特别是高能量损伤频发。新世纪之前,人们对肘关节恐怖三联征这种疾病并没有很清楚的认知,因而在诊断和治疗过程中出现了很多误区。由于治疗后功能恢复较差,患者大多承受着肘关节功能障碍带来的生活痛苦,这让临床医生非常头疼,所以疾病的命名中出现了"恐怖"这个词。随着对肘关节生物力学的深入研究以及对尺骨冠状突在肘关节稳定性中所起作用的逐步认识,同时结合临床随访,医生们发现肘关节要想得到良好的恢复,稳定性更为重要。因此,可以在麻醉下进行切开复位,给予内固定术,恢复肘关节的解剖结构,保持肘关节部位的稳定性。术后可以采用支具、石膏给予外固定,并在康复医生指导下进行早期的肘关节功能锻炼,这可以预防肘关节部位发生创伤性关节炎,出现局部肌肉萎缩或关节僵直等情况。

### 思政元素分析

人的认识过程是一个在实践基础上不断深化的发展过程,既表现为实践基础上由感性认识到理性认识,再从理性认识到实践的具体认证过程;又表现为从实践到认识,再从认识到实践的循环往复和无限发展的总过程。

感性认识是人们在实践基础上,由感觉器官直接感受到的关于事物的现象、事物的外部联系、事物的各个方面的认识,它包括感觉、知觉和表象 3 种形式。感性认识是认识的初级阶段,作为直观的、生动的形象直接反映外部世界,以事物的现象即外部联系为内容,还没有深入到对事物本质的认识,所以感性认识具有不深刻的局限性,必须进一步上升到理性认识。理性认识是指人们借助抽象思维,在概括整理大量感性材料的基础上,达到关于事物的本质、全体、内部联系和事物自身规律性的认识,包括概念、判断、推理 3 种形式。理性认识是认识的高级阶段,具有抽象性和间接性的特点,它以反映事物的本质为内容,因而是深刻的。

从感性认识上升到理性认识,必须具备两个基本条件:第一,投身实践,深入调查,获取十分丰富和合乎实际的感性材料,这是实现由感性认识上升到理性认识的基础。第二,经过思考的作用,运用理论思维和科学抽象,将丰富的感性材料加以去粗取精、去伪存真、由此及彼、由表及里地处理加工,形成概念和理论的系统。从案例中可以看出,对肘关节恐怖三联征的认识正是经历了从感性认识到理性认识的过程。

### 教学建议

本案例可用于《外科学》中"上肢骨折"章节的辅助教学,可以作为课程中的故事进行引入。肘关节是人体上一个使用率非常高的关节,日常生活中比较容易受伤,如治疗不当会出现肘关节僵直、疼痛等后遗症。肘关节解剖复杂,学生在学习时经常存在困难。教学中可以帮助学生从直观的感性认识入手,了解疾病"恐怖"的原因,提升学习兴趣,在感性认识和理论讲解的基础上,最终实现学生理性认识的飞跃。

### 知识链接

艾思奇. 感性认识和理性认识有如父与子[N/OL]. 文摘报,2016 - 10 - 18. https://epaper.gmw.cn/wzb/html/2016-10/18/nw.D110000wzb_20161018_2-06.htm

(翟　晓　吕东方)

##  前臂骨筋膜室综合征:把握事物的质与量

### 教学目标

通过案例教学使学生掌握前臂骨筋膜室综合征的临床表现和治疗方法,能从量变与质变的角度在认识和处理临床问题时遵循适度原则。

## 案例描述

前臂骨筋膜室综合征病因多样,但无论引起该综合征的病因及部位如何,筋膜间室内组织压升高是发生筋膜间室综合征的基本因素。组织压增高由两个方面促成,其一是间室容量减少,其二是间室内容物体积增加。这两方面因素又各自由多种原因导致。分析筋膜间室的解剖结构可以发现,筋膜间室是由深筋膜、肌间隔和骨三部分组成的骨纤维鞘,内含肌肉、血管和神经等组织。前臂骨筋膜室是由桡骨、尺骨、桡尺骨骨间膜、肌间隔与深筋膜构成,内部走行肌肉和神经,一旦前壁受到外伤骨折形成血肿,室内组织水肿或者外部压迫,导致室内的容积绝对或相对地减小,形成骨筋膜室内压力升高。室内压达到一定程度,可以影响室内的组织血供,组织就会缺血、水肿,进一步加重室内高压,形成水肿、缺血的恶性循环,最终导致室内的组织缺血坏死,且产生一系列的症状。主要有无脉、感觉异常、肢体苍白、麻木、疼痛等。所以,对于前壁骨折患者,应该严密观察患肢末梢循环,一旦出现前臂骨筋膜室综合征的征象,需及时行骨筋膜室切开减压,不能耽误病情。骨筋膜室综合征是四肢创伤常见的并发症之一,临床上以前臂、小腿最常见。骨筋膜室综合征如得不到及时合理的处置,将发生严重后果,是肢体伤残的重要因素。某些医源性因素也可引致骨筋膜室综合征的发生,多为民间非正规治疗捆绑过紧所致,也有骨折开放复位内固定术后术野止血不彻底或术后没有常规进行利尿脱水消肿治疗等原因。因此,骨筋膜室综合征一经确诊,应立即切开筋膜减压。早期彻底切开筋膜减压是防止肌肉和神经发生缺血性坏死的唯一有效方法,切不可等到出现"5P"体征(即疼痛 pain、感觉异常 paresthesia、麻痹 paralysis、无脉 pulselessness 和苍白 pallor)后才行切开减压术,这会导致不可逆的缺血性肌挛缩。

## 思政元素分析

1. 事物包括质、量、度三方面的规定性。质是一事物区别于其他事物的内在规定性,量是事物的规模、程度、速度等可以用数量关系表示的规定性。事物的量和质是统一的,量和质的统一在度中得到体现。度是保持事物质的稳定性的数量界限,即事物的限度、幅度和范围,度的两端叫关节点或临界点,超出度的范围,此物就转化为他物。度这一哲学范畴启示我们,在认识和处理问题时要掌握适度原则。骨筋膜室综合征和前臂骨筋膜室综合征临床处置的关键都在于对治疗时间点的把握,早发现早减压,切不可等到压力过大、时间过长导致了不可逆的后果时再干预。

2. 量变是事物数量的增减和组成要素排列次序的变动,是保持事物的质的相对稳定性的不显著变化,体现了事物发展渐进过程的连续性。质变是事物性质的根本变化,是事物由一种质态向另一种质态的飞跃,体现了事物发展渐进过程和连续性的中断。量变是质变的必要准备。任何事物的变化都有一个量变的积累过程,没有量变的积累,质变就不会发生。质变是量变的必然结果,并为新的量变开辟道路。单纯的量变不会永远持续下去,量变达到一定程度必然引起质变。量变和质变相互渗透,一方面,在总的量变过程中有阶段性和局部性的部分质变;另一方面,在质变过程中也有旧质在量上的收缩和新质在量上的扩张。量变质变规律体现了事物发展的渐进性和飞跃性的统一。当事物的发展处在量变阶段时,我们要踏踏实实做好日常工作,为未来重大改变做准备;当质变来临的时候,要果断地、不失时机地抓住机遇,促成质变,使工作迈上新台阶。

**教学建议** ▶

本案例可用于《外科学》中"上肢骨折"章节的辅助教学,可以作为课程中的故事进行穿插讲解,帮助学生充分认识骨筋膜室综合征是四肢创伤常见的并发症之一,需要及时合理地处理,掌握适度原则。

**知识链接** ▶

中国特色的强军之路:量变的30万与质变的2020年目标[EB/OL].[2015-11-26]. http://m.news.cntv.cn/2015/11/26/ARTI1448536503482382.shtml?isappinstalled=0

(瞿　晓　杜　萍)

## 79 股骨颈骨折:坚持内因和外因的辩证统一

**教学目标** ▶

通过案例教学使学生明确股骨颈骨折的发病因素,从内因与外因辩证统一的角度掌握预防和治疗策略。

**案例描述** ▶

股骨颈骨折的发生是内因、外因综合作用的结果。内因是骨强度下降,主要由于股骨颈部张力骨小梁变细,数量减少甚至消失,后期压力骨小梁数目也减少,股骨颈生物力学结构脆弱。外因是髋周肌群退变,反应迟钝,不能有效地抵消髋部有害应力,此时不需要多大的暴力,如平地滑倒、床上跌下、下肢突然扭转,甚至在无明显外伤的情况下都可以发生骨折。尤其是老年人,其本身存在着容易发生骨折的全身和局部不利因素(即内因)在各种不同大小、方向的外来暴力(即外因)的作用下,就会引起股骨颈骨折。而青壮年股骨颈骨折,往往由于严重创伤如车祸或高处跌落致伤,偶有因过度过久负重劳动或行走逐渐发生骨折者,称为疲劳骨折。内因、外因不同的致伤情况,需要不同的治疗方式。

针对年龄偏大的老年股骨颈骨折患者来说,为预防其出现骨头不愈合以及缺血性坏死现象,可对其实施人工关节置换术以及股骨头置换术。而对于年轻人,股骨头血供较好的,可以带血运的骨瓣植骨内固定术能提高骨折愈合率和降低股骨头缺血坏死率。

**思政元素分析** ▶

1. 唯物辩证法认为,任何事物的产生、发展和灭亡,总是内因和外因共同作用的结果。内因与外因是表明事物运动发展的动力与条件之间关系的哲学范畴。外因是变化的条件,内因是变化的根据,外因通过内因而起作用。归根结底是要多从内因着眼、着手、着力,找准症结就有的放矢、对症下药。内因和外因既相区别又相联系,辩证统一,它们在一定条件下还可以互相转化。无内因,则无外因;无外因,亦无所谓内因。在一种场合、一种联系中是内因,在另一种场合、另一种联系中可能是外因;反之亦然。股骨颈骨折的内因是骨质疏松,外因是各种有害应力。就股骨颈骨折而言,在不能改变内因的情况下,应尽量避免外因的损伤。

2. 祖国传统医学将导致疾病的原因分为外因、内因、不内外因三大类。外因指由身体外部侵入的病邪,基于气候变化等环境因素又分为风、寒、暑、湿、燥、火 6 种病邪,称为六淫或六邪。内因指人本身的体质,不仅包括与生俱来的先天体质,也包括因心情变动等因素所造成的后天体质,中医特别重视精神状态对身体造成的影响,将情绪变化分为喜、怒、忧、思、悲、恐、惊 7 种情绪,称为七情,认为任何一种情绪过度都会伤害内脏,导致疾病。不内外因一般是由于生活习惯或突发情况导致,例如偏食或不规则的进食、疲劳、运动不足、外伤等都属于此类。中医的病因分类理论不仅可以指导疾病的辨证施治,对于"治未病"的预防措施也有很大的指导意义。

### 教学建议 ▶

本案例可用于《外科学》中"下肢骨折"章节的辅助教学,可以作为课程中的故事进行穿插讲解,利用内因与外因辩证统一的原理,帮助学生厘清股骨颈骨折的发病因素,提出合理的预防和治疗策略。

### 知识链接 ▶

1. "人生最后一次骨折"可能导致致命并发症[EB/OL]. [2021 - 06 - 09]. https://baijiahao. baidu. com/s? id=17020340811139285888&wfr=spider&for=pc

2. 任理轩. 集中精力办好自己的事情[N/OL]. 人民日报,2022 - 6 - 2. http://paper. people. com. cn/rmrb/html/2022-06/02/nw. D110000renmrb_20220602_2-04. htm

(瞿 晓 杜 萍 高 原)

## 骨折分类的故事

### 教学目标 ▶

通过案例教学使学生掌握骨折分类的基本原则,了解骨折分类的认识逐渐深入的过程,进一步理解实践与认识的辩证统一关系。

### 案例描述 ▶

骨折治疗的所有临床实践,包括检查和治疗、研究和评价、教育和学习等,都必须以可靠的、经适当处理且表达清晰的信息数据为基础。随着收集到的信息量的增加,需要找到一种方法将这些信息条理化,使数据易于储存、提取和利用,这就需要发展一种实用的骨折分类系统。

骨折分类的历史远远超过 X 线被发现的历史。在 1895 年伦琴发现 X 线以前,骨折的分类都是根据受伤肢体的临床表现划分的（即畸形位置的表面现象）。如 Colles 骨折，是指桡骨远端向背侧移位，形成餐叉样畸形的骨折。只要具有这一临床表现的桡骨远端骨折，均被认为是这一类型。又如 Pott 骨折，是指胫腓骨远端骨折且具有外翻畸形这一特征的表现。

X 线被发现以后，人们对骨折的理解迅速深入，对骨折治疗的认识也逐步提高，产生了大量的骨折分类方法并在临床上广泛应用。目前，临床使用的骨折分类方法几乎全部是根据 X 线片的骨折特征划分的，其指标包括骨折线的部位、骨折块数目和骨折块的移位等。主要是通过 X 线正侧位片，有时再加上左右斜位、内旋位和外旋位等判断。要做到正确的骨折分类，医生必须做到以下几点：①准确地发现所有的骨折线；②分辨出各骨折碎片的起止和特征；③描述出各骨折碎片的相互关系；④准确地计算出各骨折片移位或成角的程度（与未骨折时的正常位置比较）。虽然历史上曾提出过无数的骨折分类方法，但只有那些久经时间考验而仍然有效的分类法才会沿用至今，如踝部骨折的 Lauge-Hansen 分类（1954 年）、股骨颈骨折的 Garden 分类（1961 年）、肱骨近端骨折的 Neer 分类（1970 年）、胫骨平台骨折的 Schatzker 分类（1979 年）等。

### 思政元素分析

1. 人与世界的关系主要包括两个方面：一是认识世界，二是改造世界。那么，人为什么要认识和改造世界，能否认识和改造世界，怎样认识和改造世界？从哲学上讲，这就是实践与认识及其相互关系问题，真理与价值及其相互关系问题，就是马克思主义的实践观、认识论和价值论要解决的问题。辩证唯物主义认识论认为，认识的本质是主体在实践基础上对客体的能动反映。这种能动反映不但具有反映客体内容的反映性特征，而且具有实践所要求的主体能动的、创造性的特征。人们为了在实践中实现预定的目的，不仅要反映事物的现象，更要把握事物的本质。如何透过现象看本质，需要人们运用辩证思维方法，在观念中分解、加工和改造对象，进行创造性的思维活动。人类思维探寻把握本质的抽象活动，鲜明体现了认识的能动性和创造性。基于这种认识，人类结合自己的需要在头脑中创新出客体的理想形态和功能更是一种能动的、创造性的活动，如人类众多重大科技成果的问世，都彰显了人的认识活动的创造性意义。骨折分类的历史演进也是认识活动能动性和创造性的体现。

2. 在人的认识活动中，反映特性与能动的创造特性是不可分割的。反映和创造不是人类认识的两种不同的本质，而是同一本质的两个不同的方面。其一，创造离不开反映，创造存在于反映之中，创造过程是在相互联系的多个方面的反映基础上实现的。其二，反映也离不开创造，反映是在创造过程中实现的。所以，人的认识是反映性或摹写性与创造性的统一。只坚持认识的反映性，看不到认识能动的创造性，就重复走上了旧唯物主义直观反映论的错误之路；相反，只坚持认识能动的创造性，使创造性脱离反映论的前提，就会把创造变成主观随意，从而滑向唯心主义和不可知论。这两种倾向都不符合实际的认识活动，而且也会给实践带来危害。只有以科学的实践观为基础，坚持反映性和创造性的辩证统一，才能真正弄懂认识的本质和发展规律。

3. 感性认识和理性认识是人对客观世界的两种不同水平的反映形式，是认识过程的两个不同阶段。从概念到判断再到推理，是理性认识由低级到高级的发展。人们在社会实践中形成概念、做出判断、进行推理,表现为一系列的抽象概括、分析和综合,所以这个阶段就是"抽象的思维"阶段。理性认识是认识的高级阶段,它以反映事物的本质为内容,因而是深刻的。感性认识和理性认识的性质虽然不同,但二者的关系是辩证统一的。理性认识依赖于感性认识,感性认识有待于发展和深化为理性认识,感性认识和理性认识相互渗透、相互包含。从感性认识上升到理性认识,必须具备两个基本条件:第一,投身实践,深入调查,获取十分丰富和合乎实际的感性材料,这是实现由感性认识上升到理性认识的基础。第二,经过思考的作用,运用理论思维和科学抽象,将丰富的感性材料加以去粗取精、去伪存真、由此及彼、由表及里地处理加工,形成概念和理论的系统。

4. 分类是人们认识自然规律的基本逻辑方法之一。人们认识事物总是从区分事物开始的。要区分事物,首先就要进行比较,"有比较才有鉴别"。而要系统地总结和掌握已经识别的各种事物,就要进一步比较并分类。因此,比较是分类的前提,分类是比较的结果。分类必须要有一定的标准。骨折分类标准就是骨折分类的一把"标尺"。从粗浅的表面现象(骨折畸形方向),到不甚深刻的内部本质(骨折线特征),再到更深刻的本质(骨折损伤程度),反映了人们对骨折分类认识的逐渐深入的过程。

### 教学建议 ▶

本案例可用于《外科学》中"下肢骨折"章节的辅助教学,可以作为课程中的故事进行穿插讲解。骨折的分类是课程的重点,也是学生记忆的难点,从认识与实践相统一的基础上去充分理解骨折分类的含义,学生才会有动力去更好学习和记忆。

### 知识链接 ▶

樊伟伟. 以知促行,以行促知[N/OL]. 解放军报,2021 - 4 - 20. http://www.81.cn/jfjbmap/content/2021-04/20/content_287558.htm

(翟 晓 杜 萍)

 **脊柱结核的治疗原则**

### 教学目标 ▶

通过案例教学使学生掌握脊柱结核的治疗原则,感悟保守治疗与手术治疗的对立统一规律。

### 案例描述 ▶

脊柱结核是一种继发性结核病,病原菌主要是结核分枝杆菌,多数是经血液途径传播感染。脊柱结核中,以腰椎结核最多见,胸椎次之,主要因为椎体以松质骨为主,椎体的滋养动脉为终末动脉,脊柱负重大、肌肉附着少、易受劳损。脊柱结核可导致病变节段的疼痛,并可出现感觉减退、肌力下降、大小便功能障碍等神经症状,椎体破坏导致的前柱塌陷可能产生后凸畸形。

脊柱结核的治疗首选保守方案，通过休息制动、加强营养、药物抗结核等方法实施。手术治疗，主要适用于病灶比较广、有脓、有腰大肌脓肿、有积水、椎管内有脓肿，以及产生了神经症状的骨结核患者。一般在手术治疗之前，患者需要先进行一段时间的化学治疗，等血沉有所下降之后再进行手术，手术原则是清除病灶。手术适应证包括椎体破坏严重、死骨、脓肿、窦道、严重后凸畸形、脊柱不稳定以及截瘫等。但有手术适应证并不一定能立即实施手术治疗，还应排除手术禁忌证并考虑患者身体对手术创伤的承受能力。只有选择适当的手术时机才能保证手术最大的效益，将不良后果减少到最小。

虽然脊柱结核是一种"富贵病"，主要靠静养，但是医生应该根据患者实际情况及时给出手术或保守的治疗建议，以免病情发展影响预后。例如，马尾神经受压的患者需要及时手术解除压迫，因为患者一旦瘫痪将无法逆转。但如果保守治疗控制不佳，这时手术可能会导致结核菌群播散，导致术后感染加重。因此，抓住矛盾的主要方面，使病情能够良性发展，成为治愈的动力。脊柱结核的保守治疗和手术治疗虽然方式不同，甚至治疗方式相对矛盾，但二者统一于解除患者病痛的实践。

### 思政元素分析 ▶

1. 事物的变化发展是有规律的，唯物辩证法揭示了事物变化发展的一般规律，即对立统一规律、量变质变规律和否定之否定规律，其中对立统一规律是唯物辩证法的实质和核心。它揭示了事物普遍联系的根本内容和变化发展的内在动力，从根本上回答了事物为什么会发展的问题。对立统一规律是贯穿量变质变规律、否定之否定规律以及唯物辩证法基本范畴的中心线索，也是理解这些规律的"钥匙"，为人们认识世界和改造世界提供了方法上的遵循。认识活动中的主体与客体、感性与理性、具体与抽象、个别与一般等关系，无一不是对立统一的关系。唯物辩证法的一系列成对的基本范畴，作为对客观事物及其发展过程最基本关系的反映，都体现了对立统一的关系，它们从不同的侧面进一步揭示了事物的联系和发展，是矛盾分析方法的具体运用，也对人们深入认识世界和有效改造世界具有重要的方法论意义。

2. 矛盾是反映事物内部和事物之间对立统一关系的哲学范畴，矛盾的对立属性又称斗争性，矛盾的统一属性又称同一性。矛盾的同一性是指矛盾着的对立面相互依存、相互贯通的性质和趋势。脊柱结核如果保守治疗效果不佳，可能导致骨受结核侵犯加重，压迫马尾神经，导致大小便功能障碍，导致需要紧急手术。矛盾的斗争性是矛盾着的对立面相互排斥、相互分离的性质和趋势。没有斗争性就没有同一性，没有同一性也没有斗争性，斗争性寓于同一性之中，同一性通过斗争性来体现，二者相结合，构成了事物的矛盾运动，推动着事物的变化发展。运用矛盾的同一性和斗争性原理指导实践，还要正确把握和谐对事物发展的作用。和谐是矛盾的一种特殊表现形式，体现着矛盾双方的相互依存、相互促进、共同发展，只有在矛盾双方处于平衡、协调、合作的情况下，事物才展现出和谐状态。社会的和谐、人与自然的和谐，都是在不断解决矛盾的过程中实现的，治疗疾病时选择的方式和路径不外如此。

### 教学建议 ▶

本案例可用于《外科学》中"骨与关节化脓性疾病和结核"章节的辅助教学，可以作为课程中的故事进行穿插讲解，结合对立统一规律，帮助学生充分认识到选择适当的手术时机才能保证手术发挥最大的效益，将不良后果减少到最小。

> **知识链接** ▶

宋文玖.努力把握学用马克思主义哲学的关键点[N/OL].解放军报,2018-6-14.
http://www.81.cn/jfjbmap/content/2018-06/14/content_208638.htm

(翟 晓 吕东方)

##  正确认识慢性骨髓炎

> **教学目标** ▶

通过案例教学使学生了解慢性骨髓炎的致病因素和发病过程,做好及早预防的宣教工作,加深对必然性与偶然性的理解。

> **案例描述** ▶

慢性骨髓炎形成窦道后迁延不愈,是临床上非常棘手的问题。由于病灶局部缺乏血液供应,加之患者身体抗菌能力有限而药力难以达到,会导致病灶细菌残留,瘘道时愈时发。如果脓液得不到引流又有死骨钙片等异物存在,患者抵抗力降低时即出现急性炎症症状;待脓液重新穿破流出,炎症才会渐趋消退,伤口可暂时愈合。如情形反复发作,成为慢性骨髓炎。

慢性骨髓炎的发病率虽不是很高,但绝不鲜见,疾病发生的偶然性中蕴含着必然性。

首先,大多数慢性骨髓炎是因急性骨髓炎治疗不当或不及时引起的。若在急性期未能得到及时适当的治疗,会形成死骨,之后随着脓液穿破皮肤得以引流后,急性炎症会逐渐消退,但因死骨未能排出,周围骨质增生会成为无效腔。更严重时大片死骨不被吸收,而骨膜下新骨不断形成,可将大片死骨包裹起来形成死骨外剥壳。其次,当患者的抵抗力下降时,骨质局部遭受到低毒细菌的感染也可以直接出现慢性骨髓炎。许多患者有糖尿病等基础疾病,或者平时有抽烟的习惯,抑或身体消瘦,这些都是慢性骨髓炎发生的危险因素。

> **思政元素分析** ▶

必然与偶然是揭示事物产生、发展和衰亡过程中的不同趋势的一对范畴。必然是指事物联系与发展中确定不移的趋势,在一定条件下具有不可避免性;偶然是指事物联系与发展中不确定的趋势。事物的发展既包含着必然的方面,也包含着偶然的方面。必然与偶然相互依存,没有脱离偶然的必然,必然总是伴随着偶然,要通过偶然表现出来,并为自己开辟道路;没有脱离必然的偶然,在似乎是偶然起支配作用的地方,实际上是必然起着决定性作用,并制约着偶然的作用形式及其变化。必然与偶然相互转化,相对于某一过程来说是必然的东西,对另一过程就可能成为偶然的东西,反之亦然。例如在生物进化中,某个基因变异会导致新物种的产生,这是偶然转化为必然;旧物种的基本性状在新物种中表现为返祖现象,这是必然转化为偶然。在我们的认识和实践中,必须重视事物发展的必然规律和发展趋势,并以此为依据制定我们的目标和计划,同时也要充分估计到各种偶然因素的作用,善于敏锐地识别和把握机遇,在实践中达到预期的目标。

虽然慢性骨髓炎的发生存在偶然性,但是发生发展过程中,许多事物存在合乎规律的、一定要发生的趋势。必然性和偶然性是辩证统一的,医生在处理骨髓炎时,不仅要完成清理创面的工作,更要防患于未然,充分告知患者,配合营养支持。

### 教学建议 ▶

本案例可用于《外科学》中"骨与关节化脓性疾病和结核"章节的辅助教学,可以作为课程中的故事进行穿插讲解,帮助学生从必然性与偶然性的角度充分认识慢性骨髓炎的致病因素,发病过程,掌握致病因素,明确急性转为慢性的关键节点和因素,在临床诊疗中做出正确判断来帮助患者康复。

### 知识链接 ▶

张西成.把"偶然"练成"必然"[EB/OL].[2022-01-24].https://mp.weixin.qq.com/s?__biz=MzIzODcyNjcxOQ==&mid=2247514979&idx=1&sn=85a575dd3f0b5d0a8a773828b1b330f2&chksm=e9360033de4189257e7c7fd4d5dd7788737eeaa2a4f0e4403b8095ace84a50d3852fba86179a&scene=27

(瞿 晓 于 浩)

## 83 骨肿瘤术前病理:在不确定中寻找确定性

### 教学目标 ▶

通过案例教学使学生理解骨肿瘤术前病理诊断对于诊断和治疗的重要性,体会医生诊断的过程就是要在不确定中寻找确定性。

### 案例描述 ▶

骨肿瘤的诊断与其他肿瘤诊断相比较为困难,主要因为其本身复杂,部分肿瘤较罕见。对于骨肿瘤的诊断而言,影像诊断很重要,病理诊断是金标准,但临床主治医生责任更加重大,特别是在疑难杂症的诊断上,只有主治医生全面掌握了患者的所有信息,并和影像学专家、病理科专家进行充分沟通后,才能得出正确的诊断,为后续的治疗提供依据。

某女性患者,25岁,一侧肱骨上端疼痛一个月,X线提示骨肿瘤,CT(Computed Tomography,电子计算机断层扫描)引导下活检考虑髓内高分化骨肉瘤(低度恶性骨肉瘤,不需要化疗,只需要手术广泛切除,但是实际发生率极低,很容易误诊)。但根据CT及MRI(Magnetic Resonance Imaging,磁共振成像)表现,医生考虑除了低度恶性的高分化骨肉瘤成分以外,也可能含有高度恶性的去分化骨肉瘤成分。在征得患者及家属理解和同意后,按照高度恶性骨肉瘤行新辅助化疗,后病理活检证实为去分化骨肉瘤(确实含有两种成分,一种是低度恶性的,一种是高度恶性的)。髓内高分化骨肉瘤和去分化骨肉瘤的恶性程度、治疗原则及预后完全不一样,后者的治疗原则和预后参考普通高度恶性骨肉瘤。

临床主治医生全面了解患者所有资料很重要,只有根据其症状、影像学资料判断肿瘤的性质及恶性程度高低,选取正确的活检位置,才能让病理科医生做出正确的病理诊断。不是所有肿瘤都能完全切除,也不是所有的骨肿瘤都需要完全切除。

需要指出的是,骨肉瘤、尤文肉瘤、去分化骨肉瘤、去分化软骨肉瘤、间叶软骨肉瘤和某些亚型的横纹肌肉瘤都是高度恶性肿瘤,容易局部复发和远处转移(如肺转移),但化疗有效,因此一般都需要先进行有效的化疗以控制疾病,然后进行手术等局部治疗,术后还需要化疗巩固。所以第一步明确诊断是正确治疗该类疾病的首要和必需条件。

### 思政元素分析

1. 辩证思维方法是人们正确进行理性思维的方法,主要有归纳与演绎、分析与综合、抽象与具体、逻辑与历史相统一等。分析与综合是一种深刻的思维方法。所谓分析,就是在思维中把认识对象分解为各个部分、方面、要素,以便分别加以研究的思维方法,通过分析研究,从中找出构成这一认识对象的基础的部分、本质的方面。综合是同分析相对应的方法,通常被看作是在把整体分解为各个因素的基础上,再把各个因素组合成一个整体的思维活动,但是综合绝不是把各部分、各组成因素机械地拼凑起来或装配在一起,而是在思维中把对象的各个本质的方面按其内在联系有机地结合成一个统一的整体。分析与综合的实质,就是建立在调查研究基础上的矛盾分析方法,是客观事物的辩证联系和发展过程在思维中的再现。分析与综合的关系也是辩证的,分析是综合的基础,综合是分析的完成,只有把二者结合在一起,才能对所认识的事物形成一个完整的、科学的认识过程。由于外科医生的局限性,还要能和影像学专家、病理科专家等进行无缝沟通合作,全面综合分析研判,在不确定中寻找确定性,才能给到患者正确的诊断,为后续的治疗提供依据。

2. 实践作为检验真理的标准,既有确定性,又有不确定性,实践标准是确定性与不确定性的统一。实践标准的确定性即绝对性,是指实践作为检验真理标准的唯一性、归根到底性、最终性,离开实践,再也没有其他公正合理的标准。即使对于有些认识,当前的实践不能检验,但不断发展着的实践终能验证它是否具有真理性。实践标准的不确定性即相对性,是指实践作为检验真理标准的条件性。一方面,任何实践都会受到主客观条件的制约,因而都具有不可能完全证实或驳倒一切认识的局限性;另一方面,实践是社会的、历史的实践,由于历史条件的种种限制,实践对真理的检验具有相对性、有限性,表现为具体的实践往往只是在总体上证实认识与它所反映的客观事物是否相符合,而不可能绝对地、永恒地、一劳永逸地予以确证。所以,实践标准又具有不确定性。

### 教学建议

本案例可用于《外科学》中"骨肿瘤"章节的辅助教学,可以作为课程中的故事进行穿插讲解,帮助学生充分认识骨肿瘤的诊断需要多学科全面综合判断,在不确定性中寻找确定性。

### 知识链接

1. 可贵的对话:在不确定性中创造确定性[EB/OL]. [2020-07-29]. https://baijiahao.baidu.com/s?id=16735308196066638627&wfr=spider&for=pc

2. 李浩燃. 用确定性战胜"不确定"[EB/OL]. [2020-08-20]. https://baijiahao.baidu.com/s?id=1675508353143173438&wfr=spider&for=pc

(瞿 晓 杜 苹)

##  脊柱肿瘤：实践是检验真理的唯一标准

**教学目标**

通过案例教学使学生了解脊柱肿瘤治疗的新方法、新技术的进展，理解治疗理念从消极治疗到积极治疗，再到规范治疗的演变过程，进一步深刻理解和把握实践是检验真理的唯一标准。

**案例描述**

近年来，脊柱肿瘤的治疗领域发生了显著变化，无论是外科手术技术应用方面还是放疗、化疗等辅助技术的应用方面，都取得了长足进步，脊柱肿瘤的总体疗效不断提高。然而，与脊柱其他疾病的治疗情况相比，脊柱肿瘤的治疗难题仍然较多，总体疗效还存在诸多不尽如人意之处。

若干年前，脊柱肿瘤，尤其是恶性、破坏范围较广的脊柱肿瘤被视为不治之症，保守治疗或姑息性手术治疗（刮除、植骨、固定）曾经是主要治疗方式。因此，保守治疗在过去被认为是脊柱肿瘤治疗的真理，但这一理念并不能满足人民群众对美好生活的向往，特别是对健康舒适的需求。

近年来，特别是进入 21 世纪以来，随着外科手术技术的整体进步以及对脊柱肿瘤外科治疗的深入研究，临床医生增强了治疗脊柱肿瘤的信心和能力，逐渐摒弃了过去对脊柱肿瘤治疗的消极态度。经过不懈探索，已有不少脊柱肿瘤病例，包括以往认为难以施治的病例，近年来取得了良好的手术疗效。术后 5 年，甚至十几年未出现复发的病例已有若干临床报告。

但是，新方法、新技术的出现也打乱了对治疗理念的认识，使得脊柱肿瘤的治疗鱼龙混杂，缺少业内统一标准。脊柱外科手术技术的进步和近年来脊柱肿瘤治疗领域取得的进展促使着国内脊柱外科医生使用手术方法治疗脊柱肿瘤的积极性空前高涨，但从很多病例报告的结果来看，治疗过程不求甚解，盲目施治的情况相当严重。有些医生似乎非常重视对新的手术技术的尝试（如全脊椎切除技术），但在一定程度上却轻视脊柱肿瘤的术前诊断、手术指征的把握和手术操作的规范性。甚至可以见到很不规范的全脊椎切除，在一些所谓的"全脊椎切除"病例术后检查中，大块椎体和病变组织残留的影像还清晰可辨。国外有学者将脊柱肿瘤的手术称作："One shot surgery"，即脊柱肿瘤的外科手术应当"一枪中的"，如果第一次手术未能彻底切除肿瘤，则可能永远失去治愈的机会。因为复发性脊柱肿瘤的治疗难度将大大增加，治愈可能性却大大减小。在加快推进健康中国建设的大背景下，当前的核心工作是建立脊柱肿瘤治疗方式的专业参考标准，既鼓励医生使用新技术、新方法解除患者痛苦，又要求治疗方法符合疾病发展和患者病情现状，争取获得最好的预后效果，让脊柱肿瘤治疗方法的真理经得起实践的检验。

### 思政元素分析

1. 辩证唯物主义认识论科学地解决了真理标准问题。从根本意义上说,实践是检验真理的唯一标准,此外再也没有别的标准。实践之所以能够作为检验真理的唯一标准,是由真理的本性和实践的特点决定的。第一,从真理的本性来看,真理是人们对客观事物及其发展规律的正确反映,它的本性在于主观和客观相符合。检验真理的标准,既不能是主观认识本身,也不能是客观事物,只有那种能够把主观认识与客观事物联系和沟通起来,从而使人们能够把二者加以比较和对照的东西,才能充当检验真理的标准。第二,从实践的特点来看,实践具有直接现实性。实践能够把一定的认识、理论变成直接的、实实在在的现实,把主观的东西变为客观的东西。如果实践的结果与实践之前的认识和预想相符合,那么之前的认识就得到了证实,成为真理性的认识。实践检验真理是一个永无止境的发展过程,实践不断发展,真理也不断发展,在发展的实践中不断验证认识的真理性,这就是实践检验真理的辩证发展过程。在国内脊柱肿瘤外科治疗领域,应当呼吁建立起严谨科学的治疗规范,不断推动人们对脊柱肿瘤治疗的认识。

2. 1978年是共和国历史上不平凡的一年,这一年的5月,一篇名为"实践是检验真理的唯一标准"的文章如春雷乍响,引起了全国范围内轰轰烈烈的真理标准问题大讨论,驱散了人们思想的迷雾。这一年召开的中央工作会议和党的十一届三中全会,发出解放思想、实事求是的时代最强音,开启了改革开放和社会主义现代化建设新时期,实现了新中国成立以来党和国家历史上具有深远意义的伟大转折。"实践是检验真理的唯一标准"这篇文章成为共和国历史上推动思想解放的名篇,"实践是检验真理的唯一标准"也成为全党的共识。1978年5月10日,发表在中央党校内部刊物《理论动态》5月11日第60期,《光明日报》以特约评论员名义公开发表了这篇文章,新华社向全国转发,文章鲜明提出"社会实践不仅是检验真理的标准,而且是唯一的标准",从根本上否定了"两个凡是"错误方针。检验真理的标准只能是社会实践;理论与实践的统一,是马克思主义的一个最基本的原则,任何理论都要不断接受实践的检验。一场规模宏大、内涵丰富、影响深远的真理标准问题大讨论在全国范围开展,文章中"要敢于去触及,敢于去弄清是非"阐述的是马克思主义的常识。真理标准问题讨论对促进全党和全国人民解放思想、端正思想路线,具有深远的历史意义,是党的十一届三中全会实现伟大历史转折的思想先导,为党重新确立马克思主义的思想路线、政治路线和组织路线奠定了思想基础。

### 教学建议

本案例可用于《外科学》中"骨肿瘤"章节的辅助教学,可以作为课程中的故事进行穿插讲解,使学生充分理解外科新技术、新方法的进展要符合人民日益增长的美好生活需要,坚持实践是检验真理的唯一标准。

### 知识链接

1. 推动思想解放的名篇:《实践是检验真理的唯一标准》[EB/OL].[2022-03-18].https://baijiahao.baidu.com/s?id=1727598417546048065&wfr=spider&for=pc

2. 求是网评论员. 不断实现人民对美好生活的向往［EB/OL］.［2022－10－20］. https：//baijiahao. baidu. com/s? id＝1747213544877247793&wfr＝spider&for＝pc

（翟 晓 杜 萍）

 **屠开元：我国断肢（指）再植研究的先驱者**

**教学目标**

通过案例教学激发学生对创伤外科的学习兴趣，树立献身医学事业的宏伟目标。

**案例描述**

屠开元（1905—1999 年），上海人。著名医学教育家，骨科学和创伤外科学的奠基人和开拓者之一，原第二军医大学副校长。

1951 年，上海市特聘屠开元教授为抗美援朝医疗团顾问，他作为前方医疗队成员，曾目睹许多断手、断腿的伤员，在救治伤员时，他产生了破解断肢再植这一国际难题的强烈愿望。1958 年，屠开元明确提出要开展"断肢再植术"的研究，并且先从犬类动物活体外科实验开始。

没有经验可以借鉴，没有场地动物实验，屠开元就克服困难，创造条件，不断地往返 30 公里去学校动物房做实验。寒来暑往，多少个不眠之夜，多少次困顿失败，屠开元始终没有放弃，硬是一步一个脚印闯了过来。1962 年，那篇在国内外产生重要影响的论文"完全离断肢体再植术的动物实验"终于在《中华外科杂志》上发表，对 11 只犬进行肢体完全离断再植，5 只再植成功。这是当时国际上最早成功的断肢再植实验论文。这一实验的成功为之后我国人体断肢再植技术打下了深厚的理论和实验基础，他也因此荣立个人一等功。

屠开元教授一生淡泊名利，治学严谨，诲人不倦，在 70 余年的医学生涯中，他培养了 6 代学生，多达千余人。我国医学界许多著名专家、教授都曾受教于他的门下。他将"为病家谋取幸福"当作自己最大的快乐，把毕生的精力献给了人民，献给了祖国。

**思政元素分析**

1. 马克思主义认为，技术的发展由社会需要、技术目的以及科学进步等多种因素共同推动。首先，社会需要与技术发展水平之间的矛盾是技术发展的基本动力。任何技术，最早都源于人类的需要，正是为了生存发展的需要，人类起初模仿自然，进而进行创造，发明了各种技术。在抗美援朝前线看到的志愿军将士的健康需要是促使屠开元教授进行断肢（指）再植技术研究的基本动力。其次，技术目的和技术手段之间的矛盾是技术发展的直接动力。技术目的就是在技术实践过程中在观念上预先建立的技术结果的主观形象，是技术实践的内在要求，影响并贯穿技术实践的全过程；技术手段即实现技术目的的中介因素，包括实现技术目的的工具和使用工具的形式。技术目的的提出和实现，必须依赖于与之相匹配的技术手段；技术手段是实现技术目的的中介和保证，它包括为达到技术功能要求所使用的工具以及应用工具的方式。断肢（指）再植技术创新的目的是恢复伤者肢体功能，但是在空白领域的创新需要技术手段的突破。再次,科学进步是技术发展的重要推动力。19世纪中期以后,科学走到了技术的前面,成为技术发展的理论向导。科学革命导致技术革命,技术发展对科学进步的依赖程度越来越高,技术已成为科学的应用。断肢(指)再植技术的创新依赖于解剖学、生理学、免疫学、手术外科学等多个专业学科基础研究的发展,是多学科共同推进的结果。正如恩格斯所言,"社会一旦有技术上的需要,则这种需要就会比10所大学更能把科学推向前进"。

2. 我国经济社会发展和民生改善比过去任何时候都更加需要科学技术解决方案,都更加需要增强创新这个第一动力。放眼未来,以科技创新驱动经济发展,显得尤为迫切。科技创新高度依赖于深厚的基础科学积累,只有在基础科学上产生的核心技术发明、新产业和新理念,才能保证资本和劳动力投入的边际产出保持在高位水平。现在,我国一些前沿领域开始进入并跑、领跑阶段,科技实力正在从量的积累迈向质的飞跃,从点的突破迈向系统能力提升,尤其需要重视和培养基础研究和应用基础研究人才,需要能深刻理解、准确把握"人民日益增长的美好生活需要"的复合型人才。坚持面向世界科技前沿、面向经济主战场、面向国家重大需求、面向人民生命健康,既要对科学葆有好奇心,也要有"把需求问题转化为技术问题"的敏感性,不断向科学技术广度和深度进军,才能有更高水平的原创成果,肩负起历史赋予的科技创新重任。

3. 屠开元教授一生淡泊名利,治学严谨,诲人不倦,培养出了一批又一批的优秀矫形外科人才,不愧为具有崇高风范的医学教育家。他爱党爱国,责任担当,锐意进取,追求卓越的精神也让一代又一代的后来者尊崇敬仰、传承发扬。

### 教学建议

本案例可用于《外科学》中"断指再植与截肢术""手外伤"章节的辅助教学,可以作为课程中的故事进行穿插讲解,帮助学生理解社会需求与科学技术发展之间的关系,明确医学技术创新的重大意义,传承和发扬科学家精神。

### 知识链接

1. 科技创新是赢得未来的关键[N/OL]. 人民日报,2020-10-9. https://baijiahao.baidu.com/s?id=1680032839925985343&wfr=spider&for=pc

2. 谷业凯. 让创新的动能更澎湃(人民时评)[N/OL]. 人民日报,2022-11-18. http://paper.people.com.cn/rmrb/html/2022-11/18/nw.D110000renmrb_20221118_2-07.htm

(瞿 晓 杜 萍)

## 陈中伟:断肢(指)再植奠基人

### 教学目标

通过案例教学,了解我国断肢(指)再植这一世界领先技术的历史,激发学生对手外科的学习兴趣,传承科学家精神,永葆爱国之心,并树立献身医学事业的宏伟目标。

### 案例描述

陈中伟(1929—2004年),浙江杭州人。骨科专家,中国科学院院士,第三世界科学院院士。1963年首次为全断右手施行再植手术成功,开创再植外科,被国际医学界誉为"断肢再植奠基人"。

1963年1月2日,上海钢模机床厂工人王存柏的右手被落料机床的冲头自手腕切断,被送往上海市第六人民医院。按照当时的常规原则,把手丢掉,清理创面包起来,以后装上一个假手即可。但是,一个工人失去了双手,就失去了劳动能力,受苦的不仅仅是自己,还有背后的一个家庭。那年33岁的陈中伟是上海市第六人民医院的骨科主任,想想患者的状况,他于心不忍,决定冒险进行断肢再植手术。接通血管是断肢再植的关键,但是断手血管的直径只有2.5mm,这么细的血管连赶来的血管外科医生都没有接过。陈中伟想起屠开元教授刚刚发表的文献"完全离断肢体再植术的动物实验",经过大家讨论后,决定将其技术运用到手术台上。在极其简陋的环境下,陈中伟和他的同事经过7个半小时手术,完成了在世界医学史上具有里程碑意义的首例断肢再植手术,接上去的手恢复了屈、伸、转、翻等功能。这一消息如同一颗原子弹,引爆了整个医学界。手术成功后的第三天,周恩来总理获悉这一消息,特地在上海接见陈中伟等人。周总理说:"你们在中国外科手术史上完成了一项具有重大意义的创造性工作。你们所取得的成就,不仅是上海医学界的荣誉,而且是整个中国医学界的荣誉!"凭借刻苦钻研的精神,陈中伟院士带领团队,克服困难,首创了断手再植和断指再植等多项新技术,4次被周恩来总理亲切接见。他将这项技术不断地传授给他人,培养了近2 000位医生,让中国的断指再植技术一直保持领先优势,立于世界之巅。

陈中伟院士不仅技术一流,而且精通英语,多次收到国外的高薪邀请,希望他去国外工作。但是,陈中伟院士都一一拒绝了,他说:"我的患者、我的事业在中国。为何要出国?"陈中伟院士不仅有和蔼的笑容,更有对医学研究的严肃,不仅有温和的性格,更有一颗坚定不移的中国心。

### 思政元素分析

1. 马克思主义认识论指出,人的认识是从实践产生,为实践服务,随实践发展,并受实践检验的。认识依赖于实践,离开实践的认识是根本不可能的。过去我们常做截肢术,很少断指再植,认为断指再植是不可能完成的,但随着实践的深入,关于断肢再植的认识不断丰富发展,最终运用到了新的手术实践中去,给患者带去了新的希望。

2. 新中国成立以来,我国广大科技工作者胸怀祖国、服务人民,在中华大地上树立起一座座科技创新的丰碑,铸就了独特的精神气质,这就是科学家精神。它包括胸怀祖国、服务人民的爱国精神,勇攀高峰、敢为人先的创新精神,追求真理、严谨治学的求实精神,淡泊名利、潜心研究的奉献精神,集智攻关、团结协作的协同精神,甘为人梯、奖掖后学的育人精神。我国科技事业取得的历史性成就,是一代又一代矢志报国的科学家前赴后继、接续奋斗的结果。爱国,是一个人的立德之源、立功之本,更是科学家精神的第一要义。科学成就的取得固然离不开知识的积累和对未知世界的艰辛探索,但更离不开探索的原动力。强烈的爱国情怀,是新时代科学家们必须具备的信念、必须肩负起的历史和时代重任,只有将个人前途命运与国家的命运紧密相连，才能在建设国家、奉献社会的过程中发现未知、探索未知、攻克未知，从而实现自己的人生价值，用中国科学家的自立自强挺起民族的脊梁，用科技创新成果托举民族的希望。

**教学建议**

本案例可用于《外科学》中"断指再植与截肢术""手外伤"章节的辅助教学，可以作为课程中的故事进行穿插讲解，帮助学生了解我国断指再植技术的发展史，深刻体悟实践在认识活动中的决定性作用，从中感受老一辈医学大师强烈的爱国情怀，刻苦钻研、勇攀科学高峰的探索精神。

**知识链接**

1. 杨洋. 科学无国界，科学家有祖国[EB/OL]. [2021-05-25]. https://baijiahao.baidu.com/s?id=1700682723365294958&wfr=spider&for=pc
2. 李舒. 培育创新文化　弘扬科学家精神[EB/OL]. [2022-11-18]. https://baijiahao.baidu.com/s?id=1749786980498944152&wfr=spider&for=pc

（瞿　晓　杜　洋）

##  顾玉东：小小病例卡片里的大发现

**教学目标**

通过案例教学培养学生在临床工作中形成良好的逻辑思维习惯，勤于思考，乐于发现。

**案例描述**

顾玉东（1937—　），山东章丘人。中国工程院院士，我国著名手外科、显微外科专家，1994年当选为中国工程院院士，获得"2021年度吴阶平医学奖"。现任复旦大学附属华山医院手外科主任、主任医师、教授，上海市手外科研究所所长、中华手外科学会名誉主任委员等职。

生命奥秘难穷尽，医学之涯也如同登山，永远有下一个更高更险的山头等着攀登者。1986年，一名黑龙江小伙遭遇摩托车事故，左侧臂丛受伤，左胸多根肋骨骨折。面对左手瘫痪的残酷现实，小伙痛不欲生，怀着最后希望找到华山医院的顾玉东。经检查发现，小伙的侧膈神经、副神经和颈丛神经全部受损，根本没有"多余"神经可用，也就是说，当时所有4组神经移植法对他都不适合。此时的顾玉东已完成1000多例臂丛手术，这位医生有一个特别的职业习惯，就是给患者制作病例"卡片"，记录要点，就是这样一个看似"很笨"的习惯却在日积月累中有了收获——顾玉东从1000多例手术中发现一个奇特的规律：在臂丛的5大神经根中，颈7神经根在损伤后很少有症状出现，只有当4根以上的神经根同时损伤，颈7神经根的临床症状才会出现。这提示颈7神经根支配的肌肉可由其上下两根神经代偿支配。

这个发现让顾玉东兴奋不已,他赶紧投入利用未受伤的健侧颈 7 神经移位来修复患侧受损臂丛的研究。

最终,在周密的准备下,经 10 个小时显微手术,顾玉东终于完成了这一史无前例的手术。那一夜,手术后的顾玉东很疲惫,但他几乎一夜未眠,第二天清晨,他早早来到病房,等着这名黑龙江小伙醒来。检查发现,小伙健侧的上肢除两个指尖有些麻木,活动自如。小伙笑了,顾玉东也笑了。如今,全世界都在用这一技术。而这一切的缘起,是一名心怀患者的中国医生在无数次看似重复的病例建档中看到了"不一样",实现了超越。

2018 年,"年度中国十大医学科技新闻"出炉,"改变外周神经通路诱导大脑功能重塑"荣登十大之一。这项刊登在顶尖学术期刊《新英格兰医学杂志》的中国科研成果针对的是脑卒中等脑损伤导致的上肢偏瘫难题,顾玉东的学生徐文东教授对此提出"健侧颈神经根交叉移位手术"的全新策略,借助神奇的"手-脑"互动,单侧手臂瘫痪患者有望恢复上肢功能。这为人类认识大脑、调控大脑提供了激动人心的新视角,而这,正是基于顾玉东院士 30 多年前国际首创"颈 7 移植"的科学新佳话。

### 思政元素分析

1. 在实践中,我们要处理好主观能动性和客观规律性的统一。一方面,尊重客观规律是正确发挥主观能动性的前提。规律是事物变化发展过程本身所固有的内在的、本质的、必然的联系。人们只有在认识和掌握客观规律的基础上,才能正确地认识世界,有效地改造世界。另一方面,只有充分发挥主观能动性,才能正确认识和利用客观规律。尊重事物发展的客观规律性与发挥人的主观能动性是辩证统一的,实践是客观规律性与主观能动性统一的基础,人们通过自觉活动去认识规律,并按照客观规律去改造世界,以满足自身的需要。"颈 7 移植"的成功,既离不开顾玉东院士对客观规律的把握,也离不开他主观能动性的发挥。

2. 人类认识世界和改造世界的过程,是一个包含着创新的发展过程。创新就是破除与客观事物进程不相符合的旧观念、旧理论、旧模式、旧做法,在继承历史发展成果的基础上,发现和运用事物的新联系、新属性、新规律,更有效地进行认识世界和改造世界的活动。创新是社会发展的不竭动力,人类发展进步的历史就是不断创新的历史。人类的创新活动具有丰富的内容和表现,包含着知识创新、制度创新、科技创新、文化创新等各方面创新。归结起来讲,主要是理论创新和实践创新两个基本方面,它们集中体现了人类在认识世界和改造世界中的创新活动。广大科技工作者要坚定敢为天下先的自信和勇气,面向世界科技前沿,面向国民经济主战场,面向国家重大战略需求,抢占科技竞争和未来发展制高点。敢于提出新理论、开辟新领域、探寻新路径,不畏挫折、敢于试错,在独创独有上下功夫,在解决受制于人的重大瓶颈问题上强化担当作为。作为新时代的临床医生,要勇于创新善于创新。

3. 人类的各种认识活动,总是先从接触并认识个别事物开始的,然后再推及至一般事物,随后又从一般事物推及至个别事物,如此循环往复,不断深化,才使我们的认知水平不断提高。归纳和演绎是逻辑思维中的两种最基本的推理方法。它们之间既有着密切的联系,又有着本质的区别。归纳是从个别到一般的推理过程,而演绎则是从一般到个别的推理过程。个别事物是指其中的个体,或者单个事物;一般事物是指某个类别中常见的事物、常见的情况。通过归纳和演绎,可以帮助我们认识事物,提升认知水平,突破思维界限,丰富思考方式,建立线性思维。不管我们是否有意识,都在有意和无意中运用到这两种思维方式,要想不断提升我们的思维能力,就必须在这二者上下苦功夫。顾玉东院士的小小病例卡就是归纳思维的典型代表,当他从上千张病例卡中总结发现规律后,再利用未受伤的健侧颈 7 神经移位来修复患侧受损臂丛,又正是演绎思维的临床运用。这对我们将来开展医学科学研究具有重要的方法论启示意义。

### 教学建议 ▶

本案例可用于《外科学》中"周围神经损伤"章节的辅助教学,可以作为课程中的故事进行穿插讲解,帮助学生理解和掌握逻辑思维方法的运用。

### 知识链接 ▶

1. 左妍. "最美医生"顾玉东:听党的话,学白求恩,做好医生[EB/OL]. [2021-08-19]. https://baijiahao.baidu.com/s?id=1708481275300159782&wfr=spider&for=pc
2. 欧阳辉. 继续推进实践基础上的理论创新[EB/OL]. [2022-12-06]. http://www.sxdygbjy.gov.cn/ztzl/dsxxjy/xxyt/art/2022/art_c21cfb2d7ca540c7b81b2e6053282de3.html

(瞿 晓 邱影悦)

##  卢世璧:一生忠于使命

### 教学目标 ▶

通过案例教学使学生了解我国骨关节外科的发展历史,感悟科学家精神,掌握科学的思维方法,树立献身祖国医学事业、勇于创新的宏大志向。

### 案例描述 ▶

卢世璧(1930—2020 年),湖北宜昌人。中国工程院院士,1956 年毕业于中国协和医学院,曾任中国人民解放军总医院骨科研究所所长。他在国内首先开展了人工关节的系列研究和临床应用;首先开展了火器性神经损伤自体神经束间移植术及周围神经再生趋化性研究;研制了化学去细胞神经移植并应用在临床;首创脊髓后根切断对不同方法修复神经后,神经错接率的定量观察;首创形状记忆合金棒治疗脊柱侧弯;第一个研制成功国产连续被动运动仪(Continuous Passive Motion,CPM)机器;首先采用微波热疗治疗骨肿瘤;在国内最先建立冷冻干燥骨库等。

1958 年,卢世璧调入中国人民解放军总医院,成为一名骨科大夫。至此,他便与人骨结下了不解之缘。依靠"白手起家"造出的人工关节,他为无数患者带来新生。在 20 世纪 60—70 年代,国内骨科水平十分落后,骨关节坏死不仅困扰着广大患者,连医生都束手无策。当时,西方国家已经研制出了用人工关节代替坏死关节的技术,但却对中国实行了技术封锁。为了拯救饱受骨关节坏死折磨的患者,填补中国在人工关节领域研究的空白,30 岁的卢世璧在当时的骨科主任带领下,走上了自主研发人工关节的道路。在没有任何可供参考的资料和图纸的情况下,卢世璧凭着一股不服输的劲儿,仅靠着国内一些外文医学杂志上的骨关节图片,硬是用木头刻出了我国第一个人工关节模型。然而,光有木头模型还不行,最主要的是要找材料把模型加工制造出来。为此,卢世璧到处联系厂家,费尽千辛万苦才将以金属钛为原料的第一代人工关节制作出来,并相应进行了大量临床研究。人工关节制造出来了,可要用在人身上还需要克服一个难题,那就是研发出用来固定人工关节的骨水泥。当时,我国根本就没有骨水泥,最多只能通过香港地区进口一些样品。最终,用了4年时间,卢世璧等人和天津合成材料研究所一起开发出了我国自己生产的骨水泥。20世纪70年代末,在中国人民解放军总医院骨科手术室里,中国首例腕关节置换手术成功进行。人工关节在骨水泥帮助下成功固定在骨髓腔内,且缝合顺利,排异反应也未出现,这让卢世璧悬着的心终于放了下来。而对于中国骨关节损伤患者来说,一次划时代的革命也就此拉开了序幕。但卢世璧对于人工关节的研究并没有因此止步,面对钛合金关节耐磨性差的问题,他又研制出了钴铬钼人工关节,并首创了具有中国特色的钴铬钼合金珍珠面无骨水泥人工髋关节和独特固定方式人工髋臼。

### 思政元素分析

1. 身体整体和各个部分不是简单地相加,而是按照一定的结构和层次结合在一起。骨盆骨折的损伤可能会导致毗邻的大血管和脏器损伤,医生要将解剖学基础知识牢牢掌握,通过现象看本质,练就一双"透视眼"。整体和部分相互依存,一方面,身体的整体由骨盆、股骨、腹腔脏器等部分组成,离开部分就不存在整体;另一方面,部分也离不开整体,忽略了某一部分的损伤,就可能导致大出血,危及整体的生命安全。整体和部分也是相互作用的,身体各大系统对四肢起支配和决定作用,给予充足的血供和养分,协调各部分朝着统一方向发展,但是,局部也有其相对独立性。在急救时,要充分考虑整体和部分的关系,分清主次,当机立断。

2. 科技自立自强是国家强盛之基、安全之要。当前,新一轮科技革命和产业变革突飞猛进,科学研究范式正在发生深刻变革,学科交叉融合不断发展,科学技术和经济社会发展加速渗透融合。科技创新广度显著加大,宏观世界大至天体运行、星系演化、宇宙起源,微观世界小至基因编辑、粒子结构、量子调控,都是当今世界科技发展的最前沿。科技创新深度显著加深,深空探测成为科技竞争的制高点,深海、深地探测为人类认识自然不断拓展新的视野。科技创新速度显著加快,以信息技术、人工智能为代表的新兴科技快速发展,大大拓展了时间、空间和人们认知范围,人类正在进入一个"人机物"三元融合的万物智能互联时代。科技创新精度显著加强,对生物大分子和基因的研究进入精准调控阶段,从认识生命、改造生命走向合成生命、设计生命,在给人类带来福祉的同时,也带来生命伦理的挑战。党的十九届六中全会通过的《中共中央关于党的百年奋斗重大成就和历史经验的决议》指出,党的十八大以来,"党坚持实施创新驱动发展战略,把科技自立自强作为国家发展的战略支撑"。党的二十大报告提出,到2035年,"实现高水平科技自立自强,进入创新型国家前列",以中国式现代化全面推进中华民族伟大复兴。

### 教学建议

本案例可用于《外科学》中"关节伤及人工关节"章节的辅助教学,可以作为课程中的故事进行穿插讲解,帮助学生感悟中国外科学发展的艰辛,培养医学生敢于挑战困难、勇于开拓的医学科研精神,激发学生的创新意识。

> **知识链接**

1. 崔兴毅. 卢世璧:人民有难时,当然要冲在最前沿[EB/OL].[2021-8-23]. https://baijiahao. baidu. com/s?id=1708852650735554744&wfr=spider&for=pc
2. 习近平. 加快建设科技强国 实现高水平科技自立自强[EB/OL].[2022-05-01]. https://baijiahao. baidu. com/s?id=1731604268564275843&wfr=spider&for=pc

(翟 晓 杜 萍)

## 89 梁益建:建造一座专业高峰

> **教学目标**

通过案例教学使学生了解骨与关节畸形的手术风险,通过人物的真实故事感悟医者的"工匠精神"与仁爱之心。

> **案例描述**

梁益建(1964— ),中共党员,医学博士,四川省成都市第三人民医院骨科主任,极重度脊柱畸形矫形专家,获评"感动中国 2016 年度人物"十大人物,第六届全国道德模范提名奖。从医 30 年来,梁益建用孜孜不倦的"工匠精神"实现在极重度脊柱矫形领域禁区的不断突破,用自己医者仁心的大爱情怀和刀尖上行走的精妙技艺书写了医务工作者忠于信仰、无私奉献的人生轨迹,为无数"低头"病患开启了他们的"抬头人生"。

梁益建多年来一直用"工匠精神"自省,不断加强临床理论学习。毕业后在北京大学第三临床医学院等全国著名医科大学进修学习 6 年;2003 年,他考取重庆医科大学博士研究生;两年后受北美脊椎协会主席、纽约州立大学袁汉生(Hansen A. Yuan)教授邀请,去美国做访问学者。学成后,他毅然回到成都。多年来,他参与过的"驼背"手术有 3 000 多例,亲自主刀挽救了上千个极重度脊柱畸形患者的生命。他在无数个本可以拒绝的病例中创造出了一连串的"之最",突破了国际上公认的极重度脊柱畸形手术的三大禁区:极重度脊柱畸形无法矫正、极重度脊柱畸形合并脊髓畸形无法矫正、极重度脊柱畸形合并极重度呼吸功能障碍无法矫正。他已经治疗过的病例已经囊括了极重度脊柱畸形的所有类型,无论是在几十年前还是今天,无论在中国还是海外,这些教科书般的经典案例都是难以复制的奇迹。他还出版了《强直性脊柱炎脊柱畸形截骨矫形手术技巧》和《脊柱畸形手术学》两本脊柱畸形手术专著。发表在 2015 年 2 月国际脊柱顶级杂志 *spine* 的一个病例,以"无一问题提出"状态全文发表。

他常说,医生必须要有良好的医疗道德,极高的专业素质,全心全意为患者服务的思想和行动。而对工作的要求,梁益建近乎完美。即使手术方案已经无误,手术前一天,还会与其他科室医生一起再次进行确认整个手术细节,晚上他还会仔细阅读术前所有资料。第二天进了手术室,他还要再读一次片。他常说脊柱手术只有一次机会,必须非常仔细。他率领科室独立开展技术 300 余项,其中"头盆环在极重度脊柱畸形矫形中的应用"等技术项目达到国内先进水平,改良脊柱截骨矫形技术、头盆环牵引治疗重度脊柱畸形等技术已经在全国推广应用。近 3 年,全科室在 SCI 上发表论文 6 篇,核心期刊上发表论文 25 篇。2015 年,梁益建在世界骨科大会做了主题为"重度脊柱畸形伴脊髓空洞的治疗策略"的发言,在深圳市及亚太脊柱精英论坛上做了主题为"顶椎截骨治疗强直性脊柱炎后凸畸形"的发言。

最终找到梁益建的,大多是无路可走的极重度脊柱畸形患者。为了让患者尽快得到治疗,他除了经常向医院申请减免患者救治费用外,还常常帮助拿不出钱的患者筹钱。2008 年 2 月,在泸沽湖畔,梁益建偶遇到了一个因为多年脊柱畸形已对生活丧失希望的人——小伍。作为医者,他不忍看到这个年轻人的生命就此枯竭,在那一天,他用 40 多分钟的专业绘图解说让小伍已如死水的心绪重起微澜,他们俩在泸沽湖畔定下了一个美丽的约定。同年 5 月,小伍如约被接到成都,作为骨科主任的梁益建除了帮他凑齐手术费外还亲自主刀为他做手术。这个术前不足 1.3 米的矮个子,直起身时竟然是个 1.78 米的大个子! 手术彻底改变了小伍的生活,中央电视台的"驼背奇遇记"记录了这段故事。梁益建对于患者,可谓是殚精竭虑。科室里有不少小朋友长期住院治疗,为了不让他们耽误学习,他联系了一些大学志愿者为孩子们补课,还自掏腰包请了声乐老师教孩子们唱歌,以锻炼肺活量;对于一些极度贫困的患者,他除了想办法帮他凑齐手术费外,每月还自掏腰包给上几百块的生活费;等患者出了院,他又积极联系爱心人士帮他们解决工作问题……每年科室都在医院里开展义诊,还多次到基层医院去指导工作。梁益建团队以口碑获得基金会帮助,捐助千余万元爱心款帮助 200 余位患者解决实际困难。

"自谦小医生,却站在医学的巅峰。四处奔走募集善良,打开那些折叠的人生,你用两根支架矫正患者的脊柱,一根是妙手,一根是仁心!"这是 2016"感动中国"十大年度人物颁奖典礼上对成都市第三人民医院骨科医生梁益建的中肯评价。

## 思政元素分析

1. 2021 年 9 月,党中央批准了中央宣传部梳理的第一批纳入中国共产党人精神谱系的伟大精神,"工匠精神"被纳入其中。工匠精神首先是一种劳动精神。人民创造历史从根本上看是劳动创造历史。人类在改造自然的伟大斗争中,不断认识自然的客观规律,通过在劳动实践中不断积累实践经验与技能,从而推动历史进步和创造更为丰富的社会财富。工匠精神首先就是热爱劳动、专注劳动、以劳动为荣的精神,在劳动中体验和升华人生意义与价值。工匠精神是对职业劳动的奉献精神。几千年来从事技艺劳动的各种工匠,其社会地位并不高,然而,千百年来工匠以业维生,并以技艺为立身之本,无私地奉献自己的全部心血,提高和完善自己的技艺,创造了灿烂的工匠文化。劳动最崇高,劳动最光荣,在平凡的岗位干出不平凡的业绩,就是工匠精神的体现,无论是三峡大坝、高铁动车,还是航天飞船,都凝结着现代工匠的心血和智慧。工匠精神是一丝不苟、精益求精的精神。重细节、追求完美是工匠精神的关键要素。几千年来,我国古代工匠制造了无数精美的工艺美术品,这些精美的工艺品是古代工匠智慧的结晶,同时也是中国工匠对细节完美追求的体现。现代机械工业尤其是智能工业对细节和精度有着十分严格的要求,细节和精度决定成败。工匠精神的核心要素是创新精神。创新能力不是对以往工艺墨守成规,而是对现有的生产技艺的大胆革新,给行业技艺带来突破性贡献,促进生产技艺水平提升,推动社会经济发展。

2. 医生能力有大小,但仁爱之心不分强弱,医德也是衡量医生称职与否的重要考量。从现实来看,医学顶级专家大都医德高尚。二者的内在逻辑是,医德能够驱使医生精益求精,让医生在提高医术方面下狠功夫,时间久了,医德高尚者也就医术高明了。让患者生理、心理上都获得更好的就诊体验,需要医德与医术的紧密结合。当医德成为医生的重要追求,仁爱之心成为医生的最强本领时,医生得到患者的善意回馈也势必增加,尊医重卫也就具备了更加坚实的群众基础。

3. 在从事医学科学研究的过程中,我们要有持之以恒的毅力去勇攀高峰。我们对事物的认识,最开始都是没有教材可遵循的,都是一步一步探索。就像攀登一座高峰,虽然路途坎坷,但是坚持下来,回头一看,已经到达了别人从未抵达的高度。

### 教学建议

本案例可用于《外科学》中"骨与关节畸形"章节的辅助教学,可以作为课程中的故事进行穿插讲解,帮助学生充分认识在学科建设和个人成才的过程中,充满了奋斗的艰辛。但是明确目标,持之以恒,就会攀上新的高峰,感悟工匠精神的深刻内涵。

### 知识链接

1. 龚群. 工匠精神及其当代意义[N/OL]. 光明日报,2021-01-18. https://epaper.gmw.cn/gmrb/html/2021-01/18/nw.D110000gmrb_20210118_1-15.htm

2. 中国共产党人的精神谱系[EB/OL]. http://www.qstheory.cn/zt2021/qz100zn/dcdrjspx.htm

(翟 晓 杜 萍)

## 冯传汉:愿做一辈子勤奋的学生

### 教学目标

通过案例教学使学生感悟医学大师风范,理解医学需要终身学习,需要人文精神的滋养,并在不懈奋斗中实现人生价值。

### 案例描述

冯传汉(1914年1月26日—2019年6月16日),出生于湖北省汉口市,汉族。著名骨科学家、医学教育家,曾任北京大学人民医院院长、北京医学院副院长。

2019年6月16日9时40分,105岁的原北京医学院副院长、北京大学人民医院原院长、中华医学会骨科学分会首任主任委员、北京大学人民医院骨科创始人、博士生导师冯传汉在家中安然辞世。作为"终生不退休"的教授,一直到近百岁高龄还坚持到医院办公、104岁才办理退休手续的冯传汉教授,终身献身医学、追求真理,"活到老、学到老、干到老",成为一个时代的丰碑。

对于一个人来说，获"终身成就奖"一次就已属极其难得，冯传汉却是获得3次——自2011年起，中华医学会骨科分会两次授予、北京大学人民医院一次授予冯传汉"终身成就奖"。终身成就，来自终身奋斗。冯传汉1914年出生于汉口的一个医生家庭，后进入燕京大学医学预科和协和医学院求学。1941年底，珍珠港事变后日军占领协和医院。1942年，在协和医院工作不久的冯传汉，就不得不跟随钟惠澜、林巧稚等知名专家来到中国人筹资创建的第一家西医综合医院（中央医院），即现在北京大学人民医院的前身。从1944年牵头成立中央医院外科骨科专业组到新中国成立后创建中国第一个骨肿瘤骨病研究室，从北京大学人民医院院长到北京医学院副院长，冯传汉在此一干就是77载。从20世纪50年代后期自编讲义、自制教具，到1979年出任北京医学院副院长后，他强调"人才与学科是高校发展的基石，只有拥有国际知名专家学者和优势学科的支撑，大学才能发展"。冯传汉不仅培养了几代学生，更以言传身教和教育理念影响了无数人。逢年过节，医院负责人往往要登门探望老前辈，冯老总是要叮嘱，院训精神中"仁恕博爱"是最根本的，医学教育的核心内容主要是人文精神和科学精神，一定不能重"病"轻"人"，不能重技术轻理论知识，德育不仅要面向医学生，还要面向教师。

如下是一张让人过目难忘的工作成果表：

——82岁，主编《肩关节外科学》；

——87岁，主编《骨科肿瘤学》，并发表文章"再谈极端负责、极端热忱、精益求精、全心全意为人民服务"；

——89岁，主编《临床骨科学》和《中国现代骨科史料》；

——90岁，收集整理《北京大学人民医院骨科成长发展的60年》；

——93岁，发表论文"研究生德育工作的几点反思和认识"，编著《基础英语概要——英语读写指南》；

——94岁，写下自传体传记《勤奋度九旬暮年怀岁月——我大半生的回忆》；

——95岁，完成《骨质疏松症的诊断治疗及其相关基础知识》笔记约6万字；

——97岁，写下6万字读报读书札记《大学教育与医学教育的再教育和再认识》；

——99岁，写下上万字的《加拿大医学教育和家庭与社区医学体系的学习和认识》；

——100岁，写下8页纸的读报读书札记《学会做人　学会学习实践　全面协调发展——大学教育与医学教育的再教育和再认识系列之三》；

——104岁，接受媒体采访讲述北京大学人民医院百年历史故事，再次为医院百年历史补充完善珍贵史料。

冯老一生勤勉耕耘，耄耋之年仍未停步：尽管受到前列腺癌治疗和青光眼治疗的副作用等折磨，但是直到96岁，他都坚持每周来医院工作两天；103岁失明前，坚持每天看书学习，吃完早饭就坐到书桌前看《人民日报》《参考消息》；近百岁时仍坚持研读专业期刊、撰写读书札记；去世前两年，失明的他仍通过儿女、护士朗读报刊，关心医院和医学事业发展……人生的价值是什么？是高寿吗？是位居高位或占有大量财富吗？都不是。人生的价值应当是以自己的劳动为别人带来幸福，为后人留下宝贵的精神财富和物质财富。冯老在他的一生中不知为多少人解除了痛苦，他高尚的品德、高深的学问以及严谨的治学态度为后人留下了取之不尽的精神财富。他不光是骨科泰斗、医学巨匠，也是平易近人、润物无声的恩师，更是上善若水、勤勉淳良的人生榜样,他的人生价值是无价的。

### 思政元素分析

1. 终身学习是指社会每个成员为适应社会发展和实现个体发展的需要,贯穿于人的一生的,持续的学习过程。从幼年、少年、青年、中年直至老年,学习将伴随人的整个生活历程并影响人一生的发展,这是不断发展变化的客观世界对人们提出的要求。人类从诞生之日起,学习就成为整个人类及其每一个个体的一项基本活动。不学习,一个人就无法认识和改造自然,无法认识和适应社会;不学习,人类就不可能有今天达到的一切进步。学习的作用又不仅仅局限于对某些知识和技能的掌握,学习还使人聪慧文明,使人高尚完美,使人全面发展。正是基于这样的认识,人们始终把学习当作一个永恒的主题,反复强调学习的重要意义,不断探索学习的科学方法。同时,人们也越来越认识到,实践无止境,学习也无止境。古人云:吾生而有涯,而知也无涯。当今时代,医学知识和科技日新月异,不学习,就会落伍。选择了医生这个职业,就必须把学习从单纯的求知变为生活的方式,努力做到活到老、学到老,终身学习。

2. 人生价值内在包含了人生的自我价值和社会价值两个方面。人生的社会价值是个体的人生活动对社会、他人所具有的价值,衡量标准是个体对社会和他人所做的贡献。人生的自我价值是个体的人生活动对自己的生存和发展所具有的价值,主要表现为对自身物质和精神需要的满足程度。人生的社会价值和自我价值,既相互区别,又密切联系、相互依存,共同构成人生价值的矛盾统一体。一方面,人生的自我价值是个体生存和发展的必要条件,自我价值的实现构成了个体为社会创造更大价值的前提。另一方面,人生的社会价值是实现人生自我价值的基础,没有社会价值,人生的自我价值就无法存在。一个人的需要能不能从社会中得到满足,在多大程度上得到满足,取决于他的人生活动对社会和他人的贡献,即他的社会价值。人的社会性决定了人生的社会价值是人生价值的最基本内容。人生价值评价的根本尺度,是看一个人的人生活动是否符合社会发展的客观规律,是否通过实践促进了历史的进步。

3. 千百年来,许多著名的学者都是强调"大医精诚,悬壶济世"。医学从来就不是一门与社会、文化无关的纯自然科学,它本身就是一门极具人文关怀性质的科学。明代医学家万全也曾提出"医者,仁术也。"强调医者应该有包容万物之心。在教导学生的时候,万全对学生三令五申,应视他人之子为己出,殚精竭虑不求报。同时要求学生不可以泄露患者的隐私,并且为患者提供力所能及的帮助。西方学者希波克拉底也曾经提出:对待患者的态度应该是一视同仁的,为患者谋幸福是医者唯一的目的。医学生不仅要接受专业知识的培训,还应当进行系统的人文素质培养。

### 教学建议

本案例可用于《外科学》中"骨折概论"章节的辅助教学,可以作为课程中的故事进行穿插讲解,帮助学生充分认识到医学是一门综合科学,要树立终身学习的自觉意识,同时还要丰富自己的人文素养,涵养"仁爱之心"。

### 知识链接

1. 在奋斗中实现人生价值[EB/OL].[2021-05-04]. https://baijiahao.baidu.com/

s? id=1698786652236433416&wfr=spider&for=pc

2. 李斌,等.人生榜样——追记"良医"冯传汉[EB/OL].[2019-08-12]http://www.81.cn/gnxw/2019-08/12/content_9586723_2.htm

(翟 晓 杜 萍)

## 91 邱贵兴:使中国人挺直腰板

**教学目标**

通过案例教学使学生理解医学来不得半点虚假,需要勤奋踏实,在学习国外经验的同时,还要立足中国特色,推动科技创新自立自强。

**案例描述**

邱贵兴,1942年3月13日出生于江苏省无锡市。中国工程院院士,骨科学家,北京协和医院教授、博士生导师,获政府特殊津贴的专家,白求恩公益基金会理事长,国际矫形与创伤外科学会(Société Internationale de Chirurgie Orthopédique et de Traumatologie,SICOT)中国部主席,国际华人脊柱学会(International Chinese Spine Society,ICSS)主席等。在国际上,提出特发性脊柱侧凸的分型——"协和分型";首次发现了先天性脊柱侧凸患者最重要的致病基因,并于2015年在世界顶级医学刊物《新英格兰医学杂志》(影响因子=54.42分)以原创性论著(Original Article)形式发表;研制了自主知识产权的脊柱内固定系统等。

脊柱外科是骨科最艰难、最凶险的领域。20世纪80年代初,脊柱畸形矫正在我国脊柱外科领域还是空白。1986年,已入不惑之年的邱贵兴远赴加拿大,师从国际著名脊柱外科专家、世界脊柱侧凸学会前主席阿姆斯特朗(Armstrong)教授,重点学习脊柱畸形的矫治和脊柱外科领域的新技术、新方法。1987年,回国后的邱贵兴开始独立承担大量的外科临床工作,特别是应用Harrington、Luque等新技术治疗了大量脊柱侧凸患者。他在引进、熟练应用国际先进技术治疗脊柱外科疑难病症的同时,还不断地创新研究发展我国的脊柱畸形治疗技术。从基础研究到临床试验,从方法创新到器械改良,每一步都走得很扎实。

1983年,美国人对特发性脊柱侧凸进行了真正意义上的分型,就是早期King分型,但是只有5个类型,不够全面,依据这种分型进行手术,术后失败病例多。直到2001年,朗琪(Lenke)教授提出新的分型,初步体现了三维矫形理念,开创了特发性侧弯的新的分型,但该分型共分42种,十分复杂,可操作性较差。面对这种现状,邱贵兴决定尝试做出中国人自己的分型。于是,他和同事们一道建立了国内第一个脊柱侧凸数据库,收录了3 000余例病例资料,并挑选出其中1 245例完整病例进行研究,经过10多年的努力,终于提出了新的特发性脊柱侧凸分型——"协和分型"(PUMC分型)。

2015年,邱贵兴带领的团队在世界顶级医学期刊《新英格兰医学杂志》上以原创性论著形式,发表了中国医学科学院北京协和医院为第一完成单位,与复旦大学、首都儿科研究所、美国贝勒(Baylor)医学院等国内外多家单位合作完成的研究成果——"TBX6基因无效变异联合常见亚效等位基因导致先天性脊柱侧凸",首次明确了先天性脊柱侧凸的发病原因,为先天性脊柱侧凸早期诊断及遗传咨询等提供了理论依据。该研究发现高达7.5%的先天性脊柱侧凸患者存在16p11.2区域罕见变异这一独特现象,TBX6基因变异在先天性脊柱侧凸的贡献率可高至11%,为揭示其他复杂疾病的病因提供了新的思路,是国际骨关节疾病领域的重大突破。对此,邱贵兴强调,这充分证明中国的医务工作者在虚心学习国外经验的同时,踏实工作,不折腾、不取巧,凭借中国人的才智,走独立自主的道路,也能做出原创性的创新。

### 思政元素分析

1. 天道忌巧。世界上没有什么捷径可走,要扑下身子扎扎实实地做人做事。人生的成长从来不是一步登天,好的人生不是依靠投机取巧获得,而是通过自己的前期努力与积累,在时间的沉淀下最终形成厚积薄发之势。古往今来有大成就者,诀窍无他,都是能人肯下笨劲。一个普通人,只要肯下"困勉之功",不走捷径,照样可以取得扎扎实实的成功。小聪明的人,总是试图寻找捷径,遇到困难想方设法跳过这一步,但那就像建一座大厦,重要的环节松松垮垮,有点风吹草动就会坍塌下来。道家讲"抱朴守拙",老子说"大智若愚",与其圆滑世故,不如朴实愚拙。可以随机应变,但任何时候都不可以投机取巧,这才是智慧人生应该有的打开方式。至拙能胜至巧,真正聪明的人,从不投机取巧。

2. 以自强不息为代表的民族精神是中华民族的灵魂和脊骨,是中华民族传统精神与时代精神的融会,是推进中国式现代化建设和中华民族复兴大业的需要。自强不息的精神是一种具有强势张力的进取精神和斗争精神。中国古代哲人通过观测宇宙的变动不居,提出"天行健,君子以自强不息"的思想。自强,包含民族的自强和个人的自强两个层面,不畏艰难困苦,不屈服于任何压迫者,是中华民族的本色精神。一部中华民族的发展史,就是一部中华民族自强不息,百折不挠地与生存环境抗争,与内外邪恶势力抗争的历史。自强不息,不仅是指在常境和顺境中的奋斗,更是指在困境和逆境中的奋斗。一个民族,没有共同的理想信念、没有催人振奋的精神、没有高尚的品格、没有坚定的志向,统而言之,没有形成共识的核心价值观,就不可能自立于世界先进民族之林。寻求核心价值观的背后,体现的是文化自觉,体现的是一个经济崛起后的大国在文化上的追求。从古至今,自强不息的精神深深熔铸于中华民族的灵魂之中,是流淌在中华民族文明血管中的生生不息的血液。当中华民族正在走向复兴之际,回首我们的民族走过的五千年漫漫岁月,展望中国更美好的未来,我们更深切地感受到中华精神的伟大力量,它是推动我们民族发展和复兴的强大驱动力。

3. 科技自立自强是国家强盛之基、安全之要。当前,新一轮科技革命和产业变革突飞猛进,科学研究范式正在发生深刻变革,学科交叉融合不断发展,科学技术和经济社会发展加速渗透融合。科技创新广度显著加大,科技创新深度显著加深,科技创新精度显著加强。党的十九届六中全会通过的《中共中央关于党的百年奋斗重大成就和历史经验的决议》指出,党的十八大以来,"党坚持实施创新驱动发展战略,把科技自立自强作为国家发展的战略支撑"。党的二十大报告提出,到2035年"实现高水平科技自立自强,进入创新型国家前列",以中国式现代化全面推进中华民族伟大复兴。

### 教学建议

本案例可用于《外科学》中"骨与关节畸形"章节的辅助教学,可以作为课程中的故事进行穿插讲解,帮助学生充分认识中国的医学科学研究必须坚持"人民至上"立场,立足中国特色,踏踏实实走自主创新之路,加快推进健康中国建设。

### 知识链接

1. 邱贵兴:骨科专家[Z/OL].[2019-03-12]. https://tv.cctv.com/2019/03/12/VIDEmqnSYX9MfobfCzlX7VcX190312.shtml
2. 温静.弘扬民族精神 贡献青春力量[EB/OL].[2021-1-24]. https://m.gmw.cn/baijia/2021-01/24/34566356.html

(瞿 晓 杜 萍)

## 92 戴尅戎:铮铮铁骨 医者仁心

### 教学目标

通过案例教学,运用矛盾特殊性原理使学生理解骨折的个性化治疗方案,重视学科交叉,感悟医学治疗中"以患者为中心"的人文情怀和价值导向。

### 案例描述

戴尅戎,男,汉族,1934年6月13日出生于福建厦门,福建漳州人。骨科学和骨科生物力学专家,中国工程院院士,法国国家医学科学院外籍通信院士,中国医学科学院学部委员,上海市创伤骨科与骨关节疾病临床医学中心首席科学家,长期致力于骨科临床和基础研究,特别重视医学与工程科学、生物科学的交叉研究。

2009年,戴尅戎接诊了一个19岁的女孩,女孩的左腿因多发性脂肪瘤导致骨骼严重畸形,整条小腿像麻花一样拧在一起,从记事起就只能右腿蹦着走路。母亲带着她几乎跑遍了全国的大医院,得到的结果都是只能截肢,找到戴尅戎的时候母女俩是抱着最后一丝希望。面对这样一个花季女孩,戴尅戎决定保住女孩的左腿,女孩母亲的眼泪一下子流了出来。

但是治疗的过程却是极其不易的,对女孩腿部 CT 和片子反复研究对比,戴尅戎仍然找不到畸形的关键部位,这意味着没办法进行手术和治疗。连续多个日夜的一筹莫展后,一个晚上,戴尅戎突然想到了自己的老朋友,上海交通大学精密机械系的王成焘教授,是不是能通过他的快速原型技术将女孩的腿部模型建立出来?有了这个想法,戴尅戎立即打电话给王教授说明了自己的想法。第二天一早,王教授就动员了自己的研究团队,用图像融合技术把女孩腿部分段的 CT 组成一个完整的片子,将这个片子输入 3D 打印设备的计算机中。就这样,女孩小腿整段的模型被打印出来,透过这个模型,畸形的关键部位很快就找到了。

手术难度在骨科领域已是最高级别,不仅要切除关节肿瘤,植入定制的人工关节,还要对骨骼进行矫形,防止关节脱落。戴尅戎光是和团队讨论手术方案就讨论了一个多星期。一切术前准备就绪后,戴尅戎亲自主刀,为女孩实施了矫正手术。术后一个月,女孩双脚着地,挂着拐杖在医院楼下走了一小会儿,特别兴奋和激动,"这是我人生中第一次散步"。一个月以后,女孩可以行走如常了。而就在大家都以为治疗已经结束的时候,戴尅戎决定要让女孩的左腿恢复到正常的外观,这在当时几乎是不可能的事情。可戴尅戎不这么想,他说:"女孩的生命才刚刚开始。"在之后的6年里,戴尅戎每年都会督促女孩按时复查,并且接连给女孩实施了两次矫正手术,直到女孩的左腿看起来和常人无异。戴尅戎创造了一个医学奇迹。

2015年,戴尅戎接诊了一位骨盆软骨肿瘤患者,肿瘤几乎已经占据了一侧骨盆。治疗的难度在于手术后患者切除肿瘤的部位会失去骨盆的支撑,甚至可能连躺在床上翻身也做不到,而每个人的骨盆都不一样,现有的骨盆假体很难匹配。在这种情况下,戴尅戎再次想到了3D打印技术,这一次他没有再做骨骼模型,而是直接为患者量身打造了一个骨盆。戴尅戎是我国医学界最先使用这项技术的医生,在他看来,这项技术不仅是一项技术革命,甚至无异于是一次工业革命,通过这项技术,在未来的医疗中,不光能定制骨骼,甚至可能定制出人体的器官。

### 思政元素分析

1. 临床医生要把每一个患者都当作自己的亲人,站在患者的角度去考虑问题,始终坚持"以患者为中心",不断探索新的医疗技术,加快推进健康中国建设。

强烈的责任意识和担当精神既是中华文明的文化基因,也是马克思主义的精神特质。在数千年历史演进中,中华民族确实创造了灿烂的古代文明,形成了独特的中华传统文化。这种文明和文化,展现了"修身齐家治国平天下"的豁达济世情怀和崇高人生追求,造就了中华民族胸怀天下、心系家国的独有精神气韵。遍览中华史书,字里行间无不洋溢着"责任"和"担当"。例如诸葛亮的"鞠躬尽瘁,死而后已";范仲淹的"先天下之忧而忧,后天下之乐而乐";张载的"为天地立心,为生民立命,为往圣继绝学,为万世开太平";陆游的"位卑未敢忘忧国,事定犹须待阖棺";文天祥的"人生自古谁无死,留取丹心照汗青";顾炎武的"天下兴亡,匹夫有责";林则徐的"苟利国家生死以,岂因祸福避趋之";鲁迅的"寄意寒星荃不察,我以我血荐轩辕"……这样的责任意识和担当精神早已沉淀为中华文明的优秀文化基因,融入中华民族的血液,成为我们的精神财富。正是受这一精神的鼓舞,千百年来,无数仁人志士以强烈的社会责任感,重道义、勇担当,把自身前途命运同国家民族前途命运紧紧联系在一起,肩负起自身使命,留下爱国奋斗的串串足迹。医学专家的责任意识和担当精神就是对患者发自内心的关爱与照护,以精湛的医学技术和仁爱的职业情怀呵护患者平安健康。

2. 矛盾的特殊性是指各个具体事物的矛盾、每一个矛盾的各个方面在发展的不同阶段上各有其特点。矛盾的特殊性决定了事物的不同性质。只有具体分析矛盾的特殊性,才能认清事物的本质和发展规律,并采取正确的方法和措施去解决矛盾,推动事物的发展。每个患者都具有自身的特殊性,医生在看病时,一定要结合患者特点,制定相对应的诊疗方案,只有这样,才能提高医疗服务质量,切实为患者解除病痛。

3. 医学技术与其他学科的交叉正在越来越多地推动现代医学的发展,医生发挥主观能动性是学科交叉的基础。正确发挥人的主观能动性,有以下3个方面的前提和条件:第一,从实际出发是正确发挥人的主观能动性的前提。只有从实际出发、充分反映客观规律的认识,才是正确的认识;只有以正确的认识为指导,才能形成正确的行动。第二,实践是正确发挥人的主观能动性的根本途径。正确的认识要变为现实的物质力量,只能通过物质的活动——实践才能达到。第三,正确发挥人的主观能动性,还要依赖于一定的物质条件和物质手段。"巧妇难为无米之炊",没有现实的原材料,人的意识再"巧"也创造不出任何物质。

### 教学建议

本案例可用于《外科学》中"脊髓、脊柱、骨盆伤"和"骨肿瘤"章节的辅助教学,可以作为课程中的故事进行穿插讲解,帮助学生充分认识临床上每个患者都有独特性,医生需要站在患者角度,结合学科交叉,给予个体化治疗方案。

### 知识链接

1. 增强责任之心 勇于担当作为[N/OL]. 人民日报,2020-3-3. https://baijiahao.baidu.com/s?id=1660089554209366805&wfr=spider&for=pc

2. 科技创新是赢得未来的关键[N/OL]. 人民日报,2020-10-9. https://baijiahao.baidu.com/s?id=1680032839925985343&wfr=spider&for=pc

(瞿 晓 杜 萍)

## 93 田伟:我们需要更多的原创性工作,没有前人铺路了

### 教学目标

通过案例教学使学生了解目前最新的外科学技术进展,增强科技创新的主动性,担起青年一代应尽的责任,为实现第二个百年奋斗目标、实现中华民族伟大复兴的中国梦而奋斗。

### 案例描述

田伟,1959年2月5日出生于北京市。骨外科专家,中国工程院院士,北京积水潭医院首席科学家、主任医师。

机器人和AI技术的迅猛发展,开创了医学历史中新阶段的革命性变革。田伟院士是我国自主创新研发医疗机器人的开拓者和领航人,他以无悔坚守开创智能骨科高难度手术的先例,用满腔赤诚在新时代写下AI医疗的传奇,为中国脊柱外科事业做出了杰出贡献。

现在我们有了机器人,就可以实现完全按照设计图执行更加精确的手术,例如我们可以通过影像学找到肿瘤的边界,并在这里设计一个精确区域,机器人就会根据设计从皮肤表面自动找到准确的切除边界,帮助医生完成切除。随着这种技术的进步,很多重复体力劳动和没有创造性,但又不太容易做好的工作,慢慢都会被人工智能技术和机器人逐步替代。医学和其他学科会走向发挥智慧并节省体力的发展阶段,可以说AI技术开创了医学历史中新阶段的革命性变革。

在医学机器人方面,有一个有意思的"矛盾",工程师希望机器人能够替代医生,而事实上机器人只能成为医生的助手。在这样的矛盾中,机器人不断更新换代,从一个浪漫的设想,一步步被创造成了能够真正应用到临床的产品。从1985年至今,医疗机器人经历了4

个重要的阶段。第一个是 PUMA 200 机器人,团队希望利用这款工业机器人对可疑的脑部病变进行活检手术。但是这个尝试并没有成功,一是因为过程太过烦琐,还有一个致命的问题——定位不够精准。1991 年,有了骨科机器人 RoboDoc,当时的设想是希望通过这款机器人将骨科手术操作标准化。RoboDoc 实现了髋关节置换手术的标准化,但是由于它体积笨重,且无法适应人的个体化特点,曾一度被美国食品药品监督管理局撤销资格。然后就是很有名的软组织外科手术机器人——宙斯,它是很重要的里程碑,它彻底放弃了替代医生和主动操作的思路,变成模拟医生动作的微创手术机器人。之后,有了更加成功的达芬奇手术机器人,它实现了手术床和机器人的完全分离,节省了空间,方便用于各种软组织手术。

医疗机器人一定是要解决医疗中的痛点,以骨科手术机器人为例,需要解决视野差、规划难、不稳定等骨科手术中的三大痛点。历时 15 年研发的"天玑"骨科导航机器人正是抓住了这几个重点,为医生提供三维空间视野并完成手术设计,通过导航跟患者建立一体化的关系,精准到达患者的准确部位进行固定。2015 年,田伟团队运用"天玑"骨科手术机器人为一位寰枕畸形伴颅底凹陷症的 43 岁患者成功实施了世界首例"寰枢椎经关节突螺钉内固定手术",让我国自主研发的骨科手术机器人吸引了世界目光。上颈椎畸形是脊柱外科领域最为复杂的手术,因手术难度过大、风险高,通常只能放弃手术治疗。"这个患者的情况比较复杂,手术部位上下都有重要的血管,只有一次固定螺钉的机会",田伟院士说,"我们操作机器人严格按照手术规划进行,术后 CT 结果显示,螺钉穿过了两个血管间狭窄的通道,成功固定"。这个手术第一次证明了在骨科手术执行方面,机器人可以超越人的能力。"我们的机器人的精准度已经可以达到亚毫米级,这是目前世界上准确度最高的。"田伟院士补充道。"我们设计的骨科手术机器人和国外的有一个很大的区别。基本上,国外设计的机器人基本都只能在一个部位做手术,而我们的机器人已经可以在 23 个部位进行手术,它是一个具有广泛模块化的多部位应用机器人",田伟院士说,"这对临床医生来说,实用性非常强"。

"医疗机器人的未来,在于基于临床需求的思想自由放飞的原创。有很重要的两点,一个是一定要以患者的利益为中心;另一个是不要去替代医生,而是要给医生提供一个崭新的帮助。"田伟院士说,"未来,医疗机器人在骨科康复、个体化的关节置换等方面大有可为"。

### 思政元素分析

1. 中国新一代年轻人比上一代人任务更重,因为需要更多的原创性工作,没有前人铺路了。过去可以追赶世界科学技术水平,学到先进的技术直接回国应用。现在的年轻人已经站在前辈的肩头,跻身在世界发展的潮头之上,需要同世界各国科学家一起突破人类科技难关,这是一项任重而道远的工作。新一代的中国青年一定会做得更好,通过不断地源头创新,必将开创一个崭新的时代!

经过多年努力,我国科技整体水平大幅提升,同时也存在原始创新能力还不强、创新体系整体效能还不高、科技创新资源整合还不够、科技创新力量布局有待优化、科技投入产出效益较低、科技人才队伍结构有待优化等问题,需要继续下大力气加以解决。科技是国家强盛之基,创新是民族进步之魂。党的十九届六中全会通过的《中共中央关于党的百年奋斗重大成就和历史经验的决议》指出,党的十八大以来,"党坚持实施创新驱动发展战略,把科技自立自强作为国家发展的战略支撑"。党的二十大报告提出,到 2035 年"实现高水平科技自立自强,进入创新型国家前列",以中国式现代化全面推进中华民族伟大复兴。

2. 时代总是把历史责任赋予青年。五四运动以来,中国青年满怀对祖国和人民的赤子之心,积极投身中国共产党领导的革命、建设、改革伟大事业,为人民战斗、为祖国献身、为幸福生活奋斗,把最美好的青春献给祖国和人民,谱写了中华民族伟大复兴进程中激昂的青春乐章。无论过去、现在还是未来,中国青年始终是实现中华民族伟大复兴的先锋力量。每一代青年都有自己的际遇和机缘,都要在自己所处的时代条件下谋划人生、创造历史。当代中国青年是与新时代同向同行、共同前进的一代,生逢盛世,肩负重任。一切伟大成就都是接续奋斗的结果,一切伟大事业都需要在继往开来中推进。处在中华民族发展的最好时期,拥有更优越的发展环境、更广阔的成长空间,迎来实现抱负、施展才华的难得机遇,广大青年要牢记党的教诲,立志民族复兴,不负韶华,不负时代,不负人民,让青春在为祖国、为民族、为人民、为人类的不懈奋斗中绽放绚丽之花。

### 教学建议 ▶

本案例可用于《外科学》中"骨与关节畸形"和"下腰痛"章节的辅助教学,可以作为课程中的故事进行穿插讲解,帮助学生充分认识青年人比上一代人任务更重,因为需要更多的原创性工作,没有前人铺路,更要敢于创新。

### 知识链接 ▶

1. 寇晓雯. 田伟院士:我眼中的医疗机器人[EB/OL]. [2021-01-04]. https://baijiahao.baidu.com/s?id=1687956450040001653&wfr=spider&for=pc

2. 吴建永. 让青春绽放绚丽之花[N/OL]. 人民日报,2022-11-14. https://baijiahao.baidu.com/s?id=1749420303782359157&wfr=spider&for=pc

(瞿 晓 杜 萍)

# 第五章 神经外科疾病

## 94 正确佩戴头盔在预防颅脑创伤中的作用

**教学目标**

通过案例教学使学生明确战术头盔在现代战争中对预防颅脑损伤的重要作用;通过"小头盔,大军事"的理念使学生了解科技强军的重要性;熟悉《中华人民共和国道路交通安全法》中强制规定佩戴头盔的重要意义。

**案例描述**

头盔的核心功能是防护头部和颈部免受破片伤害,早期头盔多用特种钢制成,防护性能较好,但重量较大。随着新材料的发展,各国竞相将防弹玻璃钢、特种塑胶、凯夫拉等复合材料运用在头盔上,这些材质的引入,使头盔不仅可以防流弹、破片,也可直接防御小口径枪弹。同时由于密度较小,头盔重量大大减轻,也为信息化设备的加入提供了重量空间。1976年以后,美军全面使用凯夫拉材料的战术头盔,大幅度降低了颅脑穿通伤的发生率,并显著提高了战场颅脑创伤的存活率。随着战术战法的变化,现代军队正在朝信息化的方向发展。在军用领域,单兵系统从原始的枪和头盔,到现在的枪、盔、瞄准具、夜视仪、防护衣、通信设备等,变得越来越复杂。鉴于单兵在未来战争和防卫中扮演的重要角色,美国在20世纪末提出了单兵信息系统的概念,即知名的"陆地勇士"系统,以此来提升士兵的综合作战能力,包括战场掌控能力、机动能力、耐久和生存能力等。比结实更重要的是聪明,集保护、观测、瞄准、射击、信息共享于一体的"科幻级"头盔正在我军稳步推进,在未来将成为信息化战争的关键装备。

战争场景之外,头盔在我们日常生活中也有着重要作用。电动自行车因为经济、便捷,不仅是外卖小哥的主要交通工具,更是很多人日常生活的首要选择。根据工信部统计,2019年全国电动自行车完成产量是2 700万辆,社会保有量达到3亿辆,位居世界第一,可以称得上是我国的"国民交通工具"。但与此同时,因电动自行车引发的交通事故也不断攀升,在整体道路交通事故死亡呈稳步下降态势下,电动自行车骑行者的伤亡人数却呈逆势上升。电动车造成的交通事故占非机动车交通事故的 80% 以上,是名副其实的"马路杀手"。中国道路交通事故的统计数据显示,2009—2019 年这 11 年的全国道路交通事故中,电动自行车骑行者累计死亡 6.75 万人,受伤 33.19 万人之多。专家指出佩戴头盔可减少事故中 88% 的颅脑损伤,但国家层面对于驾驶电动自行车佩戴头盔无明确规定,导致地方立法合法性存疑,因此专家呼吁尽快将佩戴头盔写入国家立法。2020 年,公安部部署了"一盔一带"安全守护行动。在这项部署中,对骑摩托车不佩戴头盔者是要进行处罚的,而对于电动自行车,公安部的要求是加强宣传引导,并根据各地的立法状况决定是不是适用更加强有力的处罚措施。2021 年 4 月 29 日,第十三届全国人民代表大会常务委员会第二十八次会议修订了《中华人民共和国道路交通安全法》,其中第五十一条规定:机动车行驶时,驾驶人、乘坐人员应当按规定使用安全带,摩托车驾驶人及乘坐人员应当按规定戴安全头盔。第八十九条规定:行人、乘车人、非机动车驾驶人违反道路交通安全法律、法规关于道路通行规定的,处警告或者 5 元以上 50 元以下罚款;非机动车驾驶人拒绝接受罚款处罚的,可以扣留其非机动车。

### 思政元素分析

1. 佩戴头盔的根本目的在于预防颅脑损伤。中医强调"上医治未病",正是强调预防在维护健康中的重要性。创伤与战争有着密不可分的关系,在提高官兵军事素质的同时,也要加强其战创伤预防的观念与意识。正如战术头盔一样,正确地佩戴战术头盔可以大大降低日常实战性训练及战争中头颅外伤的发生率,对保护官兵生命,减少战斗减员具有重大战略意义。日常训练中佩戴头盔可能会觉得烦琐辛苦,但真正到关键时刻,头盔是救命的法宝。

2. 马克思主义哲学认为:"世界的万事万物都处于普遍联系之中。"科技进步与战争也不例外,战争使得相关科学技术不断进步,而科技的进步又改变着战争的形态。科技强则国防强,科技兴则军队兴,科技强军是全面建成世界一流军队的必然要求。军事科技上的每一次创新突破,都将对战斗力提升产生极其重要的影响。回顾我军发展史,科技强军始终伴随着我军的发展壮大。未来,随着新技术新装备新手段不断出现和应用,战争的科技含量与复杂性明显上升,影响因素日益增多,我们必须紧跟世界军事科技发展潮流,让科技为军队发展赋能。

3. 坚持以人民为中心是法治中国建设的鲜明导向,这是由中国共产党的根本宗旨所决定的,是落实全面依法治国战略,建设社会主义法治国家、实现国家治理体系和治理能力现代化的重要要求。未来应以预防为主推进健康中国建设,从理念到实践、从立法到制度,把促进健康的理念融入公共政策制定实施的全过程。将佩戴头盔写入国家立法,正是国家为了保障人民群众生命安全的重要措施,也是立法为民的重要体现。

### 教学建议

本案例可用于《外科学》中"颅脑损伤"一节,可作为课程开始的引入部分,也可作为课程后引申的部分,该案例可帮助学生加深对颅脑创伤发病机制的理解,了解现代战争中颅脑创伤的特点,也可以使学生明确我国"立法为民"的重要内涵。

### 知识链接

谷业凯. 让创新的动能更澎湃[N/OL]. 人民日报,2022 - 11 - 18. http://paper.people.

(于 瀛 杜 萍)

##  库欣综合征的发现

**教学目标**

通过哈维·库欣发现库欣综合征的历史回顾,使学生明确该疾病的临床表现特点,加深对垂体肿瘤疾病的认知,帮助学生树立严谨审慎的工作作风,强调观察临床征象的重要性,感悟透过现象看本质的唯物辩证法规律。

**案例描述**

哈维·库欣(Harvey Cushing,1869—1939年)是美国神经外科医生,病理学家,作家。作为脑外科的先驱,他是第一个全面的神经外科医生,也是第一个描述库欣病的人。

库欣综合征目前仍被认为是一种少见疾病。据报道,美国年发病率为4/100～5/100万人,欧洲年发病率为2/100～3/100万人,男女比例约为1∶3。我国国内尚缺乏大规模流行病学数据。库欣综合征临床表现谱很广,常见的典型症状和体征为满月脸、水牛背、向心性肥胖、痤疮、紫纹、高血压、糖代谢紊乱和骨质疏松等。由于库欣综合征的典型症状和体征并不具有特异性,因此患者常常无法与非库欣综合征患者进行区分,这给疾病的诊断和治疗造成了极大的困难。

1910年,库欣在约翰斯·霍普金斯医院担任外科医生时,遇到一名腹部变大,酷似足月妊娠孕妇的年轻女性。她还有锁骨上脂肪垫、脸部圆润、面部、臀部和背部毛发生长异常。库欣在病例报告里这样写道:"在过去几年里她皮肤变得非常粗糙、干燥,并且呈蓝色暗沉的外观。该患者的身体和四肢有程度严重的发绀,下肢有许多大的皮下瘀斑。腹部的萎缩线也是深棕紫色。眼睑、腹股沟、阴毛和乳晕等处有相当多的色素沉着。"严谨且敏锐的库欣并没有简单地将这名妇人作为单纯的肥胖进行处理,而是积极地探寻这些症状的内在原因。在这种严格、谨慎的临床工作作风的指引下,1912年他将自己的发现发表在《垂体及其失调》一书中,并经过一系列实践发明了经鼻窦进行垂体手术的途径。为了纪念他对于神经内分泌学以及神经外科学的卓越贡献,这种疾病最终以他的名字命名——库欣综合征。

**思政元素分析**

1. 库欣一生倡导严格谨慎的临床工作作风,这也是他能够发现库欣综合征的基础。保持认真谨慎态度,坚持严格严肃作风,是每一位医生应当具备的基本职业素养。"轻者重之端,小者大之源",重大的事物往往起源于轻微末节。医生的工作范畴是患者的生命健康,保持认真审慎的工作态度,重视疾病发展的微小征象,也是对患者生命健康权利的最大尊重。

2. 透过现象看本质。事物的现象多种多样、真伪并存,必须不断学习和掌握新理论、新知识、新经验,坚持深入实际,注重实践,借助科学方法,将丰富的感性材料加以去粗取精、去伪存真、由此及彼、由表及里,从而逐层深入地认识本质,揭示事物的规律。库欣从普遍的典型症状中,整理总结,不断探索,最终发现了库欣综合征的特征性表现,这正是透过现象看本质的成功实践。

3. 库欣综合征虽然是一种神经外科疾病,但却需要内外科联合治疗。罹患该疾病的患者手术之后需要长期的内科监测及药物治疗。通过该疾病的诊断和治疗,培养学生的逻辑诊断思维,建立学生内外科联合治疗、标本兼治的治疗理念。

### 教学建议 ▶

本案例可用于《外科学》中"垂体肿瘤"一节,作为引入案例,并结合内科内分泌疾病中所学知识,提高学生对于垂体肿瘤的进一步认识。

### 知识链接 ▶

孙福全. 坚持创新在我国现代化建设全局中的核心地位(新论)[N/OL]. 人民日报,2022-12-9. http://paper.people.com.cn/rmrb/html/2022-12/09/nw.D110000renmrb_20221209_5-09.htm

(于 瀛 邱影悦)

## 96 前额叶白质切除术:一项被废弃的诺贝尔医学奖成果

### 教学目标 ▶

通过诺贝尔奖历史上著名的案例,使学生认识到在临床实践中规范操作与循证医学的重要性,明确实践与认识在医学研究中的辩证关系。

### 案例描述 ▶

每年的诺贝尔奖都为全世界关注。我国科学家屠呦呦因其在发现治疗疟疾新药物疗法中的杰出贡献而获得2015年诺贝尔生理学或医学奖,实现了中国本土科学家诺贝尔奖零的突破。但一些事实证明,在诺贝尔奖历史上也出现过不少意外甚至危害,获得诺贝尔奖的科学家也并非全是造福人类的天使。

众所周知,中枢神经系统是人类思维和意识的物质基础,因此中枢神经系统出现功能障碍的最典型症状就是患者的人格和行为会出现一系列异常,因此许多中枢神经系统疾病俗称为"精神病"。这些疾病的发病机制十分复杂,时至今日,以精神分裂症为典型代表的多种中枢神经系统疾病依然无法被有效治疗或预防。而在20世纪30年代,人们对于这类疾病简直可以说是一筹莫展。当时对于一些极具危险性的精神病患者,医生只好采用束缚或是大剂量使用镇静剂乃至鸦片等办法暂时缓解其症状。安东尼奥·埃加斯·莫尼斯(Antonio Egas Moniz,1874—1955年)是葡萄牙医生,现代精神外科的创始人。1935年11月12日,他在里斯本的圣玛塔医院第一次通过神经外科手术治疗精神病患者。在他的指导下，助手在患者的颅骨上钻了一个孔，通过这个孔向前额叶注射乙醇以达到摧毁该区域神经纤维的目的。但是，莫尼斯很快就发现这种做法会损害大脑的其他区域，那些不该被摧毁的脑组织会受到牵连。为了解决这个问题，他开发出被称为脑白质切断器的简单的手术器械，以此来完成前额叶白质的切除工作。1936 年，莫尼斯指导助手实施了精神病患者的首例前额叶白质切除术，为一位 60 岁的抑郁症患者进行了手术治疗，术后发现患者以情感紧张为主要表现的精神症状得到了明显改善。此后，莫尼斯又陆续对 40 例重症精神病患者实施了相似的手术，患者全部存活了下来，据他宣称效果都非常好。他由此向外界宣布，前额叶白质切除术是一种简单、安全、可靠的手术，可广泛应用于治疗精神疾病。由于当时治疗精神疾病的其他疗法均收效甚微，或病症在得到短期改善后迅速复发，因而莫尼斯的研究成果显得极为重要，莫尼斯也因此开辟了一个新的医学分支学科——精神外科学，并因"发现前额叶白质切除术对重症精神病患者的治疗效果"而荣获 1949 年诺贝尔生理学或医学奖。这项诺贝尔奖成果，无疑给莫尼斯的前额叶白质切除术带来了巨大的广告效应，世界各地建起了许多专门做前额叶白质切除术的医院。美国的神经外科医生每年对数以千计的患者实施前额叶白质切除手术，1939—1951 年美国有超过 18 000 人接受了该手术，但其中大部分患者术后产生了可怕的副作用，表现为失去方向感或行为能力，成为痴呆或智障者，部分成为植物人甚至死亡。

随着神经科学研究的深入，额叶皮质与丘脑以及边缘系统的功能联系逐渐被揭秘。在这些新证据下，越来越多的科学家意识到，简单地损毁前脑叶与大脑其他部分的联系会对人格造成不可逆且不可知的损害。加之许多真正对精神分裂症有效的药物，如氯氮平、利培酮等被开发出来，这一术式逐渐受到质疑。1950 年，在苏联精神病理学家瓦西里·加雅诺夫斯基（Vasily Gilyarovsky，1866—1944 年）的强烈建议下，苏联政府最先宣布全面禁止前额叶白质切除术。到 1970 年，绝大多数国家，以及美国许多州都立法禁止前额叶白质切除术。

### 思政元素分析

1. 辩证唯物主义认识论认为，认识的真理性只有在实践中才能得到检验和发展。理论是否正确，在从感性认识到理性认识的第一次飞跃中，是没有得到证实也不可能得到证实的。只有将已经获得的理论运用到实践中去，通过实践的检验，正确的理论才能得到证实，错误的理论才能被发现、纠正或推翻，并指导实践、实现自身的过程中得到完善和发展。与所有实用技术一样，医学也需要严谨的理论基础，需要将感性认识上升为理性认识。然而医学的特殊之处在于，面对一些重大疾病的时候，医学有时候会暂时跳过理论以"经验技术"，也就是以感性认识的形式去解决燃眉之急。但是没有上升为理性认识，没有经过实践检验的技术终究是难以完美的。著名的事件还有因为切断大脑胼胝体而产生的"裂脑人"以及因为切除两侧海马体而使患者丧失记忆能力的亨利·古斯塔夫·莫莱森（Henry Gustav Molaison）等。这些神经外科史上的经典案例都被写入了医学教材中，目的之一就是以史为鉴，提醒人们规范操作与循证医学的重要性，也正是这些悲剧铺就了通往现代神经外科医学的血泪之路。

2. 实践是检验真理的唯一标准。随着现代神经外科学的全面兴起，人们对精神疾病有了更加深入的了解，新兴的精神疾病治疗方法不断涌现，如用神经干细胞治疗干性黄斑病变等。尽管如此，莫尼斯的外科手术疗法对治疗神经精神疾病的启示意义依然是存在的。随着循证医学的发展,加之现代医学技术的支撑,新技术新疗法对疾病的治疗会变得更加精准、有效。作为医学实践者,我们要坚持一切从实际出发、实事求是、解放思想、与时俱进,在实践中检验和发展真理。

3. 党的十八大以来,以习近平同志为核心的党中央高度重视科技伦理问题,多次做出重要指示与战略部署,包括审议通过"国家科技伦理委员会组建方案",十九届四中全会做出关于"健全科技伦理治理体制"的决策部署等,从政策法规、监督管理、宣传教育等方面建立健全国家科技伦理治理体系和机制。日前,中共中央办公厅、国务院办公厅印发了"关于加强科技伦理治理的意见",为进一步完善科技伦理体系,提升科技伦理治理能力,有效防控科技伦理风险,不断推动科技向善、造福人类,实现高水平科技自立自强提供了重要遵循。进入21世纪,基因编辑、合成生命、人兽嵌合体、人工智能、大数据挖掘等新兴科技凸显着诱人的医疗应用前景,但也存在着生物安全隐患、受试者健康权益受损、社会道德失范等一系列社会性风险。相关管理机构要前瞻研判科技发展带来的规则冲突、社会风险、伦理挑战,完善相关法律法规、伦理审查规则及监管框架。

### 教学建议

本案例可用于《外科学》中"颅脑疾病"的引入案例,或作为颅脑疾病正课结束后的引申部分,加深学生对于神经外科疾病的认识,树立学生重视医疗实践,敢于突破创新的医疗科研思维。

### 知识链接

1. The Nobel Prize [EB/OL]. https://www.nobelprize.org
2. 中共中央办公厅、国务院办公厅印发《关于加强科技伦理治理的意见》[S/OL]. [2022-03-20]. http://www.gov.cn/xinwen/2022-03/20/content_5680105.htm

(于 瀛 邱影悦)

##  97 莫尼斯发明脑血管造影术

### 教学目标

通过回顾脑血管造影术的发明,使学生了解脑血管病的相关历史,加深对脑血管造影术的理解,感悟医学发展的艰苦历程,帮助学生树立不怕苦难,勇攀医学高峰的职业理想。

### 案例描述

如果发生了脑血管病,神经科的医生会建议做脑血管造影术。这种手术可以非常精准地看清脑部每一个血管的形态学变化,包括动静脉血管的走形、位置、分布、状态、粗细变化、脑血流的循环时间变化等。当患者发生各种血管类疾病时,包括动脉瘤、动静脉畸形、动静脉瘘、动脉栓塞、静脉窦血栓、烟雾病、脑外伤等,就需要做这种微创而简便的手术。

安东尼奥·埃加斯·莫尼斯(Antonio Egas Moniz，1874—1955年)，是葡萄牙第一个诺贝尔奖获得者。他在1927年发明了脑血管造影术，这种诊断技术经历了近100年的时间考验，一直沿用至今。但回顾历史，脑血管造影术的发明却困难重重。

1926年，莫尼斯用15只狗做过实验后，才清楚地显示了狗的脑血管影像。后来，他想弄清楚人脑血管的影像，只能去解剖研究所把头部从尸体上切下来，装在盒子里，开车送到很远的一家有放射科的医院，做完实验再把头部送回研究所。莫尼斯经常担心如果出车祸，尸头滚出来该如何和警察交代，这个过程艰难又辛酸。尸体脑血管造影实验结束后，当真正应用于患者时，前几例却均以失败告终。第一例错把颈静脉当成颈动脉；第二例患者出现了严重的疼痛反应；第三例患者出现霍纳综合征；第四例患者的造影剂打到了皮下，也以失败告终；第五例患者切开颈动脉后，造影剂注入成功，但在X线下摄影时间没有把握好，最终失败；第六例患者造影显示良好，也把握好了摄影时间，但术后8小时患者因颈动脉结扎造成血栓而死亡。莫尼斯非常绝望，他几乎打算放弃，但在经过几天谨慎思考后，最后他还是下定决心继续实验，同时他改用碘化钠来做造影剂。1927年6月28日，他的第九个病例是一个垂体瘤的患者，他和他的助手成功完成了人类历史上第一例脑血管造影术，其结果显示动脉有压迫，诊断为颅内占位性病变垂体瘤。5天之后，莫尼斯在巴黎的神经病协会展示了他的发现并得到广泛认同。

新时代的脑血管造影术并不像莫尼斯一样需要切开颈动脉，做一系列的动脉大手术。经皮穿刺技术(又称Seldinger穿刺术)改良了脑血管造影术，通过股动脉穿刺术导引钢丝插入导管，置入动脉鞘装置，使经皮穿刺法成为简便安全的动脉造影术。在经过近100年的改良后，脑血管造影术已变成一项简单、低风险、普遍实施的有创操作检查。

● 思政元素分析 ▶

1. 一方面，事物是复杂多变的；另一方面，从事变革实践的人不但受科学技术条件的限制，而且受事物客观发展过程及其表现程度的限制。许多时候，只有经过多次失败，不断纠错，才能实现主客观的统一，在实践中得到预想的结果。人类自身的未知性和复杂性，使得以研究人类疾病为主要目的的医学具有很大的学科局限性，主要在于对生命科学认知的局限。医学发展可以向前追溯几千年，但真正意义上的医学认知体系却是最近几个世纪才逐步建立并得到大众认可的。外科学也是一样，外科学的发展也体现了医学发展的艰苦历程。这所谓的艰苦历程可以从两个方面来描述，那就是认知的艰苦和实践的艰苦。医路艰难，但不敌心中热爱。在医学发展史上，正是因为有了那些执着热爱医学，热爱生命的大医才奠定了我们现在的医学基础。

2. 毛泽东曾经指出，一个正确的认识，往往需要经过由物质到精神，由精神到物质，即由实践到认识，由认识到实践这样多次的反复，才能够完成。这就是认识辩证运动发展的基本过程，也是认识运动的总规律，表明认识是一个反复循环和无限发展的过程。在医学研究中要获得科学认识，这个过程往往充满了曲折甚至反复，是一个波浪式前进和螺旋式上升的过程，我们要充满信心，选择适合的方向，抓住重要的问题，耐心勤奋坚持，成功可能就是时间问题。

3. 方向决定前途，道路决定命运。中国共产党百年来的辉煌历史，正是一部团结带领各族人民艰辛求索、不懈奋斗，把马克思主义基本原理与中国具体实际相结合，与中华优秀传统文化相结合，探求国家独立、民族解放和国家富强、人民幸福之路的历史。在这段历史中,我们不仅能够深刻领会道路问题直接关系党和人民事业兴衰成败,更能够坚定把命运掌握在自己手中的勇气,志不改、道不变,在中国特色社会主义道路上砥砺奋进、阔步向前。

### 教学建议

本案例可用于《外科学》中"脑血管病"一节,强调脑血管造影术在神经外科疾病,特别是脑血管疾病中的重要诊断价值,通过该案例树立学生在从医生涯中不怕苦难,勇攀医学高峰的职业理想。

### 知识链接

孙来斌. 把中国发展进步的命运牢牢掌握在自己手中(深入学习贯彻党的十九届六中全会精神)[N/OL]. 人民日报,2022-05-25. http://paper.people.com.cn/rmrb/html/2022-05/25/nw.D110000renmrb_20220525_1-09.htm

(于 瀛 邱影悦)

## 98 显微神经外科之父亚萨吉尔

### 教学目标

通过对显微神经外科之父亚萨吉尔教授的介绍,激发学生对神经外科的学习兴趣,帮助学生树立坚守目标,不轻言放弃的科学信念。

### 案例描述

马哈茂德·亚萨吉尔(Mahmut Gazi Yasargil)教授是土耳其的医学科学家和神经外科医生。他开发了显微神经外科手术,被认为是现代最伟大的神经外科医生之一。亚萨吉尔教授于1925年7月6日出生在土耳其,在童年时代,因为他的兄弟感染斑疹伤寒,亚萨吉尔失去了他,这一不幸的遭遇激发了他后来学习医学的信念。

1943年冬天,他抵达德国萨勒河畔的瑙姆堡,并在那里担任了6个月的护士助手,然后开始医学研究。后来,他到耶拿的弗里德里希冯席勒大学学习,但在第二次世界大战结束时不得不离开耶拿。不过他很快被巴塞尔大学录取,在那里他第一次接触到显微外科,并开始对青蛙的垂体进行经腭部探查研究。1953年1月4日,他在苏黎世跟随雨果·克莱恩伯德(Hugo Krayenbül)教授开始进行神经外科培训,研究了神经解剖学并帮助介绍了立体定向和癫痫手术。尽管显微镜在1960年后早已应用于神经外科,但是显微外科技术在神经外科中的应用仍缺乏系统的研究。大脑显微手术虽然取得了长足的进步,但是如果没有理念上以及外科技术上的彻底转变,外科技巧和一些观念很难得到发展。亚萨吉尔很快发现了一种新的需要借助于血管造影提供信息的外科模式。他感到非常欣慰,因为这种新的显微外科技术能够通过显微镜所提供的光源和放大作用大大提高复杂的血管结构的可见度,病变与正常组织间模糊的边界的清晰度,这对大脑和脊柱病变的处理效果明显提高了。

1965年10月,亚萨吉尔在美国伯灵顿开始了他的血管显微外科培训。1966年12月,他开始在狗的大脑中动脉和基底动脉上进行显微外科操作,这一尝试后来成了显微神经外科诞生的标志性事件。他还开发了通过端侧吻合将颞浅动脉移植到大脑中动脉的技术,改进了双极电凝止血技术。后来,他开始环游美国,组织会议,传播和整合显微外科新技术,并在未来几年在世界范围内开设了一系列显微神经外科课程。遗憾的是,当时其他许多很有威望的实验中心都不认可亚萨吉尔的想法,也不愿意提供试验所需的设施来发展这一新的革命性的手术入路技术。但亚萨吉尔并没有放弃,1967年他回到苏黎世,开始将实验室学到的显微外科技术运用到临床。不到一年的时间,亚萨吉尔就发表了一篇令人振奋的论文,详细地描述了显微镜技术在神经外科疾病这一广阔领域中的应用。《显微血管手术学》《神经外科显微手术学》这两本书于1967、1969年相继出版,受到广泛好评。他对神经外科的热爱和丰富的经验改变了成百上千原先不能手术患者的命运。他帮助了三代神经外科医生确定了神经外科手术的可能边界,然后尽力研究如何实现它。在苏黎世的微神经外科解剖实验室,他培训了来自各大洲的约3 000名同行。他作为特邀嘉宾参加了数百个国内和国际神经外科会议、研讨会和课程。亚萨吉尔在土耳其受到高度重视,并被尊为土耳其青年的典范榜样。1999年,亚萨吉尔在美国《神经外科杂志》年会上被评为"1950—1999世纪人物",并获得欧洲神经外科医师协会荣誉勋章。目前,近百岁高龄的亚萨吉尔教授仍在伊斯坦布尔的叶迪特佩(Yeditepe)大学任教,依然执教该大学举办的显微神经外科课程。

### 思政元素分析

1. 抓住机遇、创造机遇,方能化危为机。马克思主义哲学告诉我们,矛盾的对立面相互贯通,在一定条件下可以相互转化。危与机对立统一,既相互依存,也可相互转化。如果被动应付,束手无策,就会步步被动,被风险挑战压垮。如果准确识变、科学应变、主动求变,善于从眼前的危机、眼前的困难中捕捉和创造机遇,就能化险为夷、化危为机,正如亚萨吉尔一样,在大趋势都不支持他的情况下,牢牢抓住显微外科这一关键技术,在神经外科领域开创了一片新的天地。

2. 用自身所学,为医学事业奋斗一生。医学是一份职业,也是一份事业,应当是每个医学生的内心归属。医学职业有它的特殊性,拯救生命的职业目标使得医生这个名字充满了人性的光辉。作为一名医学生,应该牢记入学时所立下的庄严誓词,像亚萨吉尔教授一样,终其一生,为医学事业而无私奉献。

### 教学建议

本案例可用于《外科学》中可作为"神经外科疾病总论或颅脑肿瘤"一节,作为引入案例或补充案例,可以激发学生对神经外科疾病的兴趣,教育学生正确看待漫长医学生涯中的危机与机遇,牢记使命,为医学事业无私奉献。

### 知识链接

华羽. 医患本该守望相助[EB/OL]. [2020-12-21]. https://life.gmw.cn/2020-12/21/content_34481436.htm

(于 瀛 邱影悦)

## 99 颅内动脉瘤:小小病变改变了世界的格局

**教学目标**

通过本案例使得学生了解颅脑疾病对于人类发展的影响,进一步加深对脑血管疾病危害的认识,帮助学生树立努力学习,攻克疾病的使命意识。

**案例描述**

1945年3月30日,美国总统富兰克林·罗斯福(Franklin·D·Roosevelt)前往沃姆斯普林斯小憩,以便参加联合国成立大会。4月12日下午,罗斯福说:"我头痛得要命。"随即被搀扶进了卧室。医生诊断他有大量的脑出血,罗斯福在当晚去世。正如小说家艾伦·哲瑞(Allen Drury)所说的:"一个时代以此而结束,另一个时代以此而开始。"一篇《纽约时报》的社论在罗斯福死后表示,"从现在开始后的一百年,人们会跪下感谢上帝,赐给了他们富兰克林·罗斯福总统,带领他们渡过难关"。罗斯福去世时,远在欧洲的阿道夫·希特勒欣喜若狂,他狂叫道:"我先前预料的奇迹发生了。现在谁说了算?我们还没失去这场战争!"

8年后的1953年3月1日清晨,在通宵工作和看电影后,斯大林来到他在孔策沃区的住所休息。第二天,他没有起床。医生们在3月2日凌晨抵达时判定,斯大林因为颅内出血而死亡。同样,第二次世界大战的关键人物英国首相丘吉尔在生命中最后10年,一直被卒中所困扰,直到1965年1月24日,在雅尔塔会议结束20年后死于脑出血。这3位共同出席雅尔塔会议并联手打败法西斯的政治巨头竟然都死于同一疾病所导致的脑出血:颅内动脉瘤。

颅内动脉瘤其实是一种常见病,是发生在颅内动脉管壁上的异常膨出,病变很小,直径仅有几毫米或几厘米,但这小小的病变却是造成蛛网膜下腔出血的首位病因,在脑血管意外中,仅次于脑血栓和高血压脑出血,位居第三。颅内动脉瘤的发病率可高达1‰~8‰,具有高致残率和高死亡率,即使是像罗斯福、斯大林、丘吉尔这样的政治家也不能幸免。颅内动脉瘤改变了他们个人的命运,也在某种程度上改写了世界的历史。

**思政元素分析**

社会历史发展是无数人合力作用的结果,每个人在历史发展过程中都起一定作用。唯物史观认为,人民群众是社会物质财富和精神财富的创造者,是社会变革的决定力量;每个人尽管在历史上发挥作用的性质和程度各不相同,但都会在历史上留下自己的印记;时势造英雄,杰出人物的出现具有历史必然性。

疾病发生在普通百姓身上,对世界来说,可能影响很小,但是于个人自身和家庭来讲,带来的是关乎生活质量与梦想的毁灭,对家人及家庭造成的严重精神和经济负担,也是一座"难以跨越的大山"。由此可见,疾病给人类社会带来的影响不容小视,攻克疾病是每一位医生都应树立的职业信仰。

### 教学建议

本案例可用于《外科学》中"颅内动脉瘤"一节,作为授课前的案例引入,激发学生对该疾病的学习兴趣,并引申出疾病在人类历史进程中的影响。

### 知识链接

杨彦帆,常钦,黄超,等. 把保障人民健康放在优先发展的战略位置[EB/OL]. [2021-05-11]. http://health.people.com.cn/n1/2022/1021/c14739-32548865.html

(于 瀛 邱影悦)

## 100 神经介入医学发展史离不开介入材料的进步

### 教学目标

通过案例使学生进一步了解脑血管疾病介入治疗的相关材料及治疗方法,了解"医工结合"对医学发展的重要作用,树立医学专业多学科交叉的科研思维。

### 案例描述

介入放射学起源于 20 世纪下半叶。1967 年美国胃肠科放射学家米格利斯(Mgulis)率先提出了介入放射学这个概念,1974 年苏联科学家谢尔比年科(Serbinenko)发明可脱性球囊技术,将其用于治疗外伤性颈内动脉海绵窦瘘,标志着介入放射学开始用于血管内的诊断和治疗。神经介入医学即介入神经放射学(Interventional Neuroradiology),是研究利用血管内导管操作技术在计算机控制的数字影像系统的支持下,对累及人体神经系统血管的病变进行诊断和治疗,达到栓塞、溶解、扩张、成形和抗肿瘤等治疗目的的一种临床医学科学。目前,介入神经放射学已达到一个相对稳定的高水平阶段,我国虽然起步较晚,但也有了突飞猛进的发展,已接近国际水平。神经介入应该是神经领域发展最为快速的学科,它与理念、技术和材料的不断更新与改进相同步。2016 年,神经介入治疗在许多方面取得了可喜的突破和进步,能够更安全地治疗更多类型的动脉瘤和血管畸形;治疗症状性颈动脉狭窄的长期效果已被证实不逊于内膜剥脱术,最值得一提的是在急性缺血性脑卒中(Acute Ischemic Stroke,AIS)方面,已成为新的指南推荐,包括急性动脉溶栓与取栓治疗。

从神经介入发展的历史上我们不难看出,新材料新器械的发明和进步,是改变疾病治疗方式的重要基础。以颅内动脉瘤为例,在介入材料发明之前,颅内动脉瘤的治疗方式只能是进行开颅夹闭,而这一切却因为新材料的发明而发生了改变。20 世纪 80 年代,颅内动脉瘤介入治疗多采用可脱性球囊,主要用于栓塞的一些无法手术夹闭的动脉瘤,球囊很难适应动脉瘤不规则的形状,有可能撑破动脉瘤,引起动脉瘤破裂。1991 年古列尔米(Guglielmi)等首次报道应用电解可解脱弹簧圈(Guglielmi detachable coil,GDC)栓塞治疗颅内动脉瘤。电解可解脱弹簧圈远端为铂金的弹簧圈,与不锈钢导丝相连,可直接送入动脉瘤内。当通入直流电后,弹簧圈吸引带负电荷的血液成分(红细胞、白细胞、血小板等)发生电凝,在动脉瘤内形成血栓,同时弹簧圈与不锈钢导丝相连部分因电解而熔断,弹簧圈解脱留于动脉瘤内。电解可解脱弹簧圈极柔软,在动脉瘤内进退盘旋顺应性好,投放位置不满意可再调整,不易发生载瘤动脉闭塞。新型可解脱弹簧圈层出不穷,使动脉瘤栓塞治疗有了很大的发展,栓塞指征不断扩大,疗效明显提高。电解可解脱弹簧圈诞生后,其优越性能被认为是栓塞动脉瘤最佳材料。近年来,血流导向装置的发明,使得颅内动脉瘤栓塞从瘤内栓塞转变为瘤外血管重建,手术方式更加简单,安全性更高。目前,90%的颅内动脉瘤可通过栓塞治疗。我国于1998年引进电解可解脱弹簧圈技术,颅内动脉瘤的血管内治疗越来越普遍,已经取代开颅手术成为颅内动脉瘤治疗的首选方式。

### 思政元素分析

1. 成语"相辅相成"出自明代张岱《历书眼序》:"谏日者与推命者必相辅相成;而后二者之说始得无蔽。"指看皇历选择良辰吉日的推演方法;"相得益彰"出自《史记·伯夷列传》:"伯夷、叔齐虽贤,得夫子而名益彰。"指两个人或两件事物互相配合,使双方的能力和作用更能显示出来。二者都反映了我国古人更重视事物整体性的辩证世界观。中医辨证施治,把人体当成一个系统,不搞头痛医头脚痛医脚,开药方阴阳调和,有主有次,辅以药引;神经介入的发展,也以神经介入材料的进步为基础,但对于疾病治疗的临床需求是推动介入材料发展的原始动力。寻求事物间客观而具体的联系并加以整合,以此解决各种实际问题,这是唯物辩证法的智慧,也是"医工结合"的基本哲学原理。成语相辅相成、相得益彰,说的就是个道理。世界上的任何事物都是普遍联系的整体,而不是孤立的个体,医学发展也不例外。在医学发展史上,没有基础医学、材料医学的进步,就不会有现代医学的今天。

2. 医学学科发展并不是孤立的,学科交叉、医工融合已经成为医学发展的大趋势,是精准医学重要的方向,医工交叉秉承"倡导破除学科壁垒,围绕生命医学实际需求开展协同创新,争取1+1>2的科研成效"的发展理念,涵盖生命医学与大健康领域的各个学科分支和理工科各学科范畴,既强化医工学科交融,也促进产学融合。伴随着新一轮科技革命和产业变革的孕育兴起,大数据、云计算、智能机器人、数字孪生等新兴技术的蓬勃发展,医学领域面临又一次重大变革,医学工程已经发展到了"智能医学"阶段,人工智能发挥着越来越重要的作用,伴随着医疗装备的网络化、信息化和智能化,以及医疗(预防、诊断、治疗和康复)场景逐渐从医疗机构延展至患者家庭,形成了以患者为中心的个性化精准医疗和全生命周期健康管理。特别是由智能巡诊机器人、数字化病房、智慧医院、家庭自助健康监护智能终端所构成的多级远程医疗网络,将逐渐取代原有的以医院为中心的诊疗模式,极大缓解我国现阶段"看病难""诊疗难"等一系列社会问题。用最好的技术让患者获得最大的治疗效果,才能为健康中国贡献医学力量。

### 教学建议

本案例可用于《外科学》中"脑血管疾病"一节,作为其治疗方式的引申介绍,可以作为脑血管病介入治疗方法的补充,激发学生对该专业的兴趣,并树立学生医工结合、多学科交叉的科学思维。

### 知识链接

1. 教育部关于政协第十三届全国委员会第三次会议《关于进一步加强我国高等教育跨

学科人才培养的提案》答复的函[EB/OL].[2020-11-03]. http://www.moe.gov.cn/jyb_xxgk/xxgk_jyta/jyta_gaojiaosi/202011/t20201103_498000.html

2. 医工交叉融合 促进学科发展——首届中国医学工程学学科发展大会召开[EB/OL].[2022-01-16]. https://www.bme.org.cn/cn/NewsInfo.aspx?Id=10510

(于 瀛 邱影悦)

 **101 急性缺血性脑卒中溶栓药物的发展**

### 教学目标

通过案例使得学生了解溶栓药物的发展简史,进一步了解缺血性脑血管病的溶栓治疗方法,正确看待药物不良事件,明确药物不良事件的科学辩证内涵。

### 案例描述

脑血管疾病是目前人类三大死因之一,全球每年有460万人死于脑卒中,中国每年死于脑卒中者有160万之众。脑卒中包括缺血性卒中和出血性卒中,二者的比例为6∶1,而缺血性卒中,又包括短暂脑缺血发作(Transient Ischemic Attack,TIA)、脑血栓和脑栓塞,后二者在临床上有时不易区分,故统称为脑梗死。随着医学科学的进步,脑梗死的治疗也获得了飞速发展,医学理论和临床实践都认为,超早期溶栓治疗是本病治疗的关键。如果在发病后6小时内进行溶栓治疗,瘫痪的肢体就可能完全恢复正常;相反,如果错过了这个时机,瘫痪肢体的恢复将十分困难,甚至留下终身瘫痪,这可真是"机不可失,失不再来"。因此溶栓治疗所使用的溶栓药物就成为成败的关键。

1933年,科研人员在处理发热患者的血液标本时偶然发现,血浆中聚集的溶血型链球菌可以降解纤维蛋白,自此"溶栓"的概念诞生。而这种来源于溶血型链球菌的产物后来被命名为链激酶(SK)。1956年,链激酶血管内溶栓治疗的有效性第一次被报道,但也发现了随之而来的出血不良事件。1947年,人的尿液具有溶解纤维蛋白的功能被发现。1952年这种有效成分在尿液中被成功分离,并被命名为尿激酶(UK),并证实了使用高剂量尿激酶进行动脉内溶栓治疗的有效性,其血栓完全溶解率为83%。1979年,组织型纤溶酶原激活剂t-PA在黑色素瘤细胞系中成功培养出来,开启了溶栓治疗的新篇章。1987年,美国食品药品监督管理局批准t-PA用于治疗急性心肌梗死,随后在1990年批准用于肺栓塞的溶栓治疗。由于t-PA的培养方式极大限制了其生产数量,亟须新技术进行改良。仓鼠卵细胞系基因克隆技术使重组t-PA(rt-PA,阿替普酶)得以广泛生产,并被批准用于急性心肌梗死(Acute Myocardial Infarction,AMI)、大面积肺栓塞及AIS的溶栓治疗。随着生物工程技术的成熟,t-PA的结构被不断改进,诞生了半衰期更长、纤维蛋白特异性更高的新一代溶栓药物,如替奈普酶等,为溶栓治疗提供了新的选择。新型溶栓药物替奈普酶存在一些药理学上的优势。与阿替普酶相比,其半衰期更长,对纤维蛋白特异性更高,且对纤溶酶原激活物抑制剂-1抵抗力更高。

自1933年链激酶被发现以来,关于溶栓药物的研究不断推进,疗效不断提高,大大降低了急性血栓性疾病的致残率和死亡率。但已有的溶栓药物机制类似,治疗所带来的出血事件等不良反应仍是制约溶栓药物应用的关键"瓶颈"。未来对于溶栓药物的进一步探索的方向就是最小化不良反应,最大化溶栓效率的过程,只有这样才会让更多患者获益。

### 思政元素分析

1. 矛盾的普遍性是指矛盾存在于一切事物中,存在于一切事物发展过程的始终。对药物来说也是如此。药物副作用又称为药物不良反应,国家食品药品监管总局的官方定义为"合格药品在正常用法用量下出现的与用药目的无关的有害反应"。无论是中药还是西药,一个药物会作用于多个靶点,但对这些靶点的影响并不都是治疗作用,还有一些是不良反应。因此药物的不良反应是一种固有属性,也就是说,任何药物都有不良反应。例如,从中医药理论角度来看,中药能够治疗疾病是因为它的"偏性",这种"偏性"一方面是"药性",另一方面也是"毒性",这就是中药的固有属性。因此在使用任何药物之前,既要看到药物的药性,也要看到药物的毒性,合理评估患者的病症,不能因为有不良反应就因噎废食,而是应当严格把握用药指征,最大限度发挥药性,尽可能降低副作用的发生,真正做到合理用药。

2. 结合溶栓药物的发展,我们可以看到,溶栓药物的不断进步,就是探索最小化不良反应,最大化溶栓效率的过程,从唯物辩证法的角度来看,就是一个"扬弃"的过程,即新事物对旧事物既批判又继承,既克服其消极因素又保留其积极因素。这就如同我们中华五千年的文明传承,应当取其精华,去其糟粕。创造性转化、创新性发展是我们党对待中华优秀传统文化的基本方针,蕴含着继承发展、扬弃创新的思想方法,体现了我们党高度的文化自信。

### 教学建议

本案例可用于《外科学》中"缺血性脑血管病"一节,作为其溶栓治疗方式的引入案例,可以激发学生对于该治疗方法的兴趣,通过对其不良反应的认识,帮助学生合理看待药物或治疗效果与不良反应、并发症的辩证关系。

### 知识链接

1. 国家卒中中心[EB/OL]. https://sinosc.chinasdc.cn/

2. World Stroke Day[EB/OL]. https://www.who.int/southeastasia/news/detail/28-10-2021-world-stroke-day

(于 瀛 邱影悦)

## 102 血流导向装置Tubridge的发明

### 教学目标

通过案例使学生了解颅内动脉瘤的最新介入治疗进展,进一步理解其治疗原理,并明确医疗器械国产化对我国医疗事业发展的重要意义。

### 案例描述

颅内动脉瘤是发生在颅内动脉管壁上的异常膨出,一旦发生破裂,患者的死亡率、致残疾率都非常高。血流导向装置是近10年发展起来的治疗颅内动脉瘤的新技术。血流导向装置Tubridge是在颅内动脉瘤血流动力学研究基础上发展起来的一种血流重塑装置,其出现改变了颅内动脉瘤血管内治疗的理念,将以往的囊内栓塞转向载瘤动脉的重建。由于其较普通颅内支架拥有更细密的网格以及更强的血流导向能力,所以更有利于动脉内皮细胞的移行生长及瘤颈覆盖闭合。研究显示,动脉瘤颈处金属覆盖率达30%时,动脉瘤内血流量出现显著改变,最终促使动脉瘤闭塞。通过血流导向装置的高金属覆盖率和高网孔率设计,对局部血流进行重塑,将载瘤动脉向动脉瘤内的冲击血流导向远端正常血管内,从而减少局部血流对动脉瘤的冲击,使动脉瘤内的血流动力学情况得以改善,最终在动脉瘤内形成血栓,进而实现动脉瘤的闭塞。血流导向装置治疗颅内动脉瘤可以极大地简化血管内介入治疗的操作步骤、降低操作风险,同时由于动脉瘤腔内无植入物,无须担心术后占位效应。目前,可以应用于临床的血流导向装置很多,主要包括Pipeline(美国EV3公司)、Silk(法国Balt公司)、Surpass(美国Stryker公司)、FRED(美国MicroVention公司)。

Tubridge于2018年3月获批上市,是海军军医大学脑血管病中心刘建民教授联合中国微创医疗集团历经12年自主研发的创新医疗器械,也是首款应用血流导向治疗理念的国产密网支架。Tubridge与其他国外支架不同,在输送导丝上的输送膜设计可实现支架回收及重新定位,显著降低手术过程中的风险。Tubridge为大型及巨大型动脉瘤治疗提供了全新解决方案,截至2021年9月,Tubridge临床使用量突破5 000例。

高技术医疗器械设备集中了医疗领域最新的科技进展,为人民的健康保健提供着有力支撑,医疗器械事关群众生命健康安全。但我国医疗器械产业关键部件缺乏核心技术,设备依赖进口,一直是困扰发展的"长痛"。进口比例居高不下,加重了患者的经济负担,也造成了医疗费用不合理增长,而这一切的"病根"源于国产医疗装备缺乏核心技术和品牌竞争力。在经济全球化竞争和我国医改深入进行的双重背景和压力下,国产医疗器械打响了以"国产化"为目标的突围攻坚战。我国近年医疗器械产业自主创新步伐持续加快,涌现出一批优秀企业和优质科研项目,医疗器械重点科技专项确定的"十二五"战略目标已经基本实现。X线机、超声、生化等基层新"三大件"全线技术升级,MRI、彩超、CT、派特CT等高端产品成功实现国产化,国产化医疗器械购置成本比进口品牌便宜30%以上,为医疗机构的装备配置和服务升级提供了重要支撑,为我国的医疗改革顺利推进提供了有力保障。Tubridge血流导向装置的研发就是其中一个优秀的实例。

### 思政元素分析

1. 质变量变规律告诉我们,量变在一定范围内即不突破度时,就不会引起质变。但是当量变达到关节点时即突破了度的极限时,事物就会发生质变。量变是质变的必要准备,质变是量变的必然结果。如果说神经介入辅助装置(微导管、球囊、支架)和技术的研发是颅内动脉瘤治疗技术量变的积累,那么血流导向装置的出现则是颅内动脉瘤治疗技术质变的飞跃。血流导向装置的应用实现了动脉瘤介入治疗从"瘤内栓塞"到"血管重建"理念的转变,是颅内动脉瘤治疗方式的真正意义上的飞跃。

2. 制造业是国民经济的主体,是立国之本、兴国之器、强国之基。近年来,我国制造业逐步从逆向开发走向正向开发,从大到强,开始转向真正的"硬核创新"攻坚之路。但我们国家医疗器械的国产化率仍然不高,尤其是神经介入器械,多年来一直呈进口耗材垄断局面。随着我国制造业与材料科学的不断进步,这种局面也被逐一打破。科技立则民族立,科技强则国家强。作为一名医学生,肩负着祖国医学事业的未来,在今后的医学从业生涯中,更应当瞄准世界科技前沿,注重自主创新,为我国原创性的生物医药、医疗器械的研发,贡献出自己的力量。

3. 党的二十大报告强调深入实施科教兴国战略,指出教育、科技、人才是全面建设社会主义现代化国家的基础性、战略性支撑,并作出相应部署。科技立则民族立,科技强则国家强,报告将"实现高水平科技自立自强,进入创新型国家前列"纳入2035年我国发展的总体目标,这为我们开辟发展新领域新赛道、不断塑造发展新动能新优势提供了遵循、指明了方向。教育、科技、人才协同推进、协同发展,必将为社会主义现代化强国建设提供更坚实的基础性、战略性支撑。医学领域也是如此,医学科技自立自强将为我们勇攀医学科技高峰、抢占世界科技制高点提供战略气魄和决心。

### 教学建议

本案例可用于《外科学》中"脑血管病"一节,作为其介入治疗方式的延伸和补充,可以激发学生对于该治疗方法兴趣,建立学生在医学研究中的创新思维,让学生认识到原创性医疗技术对于我国医疗事业发展的重要性。

### 知识链接

彭飞. 加快实现高水平科技自立自强[EB/OL]. [2023 - 03 - 17]. https://baijiahao.baidu.com/s?id=1760593207391045622&wfr=spider&for=pc

(于 瀛 邱影悦)

##  "立体定向神经外科之父"——拉尔斯·雷克塞尔

### 教学目标

通过案例教学使学生了解Leksell立体定向装置发明的故事,引导学生体会神经外科先驱们对医术精益求精的探索精神。

### 案例描述

1907年11月23日,拉尔斯·雷克塞尔(Lars Leksell)出生于瑞典的法斯伯格教区。他在卡罗林斯卡研究所(Karolinska Institute)完成了医学研究,并于1935年进入瑞典塞拉菲莫医院(Serafimer Hospital,成立于1752年,瑞典最古老的医院之一)。他的导师是著名神经外科医师赫伯特·奥利弗克罗纳(Herbert Olivercrona)创立了瑞典神经外科并开创了现代神经外科先河。导师高超的神经外科技术享誉国际,雷克塞尔在他的指导下接受培训,并带给了雷克塞尔无穷的思考。

1939年11月,芬兰遭到苏联袭击,雷克塞尔在芬兰做了一段时间的志愿医生。在战争中,除了思考如何为血肉模糊的战士们抢回性命外,他还常常思考是否有可能使用机械引导仪器,使医生们能快速而精准地从大脑中取出子弹,同时将手术对周围脑组织的伤害降至最低。

1948年,雷克塞尔在充分研究美国、德国、法国等国家提出的类似装置的基础上,创造了一种独特的基于"极坐标系"的弧形中心立体定向架。与采用笛卡尔坐标系的"霍斯利-克拉克装置"相比,雷克塞尔的框架是以圆弧为中心(center-of-arc)的"stereotactic frame",即立体定向框架,使用了可设定角度、深度和前后位置三种类型的极坐标系。这种"弧形象限"装置在选择探头入口点和轨迹方面提供了最大的灵活性,因此使用起来容易得多。之后几年,框架在原有的基础上经过了反复修改,但在功能和外观上仍然与1948年的原始设备非常相似。操作者可以借助这一装置使用带有电极的载体,这意味着不管载体的位置、弧形相对于颅骨固定设备、带固定螺丝杆的框架或底板的角度如何,探针的尖端都可以轻易到达目标。这种结构还允许术者经蝶窦、使用侧方直探头和枕下探头入路。

雷克塞尔是一个完美主义者。在他余生的职业生涯中,他一直继续修改和完善他的弧形立体定向装置中每一个微小的设计细节,除了基本的半弧形框架被保留了下来外,他改进了这一装置中几乎所有的构造。他不仅专注于提升装置的功能,还注重其美学外观。"仪器操作方便,在日常临床工作中足够实用"和"极高的精确度"是他持之以恒追求的目标。雷克塞尔发明的这种立体定向装置也因此被称为"Leksell立体定向装置"。Leksell立体定向装置的第一次有记录的临床应用,是1948年用其对一例颅咽管瘤囊肿患者进行囊肿穿刺并注射放射性磷,该患者可能是世界上第一位接受这种治疗方法的患者。从此,Leksell立体定向装置逐渐走进了世界各地的医院中,并且与雷克塞尔之后所提出并创建的放射外科紧密结合在一起,成为立体定向放射外科(Stereotaxic Radio Surgery,SRS)与伽马刀(Gamma Knife,GK)的雏形。作为神经外科行业中一位卓绝的发明家,雷克塞尔不仅改进了立体定向手术的器械和操作,更积极将当时最新的CT、MRI和血管造影术等现代成像手段融入放射外科治疗,使神经外科在立体定向手术与放射外科治疗的方向上迈出了关键的一步。

1986年,雷克塞尔在瑞士阿尔卑斯山散心时安详去世,享年78岁。这位立体定向神经外科之父一生的成就,真正践行了他的箴言:"外科医生使用的工具必须适应神经外科的任务,针对人类大脑的任何手术工具再怎么精巧都是不为过的。"

### 思政元素分析

1. 医学之美,在于帮助患者解决病痛之后,医者自身也感受到快乐和满足感。作为医者,更高的境界在于不仅在医术上精益求精,并且在治疗过程中多为患者考虑,让患者少受痛苦。在医疗领域想取得真正的成功并不容易,不仅需要坚强的意志力,还需要对细节的把握和创新精神。纵观古今医学大家的成功,医生的技术提升不仅需要卓越的天赋,更需要的是勤奋,需要的是清晰的是非观念,需要的是独创精神。而最为重要的是,需要勇于尝试的勇气。但这种勇气并非大部分医生可以做到,成功的医生都是勇于尝试并坚持到底的少数,

"衣带渐宽终不悔,为伊消得人憔悴"说的就是像雷克塞尔一样,终生拥有勤奋、正直之"心",并勇于创新的医生。

2. 2020 年 11 月 24 日,在全国劳动模范和先进工作者表彰大会上,习近平总书记高度概括了工匠精神的深刻内涵——执着专注、精益求精、一丝不苟、追求卓越。工匠精神是以爱国主义为核心的民族精神和以改革创新为核心的时代精神的生动体现,是鼓舞全党全国各族人民风雨无阻、勇敢前进的强大精神动力。工匠以工艺专长造物,在专业的不断精进与突破中演绎着"能人所不能"的精湛技艺,凭借的是精益求精的追求。我国自古就有尊崇和弘扬工匠精神的优良传统。新中国成立以来,中国共产党在带领人民进行社会主义现代化建设的进程中,始终坚持弘扬工匠精神,神州大地涌现出一大批追求极致、精益求精的人才。医务工作者是铸造人民健康的"工匠",精湛的医疗技术不仅是医学的看家本领,更是彰显职业素养的金标准。以工匠精神激励自己在专业技能上精益求精,一丝不苟,是一名优秀医生的职业担当。

### 教学建议

本案例可用于《外科学》"颅脑损伤、中枢神经系统肿瘤"章节的辅助教学,引导学生体会神经外科先驱们对医术精益求精的探索精神。

### 知识链接

马巍. 弘扬工匠精神 奋力实现中国梦[EB/OL]. [2021 - 06 - 07]. https://m.gmw.cn/baijia/2021-06/07/34906209.html

(陈 超 邱影悦)

## 104 "卫国戍边英雄团长"祁发宝

### 教学目标

通过案例教学使学生了解"卫国戍边英雄团长"祁发宝的故事,激发学生爱国热情,增强学生为部队官兵服务的责任感和使命感。作为现代卫勤医学人才,我们必须要努力提高医学救治技能,才能在关键时候为广大官兵提供优质高效的医疗服务,在关键时候拉得出、冲得上、救得下、治得好。

### 案例描述

北京向西 4 000 多公里,向上海拔 4 000 多米,有一条叫作加勒万的河谷,深深楔在西部边境的喀喇昆仑山脉之中。很少有人知道这个地方,更没多少人关注这个地方,直到那场有关外军严重违反两国协定协议、蓄意挑起的事端。

2020 年 6 月,外军公然违背与我方达成的共识,越线搭设帐篷。按照处理边境事件的惯例和双方之前达成的约定,祁发宝本着谈判解决问题的诚意,仅带了几名官兵,蹚过齐腰深的河水前去交涉。交涉过程中,对方无视我方诚意,早有预谋地潜藏、调动大量兵力,用钢管、棍棒、石块发起攻击,企图凭借人多势众迫使我方退让。祁发宝临危不惧,指挥官兵组成战斗队形与数倍于己的外军对峙,自己则张开双臂顶在最前面阻挡外军渡河,就像一堵墙死死地挡在他们面前。

突然,一块石头砸中了他的左前额,顿时血流如注。"团长快走!"有人伸手去拉祁发宝,想把他拉进身后的人墙里面保护起来,却被他用力甩开:"你们先撤!快!快——"还没等话说完,祁发宝的身子一晃,魁梧的身体轰然倒地……军医韩子伟记得,现场为祁发宝包扎伤口时,"他一把扯掉头上的绷带,还想起身往前冲,那是他最后一丝力气,随后又晕倒了"。

住院治疗期间,祁发宝潜意识里还保持着战斗状态,经常在梦中呼喊"打过去",本能地做出一些指挥手势和搏斗动作。戍边有生死,精神无懈怠。英雄早已把血性融入血液,成为他身体的一部分。

### 思政元素分析

1. 2021年5月,共青团中央、全国青联共同颁授第25届"中国青年五四奖章",新时代卫国戍边英雄群体获第25届"中国青年五四奖章集体"。卫国戍边英雄群体获奖,是众望所归。在为国而战、为国奉献的奋斗中,在实现中华民族伟大复兴的征途上,处处留下新时代青年靓丽的身影,卫国戍边英雄群体无疑是其中最杰出的代表。爱国,是每一名中国人最深层、最持久的情感,身为中国人,就是要知道怎么样爱国。气节也好,人格也好,爱国都是第一位的。中国青年向来有将国家利益放在最高位置的觉悟,有不惜奉献一切乃至牺牲生命捍卫国家利益的勇气。"清澈的爱,只为中国",爱国的情感不会因时代发展而变化,军人的本色只会因国家的强大而凸显。爱国,不能停留在口号上。当代中国青年要有所作为,就要以卫国戍边英雄等先进群体为榜样,把自己的理想同祖国的前途、把自己的人生同民族的命运紧密联系在一起,扎根人民,奉献国家。正如党的二十大报告中提到的,"让青春在全面建设社会主义现代化国家的火热实践中绽放绚丽之花"。

2. 英雄是民族最闪亮的坐标,他们的事迹和贡献将永远写在共和国史册上,也永远铭刻在国人的心中。崇尚英雄才会产生英雄,争做英雄才能英雄辈出。中印边境加勒万河谷冲突事件中,青年官兵坚守"我们就是祖国的界碑,脚下的每一寸土地,都是祖国的领土",发扬"决不把领土守小了,决不把主权守丢了"的精神,"面对人数远远多于我方的外军,我们不但没有任何一个人退缩,还顶着石头攻击,将他们赶了出去",待增援队伍及时赶到,官兵们一举将来犯者击溃驱离。陈红军、陈祥榕、肖思远毫不畏惧、英勇战斗,直至壮烈牺牲;王焯冉在渡河前出支援途中,为救助战友牺牲。"卫国戍边英雄团长"祁发宝,在被救出时左前额骨破裂,有一道十几厘米长的口子,可在包扎伤口时,他一把扯掉头上的绷带,还想起身往前冲。继中央军委为5名在边境冲突中誓死捍卫国土的官兵授予荣誉称号、记一等功之后,又授予卫国戍边英雄群体五四奖章,既是对年轻的戍边英雄表达敬意,也是为了激发更多的年轻人捍卫祖国利益、投身祖国建设。

### 教学建议

本案例可用于《外科学》中"颅脑损伤"章节的辅助教学,可作为课程开始的引入案例,帮助学生了解颅脑战创伤在现代战创伤中的情况,引导学生认识到颅脑战创伤是卫勤保障的重点和难点。

### 知识链接

1. 琚振华. 永不磨灭的背影——记全国优秀共产党员、"卫国戍边英雄团长"祁发宝[EB/OL]. [2021-08-07]. https://baijiahao.baidu.com/s?id=1707431694453198183&wfr=spider&for=pc

2. 贾亮. 卫国戍边英雄群体获"五四奖章"！把最美的青春献给祖国[EB/OL]. [2021-05-03]. https://baijiahao.baidu.com/s?id=1698719571257719340&wfr=spider&for=pc

3. 缅怀英烈　跟总书记一起感受天地英雄气[EB/OL]. [2022-04-03]. https://baijiahao.baidu.com/s?id=1729087669393318174&wfr=spider&for=pc

（陈　超　杜　萍）

## 105 "现代神经外科之父"——哈维·库欣

### 教学目标

通过案例教学使学生了解"现代神经外科之父"哈维·库欣的生平故事，引导学生体会医学发展中的首创精神。

### 案例描述

美国神经外科学家哈维·库欣出生于俄亥俄州克利夫兰的一个医生世家。他的祖父和曾祖父都是医生。库欣继承了父辈对科学知识的渴望，于1891年毕业于著名的耶鲁大学，而后在哈佛大学医学院学习期间开始了他在医学界的第一次实践，4年后获得了学位。

库欣是一个完美主义者，他为患者剃头，进行定位，并关注手术的每一个细节。他不断磨炼自己的诊断能力，并从错误中吸取教训。1912年，哈佛大学邀请库欣担任新成立的彼得·本特·布里格姆（Peter Bent Brigham）医院的首任神经外科主任，进行脑肿瘤和脑下垂体的神经外科手术。

欧洲战争的爆发中断了库欣的工作。1915年，他随美国救护部队哈佛分队前往法国。这些野战医院，全部由美国大学的医生组成。哈佛分队接管了一家160个床位的医院，治疗战伤严重的士兵。库欣主要对头部受伤的患者进行手术，也对面部和四肢伤口进行手术。虽然当时外科医生都在一家老鼠出没、泥泞不堪的帐篷医院里工作，但在艰苦条件下的库欣，学会了战地外科手术。他是第一个使用磁铁清除大脑深处弹片的人。在哈佛分队执行完任务，他回到波士顿，重新开始了繁重的手术日程。预见到美国即将参战，他与政界人士和军队合作，获得医疗储备和设备，并组织医院护理伤员。

1917年，当美国向德国宣战时，第一批抵达法国的美国人是由克利夫兰的乔治·克里尔（George Crile）博士和库欣组织的第四和第五基地医院的志愿医生、护士和辅助人员。哈佛分队取代了一家英国帐篷医院,在一片田野上建立了临时医院。他们只有几台手术器械,其他的几乎没有。库欣依靠官方渠道获得医疗设备和救护车。他还走访前线的救援站,为头部创伤的患者动手术,教授其他外科医生操作技术,并从事涉及伤口早期清创、消毒和输血的研究。这项研究的结果,使穿透伤的死亡率从56%下降到25%。战争结束后,库欣写下了哈佛基地医院的历史,该医院共收治了4.5万名伤员。

库欣是神经外科学史上杰出的技术革新家,1917年就首先提出神经外科手术操作原则:必须手法细腻,止血彻底,要尽力保护脑组织等。1919年,库欣在彼得·本特·布里格姆医院重新组建他的外科团队时,已经步入中年,健康状况不佳。他很容易疲倦,站立不稳,但还是承担了很重的手术负担。他为越来越多的脑肿瘤患者做了手术,取得了越来越好的疗效。他发明了银夹,并与物理学家博为(W. T. Bovie)一起开发了止血电灼术,使他能够从大脑深处移除血管化的肿瘤。他首先提出了术后要缝合硬膜与帽状腱膜,从而减少了创口的感染和渗漏,很多手术方法和原则至今仍然为广大外科医生遵循。库欣在遗嘱中要求在他的墓志铭中刻上"第一个帽状腱膜缝合者长眠于此"。

### 思政元素分析

库欣的一生将患者需求和医学技术创新完美融合,首创了诸多治疗理念、方式、方法、技术,这种敢为人先的首创精神值得医学生认真学习。首创精神是敢于突破已经陈旧的观念、程式的创造性的思想和活动,与自觉性相联系,是积极性的一种层次较高的表现形式,具体表现在社会变革、科学发现、理论创见、文艺创作,以及生产劳动和学习生活等方面。

首创精神是一切革命者、科学家都应具备的高尚品质,在社会变革和建设新社会的时期,首创精神具有特别重大的意义。有了这种精神,就敢于走前人没有走过的路,敢于做前人没有做过的事,就能创造一个新世界。在新时代的文化语境下,首创精神不仅仅是指改革开放以来,我国在经济、科技、文化、社会生活等领域许多形态从无到有,人民群众在发展过程中展现的创造智慧,更是指我们党和人民面对日趋复杂的环境时,所表现出的探索精神和敢于发现问题、直面问题、解决问题的勇气。回望历史,我们不难发现为中国的复兴之路提供源源不竭动力的,正是党和人民不畏艰难的首创精神。杂交水稻研究的开创者袁隆平,中医药科技创新的优秀代表屠呦呦,"复兴号"高速列车研制的主持者孙永才,他们是各个领域中敢于突破常规、面对挑战的代表。他们身上不仅有勇于求变的首创精神,更有不畏艰难、顺应时代、把握规律的科学勇气。首创精神不仅是中国人民在多年稳扎稳打的基础上面对未来的底气,也是今后探索更尖端领域、寻求更深入变革、解决更重大问题的态度和支撑。

### 教学建议

本案例可用于《外科学》中"颅脑损伤、中枢神经系统肿瘤"章节的辅助教学,可作为课程开始的引入案例,通过案例教学使学生了解神经外科发展相关故事,引导学生体会医学发展中的首创精神。

### 知识链接

1. 张珑宾."现代神经外科之父"的诞辰[EB/OL].[2021-04-08]. https://www.medtion.com/info/20679.jspx?t=1654510632

2. 红船精神：开天辟地、敢为人先的首创精神[Z/OL].[2020-02-09]. https://tv.cctv.com/2020/02/29/VIDEoiRhBz4rOv494LrspSjP200229.shtml

（陈　超　杜　萍）

## 106 救治患者永不言弃——北京宣武医院凌锋教授

**教学目标**

通过案例教学使学生了解凌锋教授的故事，引导学生正确理解和认识医术和医德之间相辅相成的关系。

**案例描述**

人们还记得，6年前，她把凤凰卫视主持人刘海若从死亡边缘拉回来，一步步恢复健康，一时被称为"神医"。但她并未居功自傲，仍在险象环生的神经外科中精诚做着大医，一心为着患者。她，就是北京宣武医院凌锋教授。

对刘海若的救治使凌锋受到了社会的广泛关注，但病情像刘海若这样甚至更重的危重患者，又何止十个、百个！现在，在北京宣武医院常常能看到很多患者，为了挂凌锋的号，要排一两天甚至一周时间的队。究竟救治过多少比刘海若还严重的患者呢，凌锋自己也记不清了。她曾治疗过一个10岁的小患者，患者脑干前方长了一个很大的动脉瘤，把脑干压得很扁，致使走路不稳，吞咽也很困难。艰难的手术后，医疗小组的医护人员在病房里守护了7天7夜，寸步不离。一天，两天，凌锋能真实地感觉到在与死神拔河。7天过去，医护人员都已疲惫不堪，就连患者家属都熬不住了，提出想要放弃。"那个时候即使我有一丝松懈的表情，整个抢救工作就会崩溃。但我不能，因为这个生命还有一线希望。"凌锋坚定了整个医疗小组的意志，直到第15天，患者终于有了起色。如今小患者已长大成人，在澳大利亚留学。

很多人问凌锋，你有什么灵丹妙药能救活这么多的危重患者？凌锋说，自己并没有秘籍偏方，如果非要谈所谓的"绝招"，那可能是整个团队对患者的用心！

在医患矛盾频发的当前，很多人认为行医环境大不如前。抱着能不做手术的就不做，尤其是高难度的手术，省得给自己惹麻烦，这导致现在越功成名就的医生反而胆子越小，但凌锋知难而上。凌锋说："我从来没有把自己的事业成败跟我治病救人的结果连在一起。我觉得我的人生的所有成功与失败在于我自己的信念和自己走的路。"所以，在凌锋做出一个治疗方案决定的时候，她没有想这个决定会带给她什么，患者好了那是她和她的团队共同努力的结果。要是不好呢？"那也是我努力的结果，我必须尽力就是了。"凌锋说，无欲则刚，我没有任何的欲望在里面，治刘海若的病，我是在偶然的情况下被"抓"去的，让我去看一看，那我就去。"看到患者受到伤害或是死亡，那是我最痛苦的时候。这种煎熬像小虫子在咬心，睡不着觉，吃不下饭，闭上眼睛就是这些患者，这种感觉我觉得是最最难受的。"

在凌锋30多年的医生职业生涯中，一万多个日日夜夜，她常常为了患者的安危与死神交锋，常为患者的病痛焦虑，常被生命的顽强感动，也常为患者的康复欣喜。"健康所系，性命相托",这是医学生宣誓的誓言,她把这8个字高悬在医院监护室门口,激励每个医生。"既然赋予你医生的职责,让你做医生这个工作,你就要为患者付出,为患者解除痛苦。"这是凌锋为医一生做人做事的准则。

### ▶思政元素分析▶

1. 2020年,国务院办公厅发布《关于加快构建高校思想政治工作体系的意见》,其中提到医学类专业课程要注重加强医德医风教育,注重加强医者仁心教育,教育引导学生尊重患者,学会沟通,提升综合素养。经济学、管理学、法学类专业课程要培育学生经世济民、诚信服务、德法兼修的职业素养。教育学类专业课程要注重加强师德师风教育,引导学生树立学为人师、行为世范的职业理想。

2. 人民健康是民族昌盛和国家富强的重要标志。2021年3月6日下午,习近平总书记看望了参加全国政协十三届四次会议的医药卫生界、教育界委员,并参加联组会,听取意见和建议。他强调,要把保障人民健康放在优先发展的战略位置,坚持基本医疗卫生事业的公益性,聚焦影响人民健康的重大疾病和主要问题,加快实施健康中国行动,织牢国家公共卫生防护网,推动公立医院高质量发展,为人民提供全方位全周期健康服务。党的二十大报告提出,增进人民福祉,提高人民生活品质,必须"推进健康中国建设"。新时代中国式现代化建设的实践经验告诉我们,在新征程赶考路上推进健康中国建设,必须深入贯彻以人民为中心的发展思想。一位真正的好医生,不仅要有科学的脑、灵巧的手,更要有仁爱的心,坚守人民立场,恪守医德医风医道,坚持修医德、行仁术,怀救苦之心、做苍生大医,努力为人民群众提供优质高效的健康服务。

### ▶教学建议▶

本案例可用于《外科学》中"颅脑损伤、脑血管病"章节的辅助教学,帮助学生了解凌锋教授的故事,引导学生正确理解和认识医术和医德之间相辅相成的关系,加快推进健康中国建设。

### ▶知识链接▶

1. 习近平看望参加政协会议的医药卫生界教育界委员[EB/OL].[2021-03-06]. https://politics.gmw.cn/2021-03/06/content_34665732.htm

2. 国务院办公厅关于加快医学教育创新发展的指导意见[S/OL].[2020-09-23]. http://www.moe.gov.cn/jyb_xxgk/moe_1777/moe_1778/202009/t20200923_490164.html

(陈 超 杜 萍)

## 彼得·约瑟夫·詹内塔——微血管减压术的发明者

### ▶教学目标▶

通过案例教学使学生了解微血管减压术的发明故事,引导学生体会不迷信权威、勇于尝试、敢于坚持真理的客观理性精神。

**案例描述** ▶

彼得·约瑟夫·詹内塔（Peter Joseph Jannetta）1932年出生于美国费城。1957年，他获得美国宾夕法尼亚大学的医学博士学位。宾夕法尼亚大学普外科住院医师、他的导师之一布鲁克·罗伯茨（Brooke Roberts）曾这样评价詹内塔："他不是一个简单服从大众智慧的人。"詹内塔思想的开放和他对创新的追求可见一斑。

人类对三叉神经痛的描述最早可以追溯到公元1世纪。在神经外科还不像今天这么发达的古代，这种间歇性发作却为期长久的疾病，折磨困扰着许多人。由于三叉神经痛常有渐进性加重的特点，它在那时被冠以了"自杀性疾病"的称呼。针对三叉神经痛，早期的手术措施包括各种神经切除和神经溶解注射，但这些方法有着巨大的副作用，也仅能短期缓解疼痛。年轻的詹内塔医生对药物治疗和神经根切断术都提出了挑战。

1966年6月1日，詹内塔进行了世界第一例微血管减压术（Microvascular Decompression, MVD）手术。手术当天，反对进行这种手术的资深专家和员工都离开了，而当时值班的神经外科医生保罗·克兰德尔（Paul Crandall）同意让詹内塔执行这项拟议中的手术，现在看来，这不过是接下来一连串好运巧合的开始而已。按照计划，詹内塔在术中经乳突后入路，发现患者的小脑前下动脉绕着远端面神经走行，但他不认为这条动脉是面肌痉挛的病因。他进一步深入探索了脑干，发现了一条沿着脑桥的静脉，正是它压迫和扭曲了面神经。詹内塔在这个极其危险的部位凝固并切开了静脉，使这条面神经重获了自由。手术第二天，患者的面肌痉挛症状就完全消失了。在这个病例中，面肌痉挛是由于静脉压迫造成的，这是一个罕见的现象，既往的经验往往都认为压迫是动脉造成的。这是对詹内塔洞察力和技能的极大证明，他识别出了引起痉挛的罪魁祸首，并安全地减轻了压迫。事后再看，如果詹内塔在面对探索脑干的风险时退缩了，或者这例手术没有成功，这个解救了许多血管压迫导致神经痛的手术或许会就此销声匿迹。

詹内塔并不满足于初期手术的成功。在之后的临床实践中，他仔细地记录了观察情况和结果。在每个案例完成后，他都会在微血管减压术日志中加入一个条目，并附上统计数据和图表。同时，他也如实地记录了所有失败的手术和并发症。1978年，詹内塔在第26届神经外科医生大会上发表了题为"脑神经交叉压迫的显微外科"的演讲，并坦率地展示了早期手术的严重死亡率和决策错误。为了探索微血管减压手术，詹内塔数次违背加州大学洛杉矶分校的禁令，不断努力优化患者结果。在微血管减压术的进一步改进中，他整合了包括术中监护在内的其他新技术，将手术失败率和并发症降到了最低。尽管他总是将微血管减压术的创造归功于神经外科前辈们的奠基，但毫无疑问，他对神经血管压迫理论的推陈出新和将微血管减压术带入现代神经外科实践的主流，功不可没。而那时，詹内塔还不到40岁。

有幸认识詹内塔的人都认为他成就斐然、谦逊谨慎、慷慨大方，有着独特的人格魅力。他热衷于帮助他的患者、同事和他的学生，他也当之无愧地赢得了许多荣誉和赞誉。他说："我致力于一种简单而有力的信念，即努力工作、诚实和决心可以克服一切阻碍。"

**思政元素分析** ▶

马克思主义真理观告诉我们，真理是一个过程，它既具有绝对性，也具有相对性。任何真理都只能是主观对客观事物近似正确即相对正确的反映。科学正是人类对真理和真相永无止境的追求过程。因此,科学的发展须臾离不开批判质疑。批判性思维的逻辑起点是质疑,没有质疑就没有批判。但质疑不是怀疑一切,它是建立在对科学规律系统、完整把握的基础上,在正常中发现反常,在天经地义中发现大谬不然。所谓"质疑",不是全盘否定,但也不是初学者尚未明白就里时想澄清的几点"疑问"。它应该是质疑者经过一定思考后,指出的他认为理论中可能存在的某种错误。因为质疑者开始时仅从他自己的角度出发,固然不一定正确。质疑科学中前人的结果和结论,说的是要以怀疑的眼光看待任何实验事实和理论,不可先入为主地相信书本和权威。"科学"并不等于"正确",而是意味着可以质疑,这正是科学的精髓所在。正如中国著名学者胡适先生告诫我们的:"做学问要在不疑处有疑""大胆假设,小心求证"。对任何科研成果都应该允许质疑,并且还应该鼓励质疑,这样才能促使科学家纠正错误,吸取教训,促进科学的进一步发展。但是,要提倡用科学的态度来质疑科学成果,应该尽可能以科学规范的方式来表达观点。

### ◆ 教学建议 ▶

本案例可用于"三叉神经痛、面肌痉挛"章节的辅助教学,可作为课程开始的引入案例,帮助学生了解三叉神经痛、面肌痉挛情况,引导学生体会科学的质疑精神和批判性思维在医学发展和进步中的重要性。

### ◆ 知识链接 ▶

1. 刘亚东教授访谈录:批判质疑是科学精神的精髓[EB/OL]. [2022 - 05 - 25]. https://baijiahao.baidu.com/s?id=1733793647840157994&wfr=spider&for=pc

2. 自我革命"基础课"长期执政"必修课"[EB/OL]. [2022 - 02 - 22]. https://baijiahao.baidu.com/s?id=1725427971069305817&wfr=spider&for=pc

(陈 超 杜 萍)

##  脑积水分流装置的发明

### ◆ 教学目标 ▶

通过案例教学使学生了解脑积水分流装置发明的故事,引导学生认识学科交叉融合在科学创新发展中的价值。

### ◆ 案例描述 ▶

为了挽救儿子,美国发明家约翰·霍尔特(John Holter)发明了第一个用于脑积水引流的人工瓣。

霍尔特原本有一份很好的液压技术员工作,在1955年幸福地结婚后,经过几年的等待,他的妻子怀孕了。然而,快乐很快戛然而止。霍尔特的儿子出生时并不健康,不久被诊断出患有脊柱裂,这是一种导致脑积水的严重疾病。脑积水是小儿神经外科最常见的疾病之一,也是最棘手的问题之一。在20世纪50年代以前,儿童脑积水意味着痛苦和死亡,没有一种方法能够真正地控制脑积水的发展,其原因是对脑积水发病机制认识不清楚、现代影像学技术的缺乏以致无法评估和监测颅内情况、器械和手术技术的落后等。

当时,这种疾病的治疗方式是用针头刺穿头颅,然后用注射器从多余的脑脊液中取出一些,压力保持在可接受范围内,患者就能存活。霍尔特的儿子必须每天穿刺两次。他从外科医生尤金斯·皮茨(Eugene Spitz)和弗兰克·纳尔森(Frank Nulsen)那里了解到,有一个合适的瓣膜可以排出大脑中的液体,保持正常的颅内压。新技术为霍尔特一家带来了希望。但医生在插入瓣膜,将脑脊液输送到血液中时,意外发生了,霍尔特的儿子心脏出现了问题,使大脑严重受损。这次失败之后,为了救他的孩子,熟悉液压系统的霍尔特对干预中使用的装置进行研究。几个月后,霍尔特发明了一种硅橡胶瓣膜,用合适的机制模拟脑脊液安全排出的过程,并且不损伤组织,单向阀允许一部分脑脊液释放到心房。可遗憾的是,他的儿子仍未从上次手术中恢复,最终不幸在5年后去世。但是,这项发明得以在另一个孩子身上进行测试,并且干预成功,患者活了下来,从此开始了应用脑室腹腔分流术治疗脑积水的60余年的历史。分流管一端置入扩大的脑室系统,另一端置入腹腔,过多的脑脊液通过分流管从扩大的脑室系统引流入腹腔吸收,在分流管的中部有一阀门,能精确地控制脑脊液的流量和压力。自此,手术死亡率迅速下降,这一完美的设计从根本上改变了儿童脑积水的治疗,使绝大多数的脑积水患儿能长期存活,并不断改善其生活质量。自20世纪50年代末以来,Spitz-Holter瓣膜已经帮助了世界各地的数百万人。

### 思政元素分析

人类自诞生之日起,就在与疾病做斗争中成长和壮大。历史和实践都充分证明,只有依靠科学技术,人类才能从根本上找到战胜疾病的有效途径和解决方案。学科交叉融合是科学创新发展的内在动力,成为科学时代一个不可替代的研究范式。现代医学的蓬勃发展与工程学、生物学、信息技术、化学等学科发展和相关技术进步有着密切的联系,诺贝尔奖中众多的获奖者均来自交叉学科就是最好的例证。从本质上说,交叉学科就是用不同学科方法和手段共同解决一个比较复杂的问题。如果问题的对象比较集中,其解决会影响到大量相关问题的突破。如此,相关研究对象、研究方法就会聚集成一套相对固定的概念、研究方法或范式,并可能形成新学科,即交叉学科,如生物化学、生物物理学、金融数学等。脑积水分流装置的发明,就是医学与工程学交叉的结果。

### 教学建议

本案例可用于《外科学》"脑积水"章节的辅助教学,可作为课程开始的引入案例,引导学生认识学科交叉融合在科学创新发展中的价值。

### 知识链接

1. 符晓波. 中国科学院院士焦念志:解决重大科学问题离不开学科交叉[EB/OL]. [2022-10-16]. https://baijiahao.baidu.com/s?id=17467864159915311477&wfr=spider&for=pc

2. 张思玮,李惠钰. 深度交叉！医学发展如何借势而为[N/OL]. 中国科学报,2021-05-28. https://news.sciencenet.cn/sbhtmlnews/2021/5/362937.shtm?id=362937

（陈　超　杜　萍）

## 109　珀西瓦尔·贝利——拨开神经肿瘤分类的迷雾

**教学目标**

通过案例教学帮助学生了解神经肿瘤病理分型的起源和发展,引导学生认识科学思维方法和体会实事求是的科学精神。

**案例描述**

珀西瓦尔·贝利(Percival Bailey)是美国著名的神经学家,在他辉煌的职业生涯中,珀西瓦尔·贝利对包括神经病学、神经解剖学、精神病学、神经病理学以及神经外科在内的神经学领域做出了巨大贡献。他的专业知识、他对人类神经系统的好奇心以及他对从各个角度研究神经系统的强烈渴望都是独一无二的。贝利与哈维·库欣共同开展的对人类脑肿瘤分类的研究,令现代神经肿瘤学领域从一片混沌中得以眉目明晰起来。

这两位先驱合作之前,几乎所有的大脑肿瘤都被称为神经胶质瘤。当时包括库欣本人在内的许多学者均认为,脑肿瘤的分类仍然处于一个"伸手不见五指"的混乱状态。贝利和库欣在这一点上达成了共识,他们也都认为,现有的胶质瘤分类既不全面又不明确,而唯一可以获得精准分类的方法就是详细地回顾所有能够收集到的从发病到死亡的详细病例,以及大量肿瘤标本和医疗记录。在这一认知的基础上,他们开始着手研究胶质瘤所显示的结构变异性的基础,并确定不同胶质瘤患者的肿瘤组织学差异是否具有临床意义。此外,他们同样希望这项研究能够反驳一种普遍存在的错误观点,即对手术切除的病理组织标本进行显微镜检查并不能预测疾病的临床进程。库欣多年来所进行的大量手术使他们有着数量可观的脑瘤标本记录,贝利非常乐意接受这项能够令他的神经病理学和神经解剖学知识在神经外科领域有用武之地的烦琐工作。

1922年,贝利正式着手神经胶质瘤的分类工作,这项工作持续了3年之久。这3年间,贝利一进入实验室就开始检查、回顾病例标本,并根据患者的存活时间将它们进行初步的分组。此外,这期间出现的多种制作标本的新方法,让他们能够更直观地观察神经系统的神经元和间质结构。

1925年,贝利对库欣收集的414例胶质瘤患者的病理材料和记录进行了详尽的检查和分类,并对其中254例进行了组织学研究。随后,贝利根据主要的细胞形态将这些肿瘤分为13类。贝利进行的这项根据组织学分类肿瘤的工作是神经学出现后前无古人的开创性研究,而他所提出的胶质瘤的13类分类构成了所有后续分类的基础。1926年10月,库欣在爱丁堡大学卡梅隆奖演讲中首次报道了他们对胶质瘤分类的研究结果。随后,他们共同出版的《基于组织遗传学基础的神经胶质瘤组肿瘤分类与预后相关研究》(A Classification of the

Tumors of the Glioma Group on A Histogenetic Basis with A Correlated Study of Prognosis)奠定了现代神经肿瘤学的基础。这本书彻底改变了世人对神经肿瘤学的粗浅理解和混乱认知,并首次向神经外科提供了基于肿瘤自然病史的胶质瘤明确分类。这项具有巨大实用价值的成就,为贝利和库欣赢得了全世界的认可。贝利和库欣所做的工作不仅改变了神经学领域的过时思维,还表明了肿瘤的微观结构和组织病理对患者预后的重要性,同时彻底改变了人们对脑肿瘤的理解。时至今日,他们对胶质瘤的分类思路和对胶质瘤分型与患者存活率之间联系的观点,仍然深远地影响着当今的神经外科思想。

### 思政元素分析 ▶

贝利和库欣向神经外科提供的基于肿瘤自然病史的胶质瘤明确分类方法及标准,是神经学出现后的开创性研究,这样的伟大成就基于科学家们科学的思维方法和实事求是的科学精神。学习和掌握唯物辩证法的科学思维方法,要求我们在医学实践中不断增强思维能力,特别是不断增强辩证思维能力、系统思维能力和创新思维能力。

辩证思维能力是唯物辩证法在思维中的运用,是科学思维能力的根本要求和集中体现,增强思维能力首先要提高辩证思维能力。辩证思维能力具有丰富内涵,它是用批判的和革命的精神分析和解决问题的能力,是用联系和发展的观点分析和解决问题的能力,是用唯物辩证法基本规律、范畴分析和解决问题的能力,是用辩证思维方法分析和解决问题的能力。简单地说,就是以唯物辩证法为指导,发现矛盾、分析矛盾、解决矛盾,把握本质、遵循规律、推动工作的能力。

系统思维能力就是从事物相互联系的各个方面及其结构和功能进行系统思考的能力,就是全面系统地分析和处理问题的能力。提高系统思维能力,就是要坚持系统观念,用系统思维的方法分析和处理问题。系统思维以确认事物的普遍有机联系为前提,进而具体把握事物的系统存在、系统联系与系统规律,遵循以整体性、结构性、层次性、开放性和风险性等为基本内容的思维原则,目的是从整体上把握事物并实现事物结构与功能的优化。坚持系统观念,就是要把事物放在普遍联系的系统中把握,在系统与要素、要素与要素、结构与层次、系统与环境之间的相互联系和作用的动态过程中把握事物,力求获得问题的最优解。

创新思维能力是对常规思维的突破,是破除迷信,超越陈规,善于因时制宜、知难而进、开拓创新的能力。思维的发展与深化离不开创新。创新思维能力意味着不墨守成规,在求新、求变中创造性地提出问题和解决问题。当今世界,知识经济飞速发展,创新已经成为社会进步的主导力量与重要源泉,只有善于开发和运用创新思维能力,才能紧跟时代的步伐,更好地回应和解决时代发展所提出的问题。

### 教学建议 ▶

本案例可用于《外科学》中"中枢神经系统肿瘤"章节的辅助教学,可作为课程开始的引入案例,帮助学生了解神经肿瘤病理分型的起源和发展,引导学生认识唯物辩证法的科学思维方法和体会实事求是的科学精神。

### 知识链接 ▶

1. 颜晓峰. 在新时代伟大实践中坚持和运用科学思维方法[EB/OL].[2022-10-09].

https://baijiahao.baidu.com/s?id=1746137965585316505&wfr=spider&for=pc

2. 莫望. 科学思维才是科普授予公众的"渔"[N/OL]. 光明日报,2016-5-20. https://epaper.gmw.cn/gmrb/html/2016-05/20/nw.D110000gmrb_20160520_3-10.htm?div=-1

(陈　超　邱影悦)

##  无论何时,心里始终装着患者

### 教学目标

通过案例教学使学生了解王忠诚院士的故事,引导学生正确理解和认识医患关系。

### 案例描述

"患者是医生的老师,医生没有任何理由不尊重老师;是患者用自己的痛苦甚至生命,在向医生传授医学知识;医生个人名誉永远没有抢救患者的生命重要。"正是基于这样一种独到的见解,王忠诚不论是刚开始做见习医生,还是成为中国工程院院士,他心里始终装着患者的疾苦。

也正是心里有患者,才使他不断地从临床中发现新的问题进行研究,并形成成果"反哺"到临床应用,开创了一个又一个神经外科的新领域,并占领学术制高点。从研制脑血管造影术,到脊髓内肿瘤临床手术取得突破,再到挑战神经外科界公认的"手术禁区"——脑干,王忠诚破解了一系列的"未解之谜"。

王忠诚在神经外科取得的辉煌成就,同时并没有回避那些"讳":未能挽救志愿军青年战士脑外伤伤员的生命、神经外科手术室早期鲜血淋漓的场面……就在王忠诚当选院士之后,他首先做的一件事,就是将自己在手术台上出现的失误自动曝光。不仅和博士研究生讲、下级医生讲,并铅印成册散发到全国各省、自治区、直辖市人民医院及各医科大学附属医院。

王忠诚始终强调:"医生的知识来自两方面,一方面来自学校老师及研究生导师的传授,另一方面则是来自患者的无私奉献。对于职业医生来说,后一个来源更为重要。患者如果不能把身体毫无保留地交给医生,医生不可能在诊断治疗包括手术治疗的过程中,不断地提高临床经验。甚至可以说,医学本科毕业生、医学硕士、医学博士,仅拥有前一个知识来源,缺乏后一个知识来源,是绝对不可能成为主治医生、副主任医生、主任医生的。"

"所以,无论患者及家属心情多么焦急、性情多么乖张、脾气多么暴躁,一到他面前就会变得安静温顺配合。他所在的门诊室、急诊室、手术室和病房,既不需要媒体为之主持正义,也不需要警察保安帮助维持现场秩序,更不需要为维护这片净地专门立法。"

### 思政元素分析

1. 医学不是万能的,是有局限的,它是一门实践科学,是在不断发展进步的。在这个发展过程中,患者才是医生最好的"老师"。或者说医学本身就是不完美的,这种不完美不仅体现在医学和医生在某种疾病治疗上的无能为力,也体现在医学和医生对某种疾病认识程度上的局限性。但正是这种不完美和局限性，才鞭策医生孜孜以求，促进医学不断进步，攻克医学难题。

"偶尔去治愈，经常去帮助，总是去安慰"，这句医学名言，传递的是这样的理念：医患之间本是利益共同体、情感共同体、价值共同体，医患的目标应该是一致的，情感应该是共通的。医者仁心应是医生的共同追求，尊医重道应当是社会的价值取向。信任是构筑良性医患关系的基石。医生的倾心救治和暖心关爱感动了患者，患者又以自己的方式回报医院和其他患者，这样良性的互动令人感动。医生和患者，在疾病面前本来就应该守望相助。而互相信任，就是医患良性互动的前提，也是解开医患矛盾的一把重要的钥匙。信任源于理解。医患之间横亘着专业壁垒，有的人缺少基本医学常识，在无知中产生盲目偏执，就容易导致医患纠纷。患者对疾病和医生从了解到理解，从理解到信任，从信任到感恩，医生对疾病也努力研究，对患者也深厚同情，良好的医患关系得以建立。

2. 共情是医患关系的润滑剂。医生为患者治病，应当设身处地为患者着想，要有感同身受之情，能用心用情感受对方疾苦。所谓"己所不欲勿施于人"，如果处在患者的位置，谁都不希望见到医生的冷漠与敷衍。在治疗时，本着同情、安慰的心理医治患者，多与患者交流沟通，建立起彼此尊重的关系。王忠诚院士对患者如亲人，体恤患者就医不易，经常加班加点为患者诊治，还为家庭困难的危重患者捐款捐物，所以患者的爱戴也是发自内心的。从患者角度，也当理解医生的不易，医生们承受着医术有限带来的无力感，也承受着医疗资源稀缺带来的疲惫感，理解了他们的局限与努力，才能真正有感恩之心。医患关系和谐，人人都会从中受益；医患关系紧张，人人都可能蒙受损失。医患终归是同一战壕的战友，共同的敌人只有一个，就是疾病。让沟通有道，让信任牢固，未来一定会更美好。

### 教学建议

本案例可用于《外科学》中"颅脑损伤、颅内和椎管内肿瘤"章节的辅助教学，帮助学生了解王忠诚院士的故事，引导学生正确理解和认识医患关系。

### 知识链接

1. 金振娅. 王忠诚：为共产主义在中国的实现奋斗终身[EB/OL]. [2021-06-05]. https://baijiahao.baidu.com/s?id=1701674045411443299&wfr=spider&for=pc

2. 08年度国家最高科技奖获奖者：王忠诚[EB/OL]. [2009-01-09]. https://www.safea.gov.cn/ztzl/gjkxjsjldh/jldh2008/jldh08zxdt/200901/t20090109_66652.html

（陈 超 杜 萍）

# 第六章 泌尿外科疾病

## 111 "一代国医"——吴阶平

**教学目标**

通过案例,使学生了解吴阶平院士的生平与杰出贡献,提高对大医精诚精神的深刻认识,感悟医学生应具备的家国情怀。

**案例描述**

吴阶平(1917—2011年),江苏常州人。北平协和医学院毕业,医学博士,中国科学院、中国工程院院士,著名医学科学家、医学教育家、社会活动家、九三学社杰出领导人、新中国泌尿外科奠基人。在泌尿外科临床治疗和科研方面,他在国际上率先发现肾结核导致对侧肾积水的现象,使每年数以千计肾结核患者重获治疗机会,起死回生;在输精管结扎术基础上于术中行精囊灌注术,大大增强避孕效果,是我国男性节育技术的奠基人;首次认识到肾上腺髓质增生这一独立疾病,被收入《美国泌尿外科年鉴》;率先利用回盲肠行膀胱扩大术治疗膀胱挛缩,领先国外数十年;设计特殊导管改进前列腺增生手术,大大改进手术效果,被称为"吴氏导管"……吴阶平的一生与医学事业、与党和国家的事业、与社会和科学的进步紧密相连,他的人生轨迹始终贯穿着热爱祖国、追求真理、服务人民的红线,曾任周恩来总理医疗小组组长,主持过多位中国领导人的医疗会诊,并多次为印尼、菲律宾等国元首治疗,获得了广泛赞誉。他的一生都在书写6个大字:爱国、民主、科学,他是中国知识分子心中的一面旗帜。

吴阶平的家庭教育对他产生了深远的影响。他的父亲吴敬仪认为,不能做官,做官会把心染黑了;也不能从商,乱世中从商只能是倾家荡产。在他看来,最重要的是学本事,有了本事才能吃饭,因此,最好的选择便是学医。吴阶平兄弟4个,后来都成长为医学世家,在各自领域独领风骚。1933年,16岁吴阶平考取协和医学院在燕京大学的医学预科班。1937年毕业,但不久后不幸患右肾结核,切除了右肾。从协和毕业后,吴阶平来到中央医院工作,担任住院总医师,1947年赴美国芝加哥大学进修。年轻的吴阶平勤奋刻苦,受到前列腺癌内分泌治疗之父、诺贝尔奖得主查理·哈更斯（Charles Huggins）赏识，称其做事干脆利落，有"三只手"的谐称，盛情邀请吴阶平及家眷留校，但被吴阶平婉言谢绝，1948年12月毅然回国发展祖国的泌尿外科。

20世纪50年代，回国后的吴阶平迎来了事业的成功，在肾结核对侧肾积水、男性绝育和肾上腺髓质增生3个方面做出了突出的贡献。1951年参加了北京市第二批抗美援朝志愿军手术队并担任队长，驻守后方医院，积极抢救治疗伤病员，因成绩卓著荣立大功；1956年递交了入党申请书，成了那一代知识分子中"先专后红"的代表人物。而吴阶平最被外界所知的，是他作为医疗组组长为周恩来看病的故事。1968年开始，曾担任周恩来等中央多位高级领导人的医疗小组组长。20世纪60年代，受周恩来总理的委托，曾先后11次为5个国家元首进行治疗，出色完成了多项艰巨的医疗、政治与外交任务。吴阶平在周总理身边工作20余年，周恩来评价："交给吴阶平的任务都能完成得很好。"在周总理罹患膀胱癌期间，吴阶平殚精竭虑，胆大心细，为总理的治疗付出了巨大的心血。

吴阶平的一生是献身医学、追求真理的一生。他把自己的命运与国家的发展和科学的进步紧密相连，始终对国家和人民忠心耿耿，无私无欲，把毕生的精力都奉献给了祖国的医学、教育和多党合作事业，为推进中国特色社会主义事业、为实现中华民族伟大复兴鞠躬尽瘁。他勇于创新，甘于奉献，生活朴素，平易近人，重情重义，他的爱国情操和崇高品德，永远值得我们学习和怀念。

### 思政元素分析

"为天地立心，为生民立命"，这是中华优秀传统文化中利济苍生的责任意识与担当精神的集中体现。千百年来，这一文化基因促成了无数中华儿女肩挑大义、报国为民的价值追求，也滋养了诞生于中华大地的中国人敢于担当、勇于尽责的宝贵品格。强烈的责任意识和担当精神是中华传统文化的优秀基因，吴阶平把自己的命运与国家的发展和科学的进步紧密相连，始终对国家和人民忠心耿耿，无私无欲，把毕生的精力都奉献给了祖国的医学、教育和多党合作事业，为推进中国特色社会主义事业、实现中华民族伟大复兴做出重要贡献。步入新时代，更需要每一个中国人将人生理想融入实现中华民族伟大复兴中国梦的历史洪流之中，以家国为己任，在中华大地上书写绚丽篇章。

### 教学建议

本案例可用于《外科学》中"绪论或泌尿外科总论"章节的辅助教学，可作为课程开始时的引入案例，帮助学生感受吴老大医精诚的人格魅力，引导学生在学医过程中形成正确的人生观、世界观、价值观，增强学生的使命感与职业认同感。

### 知识链接

1. 金振蓉. 吴阶平：毕生诠释"好医生"[N/OL]. 光明日报，2011-03-16. https://epaper.gmw.cn/gmrb/html/2011-03/16/nw.D110000gmrb_20110316_1-06.htm?div=-1

2. 何毅亭. 把自身前途命运同国家民族前途命运紧紧联系在一起[EB/OL]. [2020-03-30]. https://www.ccps.gov.cn/xrld/heyiting/hytll/202003/t20200330_139136.shtml

（常易凡 杜 萍）

## 112 张旭院士：让新世纪中国泌尿外科站上世界舞台

**教学目标**

通过案例教学使学生了解张旭院士的从医生涯，熟悉我国微创手术技术的发展简史与现状，明确医学技术自主创新是走向国际舞台的必要条件。

**案例描述**

张旭（1962— ），湖北荆州人。中国科学院院士，著名泌尿外科专家，解放军总医院泌尿外科主任、学科带头人，我国泌尿外科腹腔镜及机器人领域奠基人，创建了以后腹腔技术为代表的泌尿外科微创技术和理论体系，在国内外广泛推广应用，成为我国泌尿外科领域的标准技术。他设计完成的手术，被引入美国专业医学教材；他的手术录像如同经典影片，成为同行反复观摩的"金标准"。2009年7月14日，他成功完成世界首例单孔后腹腔肾上腺手术；2010年的欧洲腹腔镜手术大会上，他成为亚洲唯一一位被邀请做手术演示的医生；2021年，他完成中国首个达芬奇SP单孔肾上腺切除术，标志着泌尿外科微创机器人腹腔镜技术在我国的又一次突破。

1978年，国家刚刚恢复应届生高考，这一年张旭16岁。本来他的志愿填报的是物理和数学，但是张旭的父亲认为从事医学是做善事，是悬壶济世，于是张旭便毅然选择了学医，以优异的成绩考上了同济医科大学（现华中科技大学同济医学院）。很快，勤奋好学的张旭成长为一名优秀的外科医生，几乎大大小小的泌尿外科手术、会诊都能看见他的身影。然而，张旭清醒地意识到，在当今医学技术日新月异的情况下，要想在泌尿外科走得更远，就必须吸收和借鉴国外的先进技术和经验不断提高自己。张旭作为我国泌尿外科腹腔镜和机器人技术的开拓者之一，大大推动了我国泌尿外科微创技术的发展，他建立的后腹腔镜理论和技术体系，改变了泌尿外科疾病的传统治疗模式，并在我国得到迅速推广普及，使其成为一项可常规开展的通用技术。此外，张旭还牵头成立了我国最早的泌尿外科机器人技术团队，并将后腹腔镜技术与机器人技术结合，形成了真正具有中国特色的机器人技术。腹腔镜技术虽然已是当今外科的首选手术方法之一，然而它的高额费用却让许多患者望而却步，张旭亲自设计、改良手术方案，使得每台手术费用降低4 500元左右，真真切切惠及了更多的普通患者。

张旭教授长期致力于腹腔镜和机器人技术在泌尿外科领域的推广，他曾连续16年受邀在国际最高水平的欧洲机器人大会上表演肾部分切除及癌栓取出等高难度的腹腔镜和机器人手术。精湛的技术令全球顶尖的机器人手术专家都啧啧称奇，赞不绝口。自2002年以来多次应邀参加欧洲顶级泌尿外科会议和著名大学教学医院手术演示，同时为欧美和东南亚等国外知名医院培养了多位系主任和学科带头人，为中国泌尿外科技术走出国门、走向世界做出了卓越贡献！

### 思政元素分析

1. 在构建人类命运共同体的理念促进下、在"一带一路"倡议的持续推进下,我国医疗体系的模式也在全球得到了共享。以心血管领域的全球协同发展为例,通过"'一带一路'心脏介入培训项目"的持续推动,我们为多个"一带一路"国家培养了数百名优秀的介入人才。这对我国进一步推广中国防救治康体系化模式的全球应用,提升中国医疗卫生话语权是一个重要契机。然而,中国缺乏引领全球医疗发展的核心组织或学会,这是引导全球医疗发展的巨大障碍。中国医疗卫生领域的影响力还存在区域的局限性,辐射范围不广。医学的发展日新月异,只有敢为人先,主动参与变局,想他人之不敢想,才能打造出属于自己的核心竞争力,在国际舞台上形成牵头引领作用。

2. 党的二十大报告中指出,坚持面向世界科技前沿、面向经济主战场、面向国家重大需求、面向人民生命健康,加快实现高水平科技自立自强。除了新的微创技术以外,代表外科顶尖平台的达芬奇手术机器人核心技术掌握在外国公司手中,其手术器械被设置为使用10次后自动报废,而且故障率高、数据存在受监控风险。以张旭院士为代表的一批外科大家在手术机器人的国产研发上做出了突出贡献,目前已完成多项临床试验,并已获批上市。期盼拥有自主知识产权的创新器械能够早日为我国患者带来福音。

3. 手术机器人产业链上游为原材料、功能零部件以及核心零部件构成,其中核心零部件主要由伺服电机、传感器、控制器、减速机组成。目前我国在精密零部件制造方面对德、美、日的产品具有一定的依赖性,整个市场主要被国外企业占据,国产品牌技术与国际领先技术存在较大差距,2020年国产部件市占率10%~20%。但是在系统的开发和集成上已经具备许多原创性的科技成果,国产控制器相对成熟,伺服电机和精密减速器等短期仍以进口品牌为主。我国正在不断发展核心零部件的制造,在核心技术得到突破时,随着上游供货商国产化率的提升,手术机器人的成本、维护和耗材费用可以得到控制,降低手术机器人进入医院的门槛和患者消费门槛,对于手术费用也可以制定相应的标准,加快了手术机器人引入各级医院的进程。随着渗透率的迅速提升,更多的手术机器人设备安装数量将能够满足高端医疗未来不断增长的需求。

### 教学建议

本案例可用于《外科学》中"外科总论或腹腔镜"相关章节的辅助教学,既可作为课程开始的引入案例,亦可作为拓展知识。通过对微创外科技术与平台的介绍,引导学生对外科发展的方向有所认识,鼓励学生成为勇于探索创新、善于观察思考的有心人。

### 知识链接

1. 解放军总医院泌尿外科医学部张旭教授团队在ERUS会场演示机器人下腔静脉癌栓手术[EB/OL].[2021-11-16]. https://baijiahao.baidu.com/s?id=1716576057414881032&wfr=spider&for=pc

2. 寻找身边榜样的力量[EB/OL].[2022-09-20]. https://mil.gmw.cn/2022-09/20/content_36035566.htm

(常易凡　杜　萍)

## 113 腹腔镜手术发展简史

### 教学目标

通过案例教学使学生熟悉目前腹部外科手术器械的发展简史,了解腹腔镜技术的关键组成元素,明确医工交叉、多学科融合是医学技术未来发展的主流。

### 案例描述

希波克拉底曾说:"药物无法治疗的疾病,就交给手术刀吧。"然而,手术在发展早期往往是"血腥"与"残忍"的代名词,尤其是当病灶位于腹腔深处时,患者免不了要经历一场开膛破肚的"劫难"。虽然现代麻醉与护理技术已经大大降低了一场手术为患者带来的痛苦与不适,但术后较长的恢复过程,以及肚子上像蜈蚣一样趴着的长长的刀疤,不免让许多人望而却步,心生畏惧。而人们怕得病、怕看病的心态,也反映了看病、住院、手术给广大百姓带来的生理与心理上的双重压力。出于对医疗本身的担忧与回避导致病情延误、丧失治疗机会的例子并不鲜见。如何在保证同样手术效果的前提下,最大限度减少对患者的创伤,加快术后康复效果,是所有外科医生共同追求的目标。腹腔镜的发明与应用便很好地契合了微创手术的宗旨,仅仅通过肚皮上的数个1厘米左右的小孔便可完成手术。这一手术方式如今对于许多外科医生来说已稀松平常,但在发明之初却是"离经叛道"般的异端。

20世纪初,正是外科技术从萌芽走向飞速发展的黄金时期,外科医生也总是自诩为相比内科医生更高一等的存在,彼此并无太多沟通交流。乔治·凯林(Georg Kelling, 1866—1945年)是一位德国外科医生,但在手术之余,他花费了很大的精力研究如何能够不开刀,或者减少创伤进行治疗的方法。他发现当时胃出血的发病率很高(可能和阿司匹林广泛应用有关),但由于诊断技术的缺乏,唯一能够确诊的方法便是剖腹探查。然而,当患者病情严重,出现消化道溃疡穿孔、腹腔出血时,剖腹探查似乎并没有起到治疗作用,反而增加了患者的致死率。于是凯林想,能不能有一种既能止血,又能减少创伤的方法?假如往肚子里打气,通过气体压迫止血,似乎是一种好方法。然而,这种方法仍旧比较盲目,无法判断治疗效果。当时,食管镜、胃镜、膀胱镜、支气管镜等内窥镜已经相继问世,但基本都是内科医生的检查方法。凯林想,是否能把内镜插入腹腔,观察止血效果?经过临床实践证明,这个新的治疗方法可以用更少的创伤挽救患者的性命,也开创了世界上应用腹腔镜及气腹技术的先河。随后,瑞典内科医生汉斯·克里斯蒂安·雅各布(Hans Christian Jacobaeus, 1879—1937年)成功在100余例患者中开展了腹腔镜检查及手术,让更多的内、外科医生了解到把内科技术用于外科治疗的广阔前景。经过数代人的不懈努力与合作,以及光源、腹腔镜器械、气腹等辅助技术的发展,才使得腹腔镜渐渐成为今天微创外科的主流。

医学从古至今都是一门不断发展、日益完善的学科,也离不开物理、数学、光学、化工、制药、计算机等行业的交叉与帮助。尽管医学学科发展日益精细化、专科化,但永远不能脱离与其他专业的沟通、交流、融合而孤立发展,医学与其他学科的交叉将是未来发展的方向。

### 思政元素分析

1. 科技是第一生产力,这是邓小平同志对马克思主义关于生产力学说的丰富和发展。科学技术从来没有像今天这样深刻影响着国家前途命运,深刻影响着人民生活福祉。纵观工业革命以来的世界历史,每一次科学技术的大飞跃都推动了经济社会的大发展。一切科学技术都是历史进步的重要手段,也是社会发展的必然产物。医学科学作为科学技术的组成部分之一,同样遵循科学技术的发展规律,它的发展不仅伴随着每一次生产力的重大跨越,也代表了相应时代人民对健康的新的向往。医学既是一门科学,也是一系列的技术实践,它将人作为特定的研究对象和内容,因此,医学科学技术的发展也是重要的社会生产力,为全人类生产出更多的健康产品。

2. 创新是一个民族进步的灵魂,是一个国家兴旺发达的不竭源泉。党的十八届五中全会提出创新、协调、绿色、开放、共享的新发展理念,把创新放在首位,以创新引领发展,突出了创新的极端重要性。党的二十大报告中再次强调,"创新是第一动力""深入实施创新驱动发展战略"。创新是引领发展的第一动力,坚持创新发展,就必须把创新摆在国家发展全局的核心位置,不断推进理论创新、制度创新、科技创新、文化创新等各方面的创新,让创新贯穿党和国家一切工作,让创新在全社会蔚然成风。回望腹腔镜手术的发展史同样如此,外科医生的"离经叛道"与"不务正业"反倒将内科的内镜技术成功拓展。

3. 腹腔镜真正得到广泛推广应用,要等到同样不可或缺的照明技术、气腹技术、计算机技术等的同步发展,而这已经是数十年后了。医学的发展始终与各行各业的发展创新紧密相连,这也揭示了合作和发展始终是当今世界的主旋律。"人类命运共同体"理念,也是一种基于"共同发展""合作共赢"的新理念。

### 教学建议

本案例可用于《外科学》中"普外科、泌尿外科、妇产科手术"相关章节的辅助教学,可作为相关疾病外科治疗的延伸,帮助学生了解腹腔镜微创手术的概念与发展简史,感受学科交叉融合碰撞出来的思维火花与创新灵感,引导学生在学习工作中注意观察、总结与思考,鼓励学生经常交流讨论,成为医学科技守正创新的践行者。

### 知识链接

1. 创新是引领发展的第一动力[EB/OL].[2021-10-24].https://baijiahao.baidu.com/s?id=1714453139285158653&wfr=spider&for=pc

2. What is a laparoscopy?[EB/OL].[2021-10-24].https://www.hopkinsmedicine.org/health/treatment-tests-and-therapies/laparoscopy

(常易凡 杜 萍)

## 114 达·芬奇与机器人

**教学目标**

通过案例使学生了解达·芬奇的生平,以及对人类艺术史、医学史发展的巨大贡献,使学生熟悉达芬奇手术机器人的特点与应用情况,进一步感悟医学是以"人"为中心的艺术。

**案例描述**

腹腔镜手术是外科历史上的重要里程碑,借助腹腔镜技术,许多疾病的外科治疗已经全面进入微创时代。尽管腹腔镜手术创伤更小、恢复更快、切口更隐蔽美观,但仍存在显示平面化、操作不够灵活,以及人手无法消除的抖动与疲劳等局限。如果你跟随我的脚步走进今天的泌尿外科手术室,你会看到房间里处在"C"位的一个"大家伙",挥舞着几个机械手臂在患者身上进行手术。它,就是外科技术发展"皇冠上的明珠"——达芬奇手术机器人。

列奥纳多·达·芬奇(Leonardo da Vinci,1452—1519 年),意大利复兴时期画家、自然科学家、工程师,与米开朗琪罗、拉斐尔并称"文艺复兴后三杰"。他的代表作之一——《蒙娜丽莎》让无数人为之着迷。那么达·芬奇与手术机器人有什么关系呢?达·芬奇思想深邃,学识渊博,擅长绘画、雕刻、发明、建筑,通晓数学、生物学、物理学、天文学、地质学等学科,是人类历史上少见的全才。他虽然不会给人治病,但他对人体解剖与生理学等方面有浓厚的兴趣,通过高超的绘画技巧绘制了大量解剖图谱,发现了血液的功能,研究了心脏的房室结构,对医学发展产生了深远的影响。此外,达·芬奇还痴迷于绘制各种精妙绝伦的机械装置。通过对人体的深入了解,他在 1495 年便设计、绘制了世界上第一款人形机器人的雏形。除此之外,他还绘制了闹钟、自行车、起重机等各种超前于时代的机械模型与运转装置。

为了致敬达·芬奇对后人的贡献与启蒙,美国直觉外科公司将手术机器人命名为达芬奇机器人辅助手术系统。自 2000 年被正式批准投入临床使用以来,"达芬奇"全球装机量已有 5 000 台,累计手术量超过 600 万例。北欧国家超过一半以上的前列腺手术由手术机器人完成。在美国,这个比例高达 83%,使用达芬奇机器人进行前列腺手术已成为一种"标准术式"。自 2006 年第一台"达芬奇"引进中国大陆以来,目前已装机 130 余台,完成手术量超过 10 余万例,用机器人做手术的设想已在国内外全面普及。达芬奇机器人相比人手操作,最大的优势就在于它的精细、精准和精巧,在处理一些复杂手术的时候具有人手无法比拟的优势,患者可以在更少的创伤下获得更好的手术效果和更快的术后恢复。

达芬奇手术机器人是医学、机械与艺术的集大成者,是人类智慧结晶的生动体现,而且还在不断地升级发展,必将造福于更多患者。追根溯源,机器人一词最早从捷克语 Robota 而来,是劳役、苦工的意思,后来进展到英语中的 robot,字典里定义为一种工具。所以从本源上讲,机器人的本质是为人类服务的。从治疗疾病的角度而言,机器人与人的特点和优势各异。机器人器械灵敏,视野全面,动作精准,技术前沿,不知疲倦。而人精于动手,善于观察,勤于思考,敢于创新,勇于挑战,富有情感。要想最大限度整合二者优点,就必须分别把机器和人都发展发挥到极致。随着时代的发展，机器可以越来越小巧、灵活、先进，但最终仍旧无法替代人类，因为人最宝贵的特质是情感。作为一名医生，即便有最先进的手术机器人辅助工作，医生对患者的仁爱之心仍是职业精神的核心，就像特鲁多说的：有时去治愈，常常去帮助，总是去安慰。从心出发的医生，才是真正的好医生！

### 思政元素分析

1. 随着机器人的发展，人类的工作是否终将被取代？以后机器人都可以帮人做手术了，医生是不是都要下岗了？这也许是不少人心中的疑惑。然而，机器或许能够完美替代人手的切割、止血、缝合的手术操作，甚至还完成得更好，但医者的仁心是无可替代的。医学是一门科学，一门技术，但更是一门艺术，有吴阶平院士、吴孟超院士鞠躬尽瘁、心系家国，把个人命运同医学发展紧密连接的大医精诚，也有更多在平凡岗位上默默耕耘、心系患者的点滴付出。医学严谨却不冰冷。既要讲究科学技术的精准，同样需要富有人文关怀。医者不是单纯的"技术人员"，同时也是患者的心理导师。医生对患者的帮助、关怀、安慰，往往比任何高精尖的仪器技术都更温暖人心，也正是这份人文与温度，带来了医学无上的魅力。

2. 科学技术作为先进生产力的重要标志，是推动社会文明进步的重要力量。但由科技所引发的伦理问题也愈发凸显，日益成为时代关注的焦点。近年来，合成生物学、认知神经科学、信息通信技术、人工智能等新兴科技迅速发展，相关研究和应用直接涉及对人的尊重和权利的保护问题，伦理争议无法回避。同时，生物、信息等领域技术的研发不再像过去那样严重依赖大型科研基础设施和科研团队，大大降低了上述领域技术的研发和获取门槛。个别人或机构，不用具备很强的研究能力，使用少量经费就能"误用"和"滥用"大数据、人工智能、基因编辑等技术，造成难以预料的伦理问题。更严峻的现实情况是，新兴科技治理相关措施还在发展过程中，全世界科技界和监管机构都缺乏足够的新兴科技治理知识和经验，形成广泛共识仍需要一定时间和过程，且具有很大不确定性。2022年3月，我国发布了《关于加强科技伦理治理的意见》，从总体要求、基本原则、治理制度、制度保障、审查监管、教育宣传等方面对科技伦理治理工作做出全面系统部署，标志着中国科技伦理治理进入了一个全新阶段。

3. 2021年2月，工信部发布的《医疗装备产业发展规划（2021—2025）》征求意见稿，鼓励有条件的地方对相关医疗装备在医保支付、收费定价等方面先行尝试，推动手术机器人产品的推广和应用。2021年8月，北京市将机器人手术纳入医保，且不限报销的手术种类，极大扩展了手术机器人的应用领域。2021年4月，上海市公布将达芬奇手术机器人纳入医保收费，项目限制在肾部分切除术、前列腺根治术、子宫全切术和直肠癌根治术4种。上海市医保局发布《关于部分新增医疗服务项目纳入本市基本医疗保险支付范围有关事项的通知》，将"人工智能辅助治疗技术"等28个新项目纳入上海基本医疗保险支付范围。北京市医保局发布《关于规范调整物理治疗类医疗服务价格项目的通知》，其中将机器人辅助骨科手术费用分为两部分：手术费用定价不超过8 000元，被列入甲类目录，可100%报销；配套专用器械部分被列入乙类目录，报销比例70%。上海市、北京市相继将机器人手术纳入医保，患者治疗负担大幅下降，更多人将会有机会享受这项先进诊疗技术，为我国手术机器人的广泛应用提供更加有利的市场环境。

## 教学建议 ▶

本案例可用于《外科学》中"绪论、普外科、妇产科、泌尿外科相关疾病外科治疗"的拓展与相关章节的辅助教学,以及医学人文类课程的辅助教学。帮助学生通过达·芬奇这位前无古人后无来者的全才对医学发展的巨大贡献,了解外科技术的顶尖产品——手术机器人,并引导学生形成正确的价值观,即再先进的医疗技术也替代不了敬畏心、替代不了责任心、替代不了爱心给患者带来的温暖。

## 知识链接 ▶

科技伦理助力科技向善向好[EB/OL].[2022-09-07]. https://baijiahao.baidu.com/s?id=1743295827307091673&wfr=spider&for=pc

(常易凡　杜　萍)

# 115  激光碎石术

## 教学目标 ▶

通过案例教学使学生了解激光的物理学特性与其在各行业的应用,熟悉激光在推动泌尿外科手术微创化、精细化、精准化中的巨大作用,了解学科交叉融合对医学发展的意义。

## 案例描述 ▶

光的本质是一种电磁波。当光受到能量激发、放大后,产生高相干性、高强度的单色光,这便是激光。激光是 20 世纪以来继原子能、计算机、半导体之后人类的又一重大发明,被称为"最快的刀""最准的尺""最亮的光"。激光本质上是一种非常集中的高能量光束,如今已广泛应用于工业、农业、军事、天文、医学等领域,甚至走进了我们的日常生活,如超市激光扫码、激光笔教学、汽车的激光大灯,等等。1960 年,人类第一台红宝石激光发生器在美国研制成功,一年以后,我国第一台红宝石激光器也在长春研制成功。经过半个多世纪的发展,激光发射设备已发展出氦氖激光器、二氧化碳激光器、氩离子激光器、掺钕钇铝石榴石激光器等适用各个行业领域的多种设备。

激光在医学方面的用途也相当广泛。利用激光高功率、高密度能量的特点,可以实现对组织或病灶的精准切割、汽化、凝固,而且具有出血少、止血快、感染少、精度高等优点。1961 年,激光首次应用于视网膜肿瘤切除,随后,激光在治疗近视、外科手术、美容理疗等方面都开辟了新的应用领域。在医疗方面,除了被用作"尖刀",激光还能作为"子弹",精准打击目标。以前,患者得了泌尿系结石,随着结石的增大,会卡在肾、输尿管、膀胱或尿道,无法自行排出。传统治疗方法需要通过开刀,把输尿管或膀胱切开才能取出结石,手术创伤较大,术后恢复较慢,还会带来一系列的并发症。那么有没有更安全的方式,不从肚子上开刀,就能完成手术呢?输尿管镜、经皮肾镜等泌尿系统内窥镜的发明与应用为激光治疗带来了广阔的应用前景。自20世纪90年代初,钬激光开始在泌尿外科领域崭露头角,并得到广泛认可和快速推广。只需通过人体自然腔道,或在腰上打一个小孔,便可在内镜下利用激光的"精准制导"和高能量将结石击碎并粉末化而排出体外。利用钬激光、铥激光等不同种类激光不同的波长与能量衰减速度,可以做到在高效击碎坚硬结石的同时,不对脆弱的尿路黏膜造成伤害。相比开刀治疗结石的方法,激光碎石简直是翻天覆地的革新,患者术后1~2天就能康复出院。如今,在内镜下使用钬激光对泌尿系结石进行粉碎已是大部分泌尿外科中心的首选治疗方式。

### 思政元素分析

1. 激光的发明与应用,是人类认识自然,掌握自然规律,改造自然的生动体现。今天,激光在我们的日常生活中无处不在,为人类社会的发展做出了卓越的贡献。激光与相关技术的发展与融合,形成了激光制造、激光通信、激光检测、激光医疗等交叉技术学科,为人类认识世界和改造世界提供了一大批新工具,孕育和发展出多种类型的激光产业和系列装备,改变和重构了高端制造、信息通信、医疗诊断治疗和国防安全等多个领域。目前,我国在激光研发领域已经远远超出美国和俄罗斯,五大核心技术领先于世界国家,激光武器制霸全球。我国激光产业也已经迈入国际领先行列,在关键材料、元件、技术、整机及专利等方面已具备自主可控发展产业的条件。

2. 医用激光按照不同功率、波长与频率,可分为钬激光、铥激光、绿激光、红激光等多种,并因应它们在切割、止血、冲击等方面的各自特长,应用于结石粉碎、前列腺增生剜除、膀胱肿瘤剜除等多种疾病的微创治疗。人尽其才,物尽其用,扬长避短,这也提醒我们在工作时应该善于发现人才,按照他们不同的性格与能力特点安排不同的岗位,发挥团队最大化价值。人才是创新的核心要素,是实现民族振兴、赢得国际竞争主动的战略资源。中国要在科技创新方面走在世界前列,必须在创新实践中发现人才,深入实施人才强国战略。人才既有长处也有短处,因而识才不能求全责备,既要识才所长,又要容才所短。矛盾具有特殊性,人才各自具有不同的性格、能力、阅历、兴趣,不同的岗位对人才的要求也各不相同。人才放对位置,就能施展其才华;放错位置,可能变成庸才。位置不对,小则屈才,大则误事。所以,用好人才,关键在于知人善任,量才使用,用在其位。正如党的二十大报告中指出的那样,要真心爱才、悉心育才、倾心引才、精心用才,求贤若渴,不拘一格,把各方面优秀人才集聚到党和人民事业中来。

3. 当代科学发展越来越依赖不同学科间的交叉与融合,许多最前沿的科技成果,要想用来治病救人,学科间的相互配合至关重要。医学发展始终伴随着科技的进步与创新,从最初的依靠经验和实验的传统医学,到对数字影像、大数据、手术机器人等新技术全面应用的现代医学,不同的学科相互碰撞,在交叉创新的逻辑中诞生新的医疗技术。医学与其他学科之间的交叉融合不仅会促进其他学科的进步,同时其他的学科思维与知识也将促进医学发展取得更大进步,最终提升了各个学科整体的科技水平。

### 教学建议

本案例可用于《外科学》中"结石、前列腺增生、膀胱肿瘤外科治疗"中的拓展内容,帮助学生了解泌尿外科微创治疗的进展,感受不同激光特性发挥的不同作用和学科交叉的成果力量,鼓励学生善于发现事物特点,善于发挥个人优势。

### 知识链接

1. 自然界并不天然存在的光:激光[EB/OL].[2021-09-09]. https://baijiahao.baidu.com/s?id=1710418703146777378&wfr=spider&for=pc
2. 赵渊杰.努力建设人与自然和谐共生的美丽中国(思想纵横)[N/OL].人民日报,2022-12-23. http://paper.people.com.cn/rmrb/html/2022-12/23/nw.D110000renmrb_20221223_3-09.htm

(常易凡 杜 萍)

## 116 抗结核药物的第二春:卡介苗老药新用治疗膀胱癌

### 教学目标

通过案例教学使学生了解抗结核疫苗——卡介苗的发展史,熟悉卡介苗在恶性肿瘤化疗,特别是膀胱肿瘤灌注化疗中的成功应用,激发学生对医学基础研究的兴趣。

### 案例描述

如果要问,这个地球上最强大的生物是什么?你一定会毫不犹豫地回答:当然是我们人类!然而,往往是越不起眼的事物越能造成强大的破坏力。有一种肉眼看不见的微小生物导致的疾病,夺去了超过10亿人的生命,是最古老、对人类影响最深远的疾病之一。它,就是肺结核。人类对结核病的记载最早出现在几个世纪以前,而直到1882年,罗伯特·科赫(Robert Koch,1843—1910年)才成功鉴定出引起结核病的病原体——结核分枝杆菌。随着人类对微生物、免疫学的不断探索发展,法国内科医生阿尔伯特·卡尔米特(Albert Calmette)和兽医卡米尔·盖林(Camille Guerin)经过十几年的不懈努力,于1908年终于在牛胆汁中分离培育成结核病的弱化菌株,又经过13年的231代传代后,终于在1921年成功将减毒活疫苗应用于人体。他们穷尽毕生心血研制的卡介苗(BacillusCalmette-Guerin,BCG)最终拯救了无数人的性命。100年后,卡介苗成为世界上接种最广泛的疫苗,也是世界卫生组织规定的必备药品。

那么,卡介苗这种抗结核疫苗与膀胱癌的治疗又有什么关系呢?

20世纪早期,人们发现了一个奇怪的现象:得过结核病的人似乎不容易得肿瘤。1929年,美国约翰霍普金斯医院的尸检报告表明,结核病与癌症之间似乎存在某种相互对立的关系。20世纪50年代,人们进一步发现卡介苗除了能够作为疫苗激活机体生成对结核病免疫的抗体,它在激活机体免疫系统的同时也提高了机体的抗肿瘤能力,甚至还诱导了体内肿瘤坏死。在肿瘤部位接种卡介苗后,明显观察到了对肿瘤生长的抑制现象。于是,自1969年开始,卡介苗便被应用于临床癌症治疗,取得了令人振奋的结果,特别是在膀胱癌、肺癌、前列腺癌、结肠癌、肾癌等肿瘤的治疗中。经过数十年的发展,各类新型化疗药物层出不穷,同时，由于卡介苗注射可能带来各种副作用，因此已不再用于恶性肿瘤的全身化疗，但膀胱癌有所不同。作为空腔脏器内生长的恶性肿瘤，如果只在膀胱内部进行灌注，而不注射，不就可以大大降低卡介苗入血带来的不良反应了吗？实践证明确实如此，经尿道膀胱灌注化疗经受住了时间的考验，不但简便易行，创伤小，而且这种方法能够在激活免疫系统消灭病原体的同时，又阻止免疫系统过分强大破坏正常细胞，不仅疗效显著，而且大大降低了化疗带来的全身副反应。至今，卡介苗膀胱灌注化疗依然是早期膀胱癌术后辅助治疗的标准方案之一，它的应用减缓了许多患者的病情发展，使他们免除了膀胱全切的困扰，大大提高了治疗效果和生活质量。

### 思政元素分析 ▶

唯物辩证法认为，世界万事万物是普遍联系和永恒发展的。联系是不同事物之间或同一事物内部诸要素之间相互作用、相互影响、相互制约的范畴，联系具有普遍性、客观性、条件性、多样性。马克思主义普遍联系的观点要求我们的思维具有开放性、整体性，在动态的过程中观察世界。就像结核病对免疫系统的影响，导致了癌症发病率的降低，而另一方面，卡介苗的成功研制不但对结核病起到了很大的防控作用，还在膀胱癌的灌注化疗中开辟了新的应用前景。医学研究要善于把握事物间普遍联系的客观规律。

### 教学建议 ▶

本案例可用于《外科学》中"膀胱恶性肿瘤"章节的辅助教学，可作为化学治疗的引入案例，帮助学生拓展医学研究的思维，激发学生学习兴趣，提升学生对疾病与社会关系的认识。

### 知识链接 ▶

张莹."老"疫苗有新用　卡介苗或可防新冠病毒感染[EB/OL].[2020-08-10].https://baijiahao.baidu.com/s?id=1674601679912795441&wfr=spider&for=pc

（常易凡　杜　萍）

## 117 传统医学的智慧——孙思邈葱管导尿术

### 教学目标 ▶

通过案例教学使学生了解急性尿潴留的紧急处理方法，掌握急性尿潴留与良性前列腺增生的关系，了解祖国传统医学对导尿术的贡献，建立更好的文化自信。

### 案例描述 ▶

膀胱是人体暂时存储尿液的器官。如果因前列腺增生等各种疾病引起膀胱过度充盈却无法排空，就是急性尿潴留，常见于老年男性。当出现尿潴留时，患者腹部胀痛难忍，寝食难安。现代医学通过导尿术，不到3分钟即可将尿液引出体外，为患者解决燃眉之急。然而，现在临床上使用的橡胶或硅胶导尿管 1930 年才发明,那么在此之前又是如何处理的呢? 祖国传统医学的记载中,1500 多年前唐代的孙思邈发明了葱管——口吹式导尿术,堪称世界上第一个发明导尿术的人。

唐代著名医药学家孙思邈,自幼聪颖,18 岁立志学医,20 岁即为乡邻治病,时刻为患者着想,致力于解除患者的痛苦,一生致力于医学临床研究。他边行医,边采集中药,边临床试验,被后世尊称为"药王"。一次,一位得了尿闭症的患者找到他,痛苦异常:"救救我吧,医生。我的肚子胀得实在难受,尿脬(膀胱)都快要胀破了。"孙思邈仔细打量着患者,只见他的腹部像一面鼓一样高高隆起。患者双手捂着肚子,呻吟不止。这就是急性尿潴留,中医称癃闭证。尽管该病在中医医书中已有记载,但多为通过方剂进行药物治疗,对于急性尿潴留却从未见有书籍记录,古代医家也没有治疗此病的经验。孙思邈见状心想,尿流不出来,大概是排尿的口子不灵。尿脬盛不下那么多尿,吃药恐怕来不及了。如果想办法从尿道插进一根管子,尿也许就能排出来。可是尿道很窄,到哪儿去找这种又细又软、能插进尿道的管子呢? 而且即使能够插进膀胱,又是否能成功将尿液引出呢? 此时,患者痛苦的呻吟声更大了。正为难时,孙思邈瞥见邻居家的孩子拿着一根葱管吹着玩,枯萎干瘪的葱管一吹立马鼓胀起来。孙思邈眼睛一亮,自言自语道:"有了! 葱管细软而中空,我不妨用它来试试。"于是,他找来一根细葱管,洗净后切下尖头,小心翼翼地插入患者的尿道,但尿液还是没有流出。于是,孙思邈像那小孩一样,鼓足两腮,用劲一吹,果然,患者的尿液从葱管里缓缓流了出来。待尿液排放得差不多后,他将葱管拔了出来。患者这时觉得好受多了,直起身来,连连道谢:"多谢先生救命之恩!"孙思邈摆摆手笑道:"是这根葱管救了你啊!"

孙思邈将这一技术记载于《备急千金要方》:"凡尿不在胞中,为胞屈僻,津液不通,以葱叶除尖头,纳阴茎孔中深三寸,微用口吹之,胞胀,津液大通便愈。"这段文字详细记载了导尿术的适应证、导尿工具、导尿管插入尿道的深度和具体操作办法。该法的原理在于通过葱管的传导,借助气体的张力,使尿道扩张,迫使气体进入膀胱造成"胞胀",进而打开了膀胱内括约肌,利用尿潴留时膀胱自身的压力将尿液排出体外。尽管这一方法在现代医学看来尚显粗糙,但作为急症的紧急处置,充分体现了我国古人的智慧,是祖国传统医学的重要贡献。

### 思政元素分析 ▶

1. 健康是促进人的全面发展的必然要求,是经济社会发展的基础条件。实现国民健康长寿,是国家富强、民族振兴的重要标志,也是全国各族人民的共同愿望。根据党的十八届五中全会战略部署,2016 年中共中央、国务院印发了《"健康中国 2030"规划纲要》。党的二十大报告中进一步指出,推进健康中国建设。人民健康是民族昌盛和国家强盛的重要标志。把保障人民健康放在优先发展的战略位置,完善人民健康促进政策。其中,报告还提到了要"深入开展健康中国行动和爱国卫生运动,倡导文明健康生活方式"。合理膳食、科学运动、戒烟限酒、心理平衡……养成健康生活方式,为健康中国行动提供了现实落点。世界卫生组织发现,影响健康因素中,生物学因素占 15%、环境影响占 17%、行为和生活方式占 60%、医疗服务仅占 8%。由此可见,每个人是自己健康第一责任人,获得健康最简单、最有效的方法就是培养健康的生活方式,把健康融入生活的方方面面。急性尿潴留是中老年男性常见的泌尿外科疾病良性前列腺增生的严重并发症之一,一旦发生即需要紧急处理。急性尿潴留的诱因有很多,包括久坐、憋尿、饮酒、天冷、前列腺炎、性生活不规律等,而这些诱因许多是与不良生活习惯相关。这就提示我们在关注前列腺增生疾病之余,也要给予老年人有效的建议,平时养成良好的起居与生活习惯,戒烟限酒,不久坐(如打麻将、长时间开车)等。

2. 党的十八大以来,以习近平同志为核心的党中央高度重视中华优秀传统医药文化的传承发展,从国家战略的高度对"着力推动中医药振兴发展"进行系统部署。中医药是中华优秀传统文化的重要载体,凝聚着深邃的哲学智慧和中华民族几千年的健康养生理念及其实践经验,是中华民族的瑰宝。同时,中医药学又是中华民族原创的医学科学,体现了医学和人文的结合,是人与自然、形体与精神意识的和谐统一的系统整体的医学知识体系,在揭示人的生命规律和健康之道的同时,深刻体现了中华民族的世界观、价值观和方法论和实践论。例如"天人合一",体现了道法自然的哲学智慧;"辨证论治",体现了立象尽意的思维方式;"大医精诚",体现了厚德载物的人文精神等。近年来,从屠呦呦凭借"青蒿素"摘得诺贝尔奖,到北京冬奥会期间各国运动员们频频点赞的针灸按摩,中医药以实效让众多世人"路转粉",中医药文化热度飙升。中医药故事成为中国故事的重要组成部分,中医药文化成为文化自信的重要来源之一。

**教学建议**

本案例可用于《外科学》中"尿路梗阻、前列腺增生"等章节的辅助教学,可作为治疗与急诊处置的相关案例,帮助学生了解前列腺增生的主要并发症,明确急性尿潴留的急诊处置应采用导尿或膀胱造瘘的方法,引导学生从疾病出发,更多地关注男性下尿路相关症状,并培养学生养成全面采集病史的良好习惯,增强学生的文化自信。

**知识链接**

1. 卢祥之. 中国中医的文化自信[EB/OL]. [2021-01-05]. https://share.gmw.cn/zhongyi/2021-01/05/content_34520194.htm

2. 中共中央 国务院印发《"健康中国2030"规划纲要》[S/OL]. [2016-10-25]. http://www.gov.cn/xinwen/2016-10/25/content_5124174.htm

(常易凡 杜 萍)

## 118 异病同治——脱发与前列腺增生竟有这般联系

**教学目标**

通过案例教学使学生了解雄激素的作用机制及其对前列腺体积与前列腺增生发病的影响,了解5a-还原酶抑制剂既可用于缩小前列腺体积,治疗前列腺增生,也可以缓解雄激素性脱发,从而加深学生对事物是普遍联系的理解。

**案例描述**

早在20世纪60年代中期,默沙东公司的科研人员就开始了对雄激素的研究,希望找到能治疗青春期粉刺的新药。当时人体内已知的主要甾体类激素有两个,睾酮和作用更强的二氢睾酮,二者之间由5-α还原酶转化。从理论上讲,如果能抑制5-α还原酶将睾酮转化为二氢睾酮,就可以降低体内雄激素的效应,从而阻止粉刺的生长。但是,随着项目的进展,默沙东公司意识到给青少年使用甾体类激素药物是不符合伦理道德规范的,难以被社会接受,市场营销的困难很大,所以在20世纪70年代初期就终止了5-α还原酶抑制剂的研究。

几乎同时,远在加勒比海的岛国多米尼加的一家医院里,一个来自偏远部落的小女孩因治疗需要接受了腹腔手术。但术中医生意外地发现"她"实际是个男孩。这条看似毫不相干的新闻给5-α还原酶抑制剂的研究项目带来了转机,并最终导致了两个新药的发现。

跟踪研究发现,在那个偏远部落里,许多男性出生时外生殖器呈雌性,所以被当成女孩抚养。但到了发育期间,他们的雄性特征开始显现,并长出男性外生殖器,成为男人。而这些在发育期"变性"的男人进入老年以后不会脱发变成秃头,他们的前列腺相对都很小,而且老年时也不会增生。分子遗传学进一步研究的结果显示,这些特殊的多米尼加男性体内二氢睾酮的含量大大低于正常人的水平,因为他们都缺少将睾酮转化为二氢睾酮的5-α还原酶。这一结果让默沙东公司的科学家们敏锐地意识到,5-α还原酶的抑制剂也可以降低正常人体内的二氢睾酮的含量,也应该可以用来防止和治疗老年性的良性前列腺增生。把靶标锁定在前列腺之后,默沙东公司重新启动了5-α还原酶抑制剂的研究项目。又经历了十几个冬夏之后,1992年默沙东公司的科研团队终于将非那雄胺(保列治)投放市场,成为治疗良性前列腺增生的第一个口服药物。与此类似的还有"伟哥"西地那非,其实它最初是被用于治疗心血管疾病,疗效失败后转而在治疗男性性功能障碍方面创造了巨大价值。

非那雄胺在治疗良性前列腺增生获得巨大成功之余,在其他疾病治疗中也发挥出了巨大的潜力。雄激素性脱发,是普遍困扰中年男性的"面子"问题,而此病的发病机制也与前列腺增生的发病有着相同作用靶点,二者同时指向了5-α还原酶这一雄激素代谢的关键酶。非那雄胺治疗前列腺增生的成功使默沙东公司的科研人员有机会进一步研究5-α还原酶与雄激素性脱发之间的联系。5年后,第二个5-α还原酶抑制剂药物——保法止上市。保法止和保列治的有效成分是相同的,都是非那雄胺,只是剂型和剂量不同。

保列治和保法止的发现又一次印证了著名科学家路易·巴斯德(Louis Pasteur)的名言:"机遇垂青于有准备之人。"20世纪60年代默沙东公司对雄性激素和5-α还原酶的研究,为日后保列治的研发打下了很好的基础,为寻找这个代谢途径里的相关药靶做好了准备,所以20世纪70年代中后期有关多米尼加"变性人"的报道及其跟踪研究立刻引起了默沙东公司科研人员的注意,抓住了这个貌似毫不相关,实则关联紧密而又很容易被忽略的机会。

▶ 思政元素分析 ▶

1. 归纳和演绎是科学研究中运用得较为广泛的逻辑思维方法。马克思主义认识论认为,一切科学研究都必须运用到归纳和演绎的逻辑思维方法。演绎法是科学认识中一种十分重要的方法,是科学研究的重要环节,它不仅可以使人们的原有知识得到扩展和深化,而且能够做出科学预见,为新的科学发现提供启示性的线索,使科学研究沿着正确方向前进。门捷列夫根据他的元素周期律进行演绎推理,不仅预见到镓、锗、钪等当时尚未发现的新元素的存在,而且预先确定了这些新元素的性质,先后都得到了科学的证实。如果说"伟哥"成功在泌尿外科的应用是科研人员的无心插柳,那么非那雄胺被赋予"保列治"和"保法止"这两个亲兄弟般的存在,并在各自领域大放异彩,则是研究人员进一步抓住了事物发展客观规律,使用归纳和演绎思维方法,逐渐明确人体各系统生理功能与相互联系的典型案例。

2. 质量互变规律是唯物辩证法的基本规律,这一规律表明事物的发展变化存在两种基本形式,即量变和质变,前者表现为事物数量的增减和组成要素排列次序的变动,是一种连续的、不显著的变化;后者是事物根本性质的变化,是渐进过程的中断,是由一种质的形态向另一种质的形态的突变。在事物内部矛盾的作用下,事物的发展从量变开始,当量变达到一定的界限时,量变就转化为质变,事物的性质发生了变化,旧质事物就变成了新质事物。这是量变向质变的转化。在新质的基础上又开始了新的量变。这是质变向量变的转化。量变引起质变,质变又引起新的量变,循环往复以至无穷,构成了事物无限发展的过程。量变和质变,是事物发展变化的两种基本形式,二者既有区别又有联系,在事物发展过程中,它们是相互依存、相互渗透的。而"度"是事物质和量的统一,是保持事物质的稳定性的数量界限,即事物的限度、幅度和范围。度的两端叫关节点或临界点,超出度的范围,此物就转化为他物。度这一哲学范畴启示我们,在认识和处理问题时要掌握适度原则。凡事过犹不及,雄激素(睾酮)的存在可以维持机体的正常生理功能,而如果不对其功能加以限制,产生了过于强大的双氢睾酮,则会带来前列腺增生、男性脱发等副作用。

**教学建议**

本案例可用于《外科学》中"前列腺增生药物治疗"章节的辅助教学,也可用于内分泌学雄激素轴的学习,以及皮肤病学中男性脱发相关内容的引入案例,帮助学生了解5-α还原酶在雄激素生理作用中的关键机制,这一作用靶点同时存在于前列腺细胞生长与头发毛囊,因此相同的药物在不同剂量下即可分别用于治疗前列腺增生及雄激素性脱发,鼓励学生对医学知识多进行串联与整合,往往会有意想不到的灵感与发现。

**知识链接**

1. 南方科技大学科研团队揭示治疗脱发和前列腺增生药物非那雄胺靶向酶的工作原理[EB/OL].[2021-02-18].https://www.eol.cn/news/dongtai/202102/t20210218_2077067.shtml

2. 郑又贤. 掌握唯物辩证法的根本方法[EB/OL].[2019-02-19].http://www.qstheory.cn/llwx/2019-02/19/c_1124132888.htm

(常易凡 杜 萍)

##  避孕套发展简史与启示

**教学目标**

通过案例使学生了解避孕套的发展历史及其在避孕与预防性传播疾病中的巨大作用,

明确泌尿生殖系统感染与性传播疾病的危害,提高学生的健康素养水平。

### 案例描述

繁衍是人类的本能,也是文明延续的首要条件。14世纪以前,受到战争、传染病等恶劣自然条件与医学技术落后的影响,人口增长速度缓慢,当时的社会繁衍需求远高于避孕的需求。第二次世界大战后,社会趋于稳定,世界人口增长速率明显加快,全球各地相继涌现"婴儿潮",经济发展呈现一片欣欣向荣的景象。但与此同时,自然资源与社会资源的有限性对人口增长产生了影响,控制人口增长变得空前紧迫。我国自1982年起将计划生育定为基本国策,为缓解全球人口增长压力做出了突出贡献。结扎、宫内节育器、口服避孕药、计算安全期……在人类发展历史上存在各种各样的避孕方法,但没有哪一种的地位能与避孕套相提并论。的确,从价格、便利性、安全性与有效性等各方面比较,避孕套都是"综合实力"最强的方法,每年我国需求量超过100亿只。其发展雏形最早可见于3 000年前的古埃及,后来人们尝试通过动物肠道与膀胱、鱼鳔、纸莎草、亚麻、金属等各种材料避孕,直到1919年,天然乳胶避孕套的出现,才使其真正成为全球通行的最主流避孕方法。

避孕套的意义,绝不仅是为人类提供了方便、舒适、轻薄与有效的避孕手段,更重要的是成为阻断性传播疾病的有效屏障。1492年,哥伦布探索世界的壮举拓展了人类文明的版图,但他的水手们也从美洲带回了梅毒。这种传染性极强的疾病轻而易举地就横扫了欧洲,侵入了整个世界。在20世纪70年代末和80年代初,艾滋病(Acquired Immune Deficiency Syndrome,AIDS)开始在美国各地传播,到80年代末已成为公众健康的头号威胁。多种泌尿生殖系统感染的传播途径是通过性接触传播,而避孕套可大幅降低泌尿生殖系统感染,可使艾滋病病毒的传播风险降低99%,人类乳头瘤病毒(Human Papilloma virus,HPV)传播风险降低约70%,也可以有效预防淋病、衣原体、阴道滴虫病、单纯疱疹病毒的发病风险。因此,世界卫生组织与我国卫生健康委一直大力倡导与推广正确使用避孕套。

### 思政元素分析

时至今日,乙肝、梅毒与艾滋病,仍是患者手术与输血前必须完成的检验项目。许多疾病经由血进行传播,同时也可经由性接触进行传播,而男用避孕套则是最方便、有效的预防手段之一。但其自清末引入中国以来,受传统观念束缚,一直被当作与社会习俗与道德观念相悖的禁忌,直至1999年才被批准可以公开合法售卖。值得庆幸的是,在当今社会,安全性行为与科学防治性传播疾病早已不再成为人们讳莫如深的话题,性健康教育已广泛走进我国中小学生的课堂教育。其中,正确、规范使用避孕套,倡导避孕套的使用、推广与普及,在计划生育、优生优育和疾病预防控制方面做出了不可磨灭的贡献。在性教育方面,许多问题我们越忌讳、越遮掩,反而越不利于科学知识的普及,而如今在商场、便利店、地铁站等公共场所随处可见的避孕套售卖,也从一个侧面象征了社会与人们思想的进步。

2016年初,国家卫生计生委办公厅印发《中国公民健康素养——基本知识与技能(试行)》,目的是针对近年来我国居民主要健康问题和健康需求的变化做好宣传普及,推动提高全民健康素养水平。《中国公民健康素养》主要包括三大部分:基本知识和理念、健康生活方式与行为、基本技能。其中在"基本技能"部分第59条明确指出,要"会正确使用安全套,减少感染艾滋病、性病的危险,防止意外怀孕"。

性教育是儿童青少年健康成长过程中不可或缺的重要环节,性教育的缺失会带来诸如高发的非意愿妊娠与流产、性传播疾病低龄化、性侵害案件频发等危害。随着时代发展,新型毒品、社交软件也带来性机遇和性风险;在互联网传递的良莠不齐的信息中,儿童青少年更易接触色情、暴力制品,诱使他们模仿甚至违法犯罪。2018 年,联合国教科文组织和其他机构共同推出《国际性教育技术指导纲要》(修订版),提出"全面性教育"的概念——涵盖"关系""价值观、文化、权利与性""社会性别""暴力与安全保障""健康与福祉技能""人体与发育""性与性行为""性与生殖健康"等 8 个方面。全面性教育的目的是使儿童和年轻人具备一定的知识、技能、态度和价值观,从而确保其健康、福祉和尊严;目标是培养相互尊重的社会关系和性关系,帮助儿童和年轻人学会思考其个人选择如何影响自己和他人的幸福,并终身懂得维护自身权益。这也是推动健康中国建设必不可少的重要环节。

### 教学建议

本案例可用于《外科学》中"泌尿、男生殖系统感染"相关章节的辅助教学,可用于课程引入案例,帮助学生拓宽眼界,从了解避孕套的发展历史入手,激发学生学习兴趣,联系我国计划生育国策、疾病防控政策的相关知识,提高对医学与社会学的认识与联系。

### 知识链接

中国公民健康素养——基本知识与技能(2015 年版)[EB/OL]. [2019 - 04 - 15]. http://www.xiaogan.gov.cn/zcfg232/262129.jhtml

(常易凡 杜 萍)

##  "洋中药"对中医药发展的借鉴意义

### 教学目标

通过案例教学使学生熟悉精索静脉曲张的药物治疗,了解进口植物制剂在各类疾病中的广泛应用,激发学生对中医药发展道路的思考,增强文化自信。

### 案例描述

精索静脉曲张是指负责回流睾丸血液的精索内静脉因瓣膜功能不良、劳累久站等因素出现迂曲、扩张,进而导致睾丸血液回流障碍,出现睾丸坠胀不适的一种临床疾病。如果疾病持续发展,将进一步影响男性睾丸功能,使其产生的精子质量下降,造成男性不育的风险升高。临床上对精索静脉曲张的治疗,大多可从改变体位、养成生活习惯入手,而口服药物也可有效缓解精索静脉曲张造成的睾丸坠胀不适等症状。其中,迈之灵是最常用的临床药物之一,可以促进静脉回流,增加血管弹性,减轻组织水肿,不仅可用于精索静脉曲张,还常用于下肢静脉曲张、痔等发病机制相似的一类血管疾病。

迈之灵号称"纯天然植物提取",看似是一种中成药,但实际上却是德国生产的纯进口药物。从说明书上看,迈之灵的有效成分仅有一种,即马栗提取物。马栗树是欧洲常见的树种,常用于观赏或作为行道树栽种,又被称为七叶树。说起植物制剂,不仅是中国传统医学的专利,以日本汉方药物和德国植物药为代表的"洋中药"现在越来越受到人们的青睐,正在悄然改变我们的用药习惯。这些药物经过现代制药工艺分离、提纯植物中的有效成分,并且通过现代临床试验等方法进行了药效验证。如今,许多植物药物已写入各类疾病的诊疗指南,并出口至全世界各个国家。此外,同一种植物所提炼出的不同有效成分也可用于不同疾病的治疗,如前面提到的马栗树中另一有效成分——七叶皂苷钠,也被广泛用于脑水肿、创伤或手术导致的软组织肿胀,可谓是一物多用。

目前看来,"洋中药"在国内的热销虽尚未对传统中药市场造成明显冲击,但这些进口植物制剂的发展却给中国传统医学的发展带来了一定的借鉴意义。

### 思政元素分析

1. 中医药学是中国古代科学的瑰宝,也是打开中华文明宝库的钥匙。切实把中医药这一祖先留给我们的宝贵财富继承好、发展好、利用好,在建设健康中国、实现中国梦的伟大征程中谱写新的篇章,是现代中医药发展的重要任务。2022年,随着《"十四五"中医药发展规划》出台,中医药文化正在进一步深入到千家万户、走向世界各地,努力在推动中华优秀传统文化创造性转化、创新性发展中更好地发挥标杆作用。

中药现代化是中药走向世界的重要路径。中药现代化就是从传统中药发展理念提升到现代化中药研发使用的理念和实践,就是依靠现代先进科学技术手段,遵守严格的规范标准,研究出优质、高效、安全、稳定、质量可控、服用方便,并具有现代剂型的新一代中药,符合并达到国际主流市场标准,可在国际上广泛流通。具体内容包括:中药理论现代化、中药质量标准和规范的现代化、中药生产技术的现代化、中药文化传播的现代化和提高中药产品国际市场份额。虽然中国是全球最大的中药材生产国,拥有世界上最为丰富的中药古方,但中药的研究方法相对落后,研发创新能力相对较弱;在知识产权方面,专利保护意识薄弱,已提交的专利申请也主要集中在传统的中药组合物方面,而对于制剂改良等技术领域的专利申请则相对较少,专利质量相对较低。这些问题制约着中药现代化的发展,亟待解决。

2. 目前,国际市场盛行的中成药是由国外生产的中草药、天然植物药原料和制剂,也就是所谓的"洋中药"。日本利用中国古代中药处方,形成了汉方制剂,目前已经在国际上占据了80%的市场份额;韩国也不甘示弱,国际市场份额占到了10%;而中国的国际市场份额从5%下跌到了3%,其中还有2/3是以原料药材廉价出口的,中成药比例不足30%。与此同时,国外医药企业提交了大量的专利申请,以专利抢占市场,如今更是开始"叫板"中国"传统中药"。迄今为止,我国中药能够通过美国食品药品监督管理局认证而进入西方国家医院处方市场的屈指可数。这似乎与中国的中药大国身份极不匹配。我国中医药产业拥有丰富的资源优势,完全有可能成为我国具有自主知识产权和国际竞争力的支柱产业。今后我们要在知识产权保护、研发能力创新等方面不断加强,尤其是在中药的作用机制、应用理论及新制剂、新用途等方面要深入研究,在药品注册监管、质量管理体系方面向"洋中药"名企学习与借鉴,提升科技含量,练好"内功",推动中医药事业的重大发展。

3. 我国数千年的历史中,有史可考的重大疫情有300余次,但从没有出现过如西班牙大流感、欧洲黑死病等一次瘟疫就造成数千万人死亡的悲剧。中医药整体观、辨证论治等思想,决定了在应对疫情时中医药可以快速反应,明确核心病机后进行救治。此次中医药"防治康"一体化深度参与疫情防控,书写了抗疫"中国方案"浓墨重彩的一章。"未病先防、既病防变、瘥后防复"的"治未病"理念,是中医药应对重大疫情的有力武器。在抗击新冠疫情过程中,我们坚持中西医结合、中西药并用,中医药全程介入、深度参与防控救治,在"防、治、康"各个阶段都发挥了独特优势和重要作用。同时,越来越多的国家开始认识到中医药的价值。《推进中医药高质量融入共建"一带一路"发展规划(2021—2025年)》中提出,"十四五"时期,中方将与共建"一带一路"国家合作建设30个高质量中医药海外中心,向共建"一带一路"国家民众等提供优质中医药服务。

### 教学建议

本案例可用于"精索静脉曲张、痔、下肢静脉曲张等疾病药物治疗"的辅助教学,帮助学生拓展科研思维,激发学习兴趣,引起学生对祖国传统医药行业现状与未来发展模式的思考。

### 知识链接

"十四五"中医药发展规划[EB/OL]. [2022-06-01]. https://www.ndrc.gov.cn/fggz/fzzlgh/gjjzxgh/202206/t20220601_1326724.html

(常易凡 杜 萍)

## 121 "土炸弹"与尿道战创伤防治

### 教学目标

通过案例教学使学生了解简易爆炸装置的特点与危害,明确简易爆炸装置是导致尿道创伤的重要因素之一,明确提高个人防护是战伤救护的重要组成部分。

### 案例描述

美国当地时间2013年4月15日下午2点50分,波士顿市马拉松大赛终点线附近连续发生两起爆炸事件,造成包括一名中国留学生在内的3人死亡,超过260人受伤。19岁的焦哈尔·萨纳耶夫(Dzhokhar Tsarnaev)和他的哥哥塔梅尔兰·萨纳耶夫(Tamerlan Tsarnaev)是这次恐怖袭击的实施者,他们在波士顿马拉松赛终点引爆了两个高压锅炸弹。这种自制"土炸弹"造成公共场所伤亡的案例并不鲜见,这些作案工具都可被称为简易爆炸装置(Improvised Explosive Device,IED)。简易爆炸装置已成为恐怖分子、反政府武装等最喜欢使用的武器之一,因其可伪装成生活中的各类物体,隐蔽不易发现,且可通过远程遥控引爆,造成群体伤亡,难以预判,成为维和与安保最头疼的武器之一。

近10年来,各类简易爆炸装置的爆炸造成战场环境中下肢、下腹部、尿道创伤的发病率迅速上升。其中,尿道创伤是最常见的泌尿外科创伤,简易爆炸装置造成的伤情已经高于单兵作战武器。尿道创伤除可造成排尿障碍、局部血肿疼痛外，简易爆炸装置爆炸产生的高能量冲击可能导致骨盆骨折，此时常合并后尿路损伤，而骨盆骨折（此处特指骨盆环不稳定性骨折）本身出血量即为2L左右，极易导致失血性休克，危及生命。更为重要的是，尿道创伤还会导致尿道内瘢痕增生，引发尿道狭窄，需要反复多次行尿道扩张，给患者带来巨大痛苦。另外，尿道创伤还可因尿外渗造成局部感染与慢性创面，导致尿道会阴瘘或尿道直肠瘘等，病情迁延难愈，往往无法一次手术修补成功，需要反复多次接受手术。与此同时，尿道创伤还会导致性功能障碍、尿失禁等远期并发症和各类心理疾病，严重影响患者生活质量。

及时、有效的疾病诊断与紧急处置是提高尿道创伤治疗效果、降低远期并发症的重要方式。但防患于未然比治疗更重要，提高部队对简易爆炸装置的重视与认识，提高个人装备的保护功能，是预防尿道创伤的重要一环。作为世界上的维和大国，我国维和工兵已多次参加联合国组织的简易爆炸装置培训班，同时将信号屏蔽装置安装于作战巡逻车辆中，可成功阻断简易爆炸装置的远程遥控。外军研制的单兵作战骨盆保护系统可显著降低简易爆炸装置导致骨盆骨折与尿道损伤的发病率，值得借鉴。

### 思政元素分析

未来战争的战场环境更加立体、作战武器更加高能、作战伤情更加复杂，如何最大限度保护作战部队，提高续航力，降低武器致伤效果，一直是各国军方研究的重点内容。中国人民解放军自2018年颁布新训大纲以来，科学施训，加强对作战部队的健康保健成为我军的施训重点之一。我军近年来在军装功能性、面料科技与个人防护效果等方面的不断升级是显而易见的。在和平年代，轻伤不下火线的精神值得提倡，但训练效果与训练安全应齐头并举，科学规避训练伤，提高战场防护效果。

### 教学建议

本案例可用于《外科学》中"泌尿系统战创伤与骨盆骨折"相关章节的辅助教学，可用于课程引入时的案例介绍，帮助学生建立骨盆骨折与尿道创伤的知识联系，理解战场个人防护与科学施训的重要性，明确军事科学研究要一切都围绕实战，一切都围绕战场。

### 知识链接

1. 张磊.迷彩服连着战斗力——揭秘21迷彩作训服[N/OL].中国青年报，2022-08-01. http://zqb.cyol.com/html/2022-08/01/nw.D110000zgqnb_20220801_1-08.htm

2. 美联邦最高法院裁决恢复对波士顿马拉松爆炸案罪犯死刑判决[EB/OL].[2022-03-05]. https://baijiahao.baidu.com/s?id=17264104508452344 12&wfr=spider&for=pc

（常易凡 杜 萍）

# 参 考 文 献

1. 讴歌. 协和医事[M]. 北京:生活·读书·新知三联书店,2007.
2. 艾米·贝斯特. 人类健康史[M]. 北京:中国画报出版社,2021.
3. 毛泽东. 矛盾论[M]. 北京:中央文献出版社,2011.
4. 毛泽东. 实践论[M]. 北京:中央文献出版社,2011.
5. 国家卫生健康委员会脑损伤质控评价中心,中华医学会神经病学分会神经重症协作组,中国医师协会神经内科医师分会神经重症专业委员会. 脑死亡判定标准与操作规范:专家补充意见(2021)[J]. 中华医学杂志,2021,101(23):1758-1765.
6. 刘嘉馨,蔡辉. 新中国输血第一人——萧星甫教授//中国输血行业发展报告(2021)[M]. 北京:社会科学文献出版社,2021.
7. 雷二庆,李芳,栾建凤. 野战输血史研究[M]. 北京:军事医学科学出版社,2014.
8. 杨成民. 新中国输血事业三事[J]. 中国输血杂志,2019,32(10):981-982.
9. Brierley JD, Gospodarowicz MK, Wittekind C, et al. TNM Classification of malignant tumours [M]. 8th ed. Oxford UK and Hoboken, NJ: John Wiley, 2017.
10. Amin MB, Greene FL, Edge SB, et al. The eighth edition AJCC cancer staging manual: Continuing to build a bridge from a population-based to a more "personalized" approach to cancer staging [J]. CA Cancer J Clin, 2017, 67(2):93-99.
11. Hanahan D, Weinberg RA. The Hallmarks of cancer [J]. Cell, 2000, 100(1):57-70.
12. Hanahan D, Weinberg RA. Hallmarks of cancer: The next generation [J]. Cell, 2011, 144(5):646-674.
13. Hanahan D. Hallmarks of cancer: New dimensions [J]. Cancer Discov, 2022, 12(1):31-46.
14. 邓小明,姚尚龙,于布为,等. 现代麻醉学[M]. 第5版. 北京:人民卫生出版社,2020.
15. Eger EI, Saidman LJ, Westhorpe RN. The wondrous story of anesthesia [M]. New York: Springer, 2014.
16. 自然辩证法概论编写组. 自然辩证法概论(2018年版)[M]. 北京:高等教育出版社,2018.
17. 习近平. 高举中国特色社会主义伟大旗帜,为全面建设社会主义现代化国家而团结奋斗:在中国共产党第二十次全国代表大会上的报告[M]. 北京:人民出版社,2022.
18. 本书编写组. 马克思主义基本原理[M]. 北京:高等教育出版社,2023.

19. 中共中央文献研究室.习近平关于科技创新论述摘编[M].北京:中央文献出版社,2016.
20. Cives M, Strosberg JR. Gastroenteropancreatic neuroendocrine tumors [J]. CA Cancer J Clin,2018,68(6):471-487.
21. Chang A, Sherman SK, Howe JR, et al. Progress in the management of pancreatic neuroendocrine tumors [J]. Annu Rev Med,2022,27(73):213-229.
22. 金钢,边云,胡先贵,等.动脉先行路径胰十二指肠切除治疗交界性可切除胰腺癌的临床疗效分析[J].中华外科杂志,2017,55(12):909-915.
23. 刘颖斌,王许安.胰十二指肠切除术的百年历史回顾[J].上海医药,2018,39(19):12-14.
24. 中华医学会外科学分会胰腺外科学组,中国研究型医院学会胰腺病专业委员会,中华外科杂志编辑部.胰腺术后外科常见并发症诊治及预防的专家共识(2017)[J].中华外科杂志,2017,55(5):328-334.
25. 吉利,汤光宇,张海鹰,等.磁共振弥散加权成像在不典型肝脓肿与肝内胆管细胞癌鉴别诊断中的应用研究[J].影像研究与医学应用,2022,6(17):80-82.
26. 宋思凯,丛鹏,吐尔洪江·吐逊,等.腹腔镜与开腹脾切除联合贲门血管阻断治疗门脉高压症的 Meta 分析[J].中华肝胆外科杂志,2016,22(3):172-175.
27. 蔡红娇,裘法祖,刘仁则.体外培育牛黄的药学研究[J].中国天然药物,2004,2(6):335-338.
28. 俞长芳.胆汁、牛黄与动物结石[M].北京:中国医药科技出版社,1991.
29. 戴旭.甲状腺微小乳头状癌的诊疗过度与不足——基于专家共识的再思考[J].医学与哲学,2019,40(16):31-34.
30. 房弘毅.国学传世经典——中庸[M].北京:北方妇女儿童出版社,2016.
31. 恩格斯.自然辩证法[M].北京:人民出版社,2018.
32. 江建军,周正直.异位阑尾炎106例临床分析[J].河北医药,2009,31(11):1344-1345.
33. 赵渝.腹壁疝修补术后并发症原因及防治[J].中国实用外科杂志,2008,28(12):1070-1071.
34. 李超,黄陈.腹腔镜下腹壁疝修补术的治疗现状与进展[J].现代生物医学进展,2015,15(34):6779-6782.
35. 王烯冬,德力,顾新,等.开放式无张力腹壁疝修补术后并发症原因探讨及防治[J].内蒙古医学杂志,2011,43(2):231-233.
36. Andrew N. Kingsnorth, Karl A. leBlanc.腹壁疝外科治疗学(4th Edition)[M].唐健雄,主译,黄磊,副主译.上海:上海科学技术出版社,2014.
37. 周义生,丁焱,朱承新,等.杭州市萧山区成人腹股沟疝流行病学调查及对策[J].中华疝和腹壁外科杂志(电子版),2016,10(5):385-386.
38. 周正武,韩圣瑾,丁锐,等.损伤控制手术在以腹部损伤为主的严重胸腹联合伤中的应用[J].中国普通外科杂志,2013,22(1):79-82.
39. 李力卓,何松柏.限制性液体复苏联合损伤控制手术在严重多发伤伴低血容量性休克急诊救治中的意义[J].大连医科大学学报,2016,38(4):344-347.
40. 张炜炜,孔文韬,周铁,等.超声引导下PTCD治疗梗阻性黄疸[J].肝胆外科杂志,2005

(2):115-117.

41. 朱明慧.经十二指肠乳头间接引流术治疗重症急性胆管炎22例临床分析[J].临床和实验医学杂志,2010,9(19):1484-1485.
42. 景在平,冯翔.胸、腹主动脉瘤腔内隔绝术的临床应用[J].中国现代普通外科进展,1998,1(1):58-59.
43. 吴明炜,曾照祥,赵玉玺,等.腔内技术治疗胸腹主动脉瘤的进展[J].中国血管外科杂志(电子版),2020,12(1):63-65.
44. 国家卫生健康委干部培训中心.百年卫生红色传承[M].北京:中国人口出版社,2021.
45. 刘德培,刘谦.外科医生黄家驷[M].北京:中国协和医科大学出版社,2006.
46. 石美鑫.缅怀敬爱的老师——黄家驷教授[J].中华外科杂志,2006,13:870-871.
47. 李宏.心肌保护技术研究中的历史及启示[J].医学与哲学,1998,30(12):16-20.
48. 何玲.人工气胸术发展简史[J].中华医史杂志,2010,40(2):125-128.
49. 郭贵春.自然辩证法概论[M].北京:高等教育出版社,2019.
50. 江基尧,高国一.现代颅脑损伤学[M].第四版.上海:上海科学技术出版社,2021.
51. Fleseriu M, et al. Consensus on diagnosis and management of Cushing's disease: A guideline update [J]. Lancet Diabetes Endocrinol,2021,9(12):847-875.
52. M. D. Larry Rogers. Yasargil: Father of modern neurosurgery [M]. United States: Koehler Books,2015.
53. 中国医师协会神经介入专业委员会,中国颅内动脉瘤计划研究组.中国颅内破裂动脉瘤诊疗指南2021[J].中国脑血管病杂志,2021,18(8):546-574.
54. 李家杰.病人永远是我的老师—王忠诚院士传[M].北京:作家出版社,2016.
55. 吕平,刘芳,戚昭恩.腹腔镜外科百年发展史[J].中华医史杂志,2001,31(4):217-220.
56. 唐溯,刘菊,潘科锦,等.治疗用卡介苗在膀胱癌预防及治疗中的作用[J].中国生物制品学杂志,2019,32(10):1092-1096.
57. 梁贵柏.新药的故事[M].南京:译林出版社,2019.
58. 梁贵柏.新药的故事2[M].南京:译林出版社,2020.
59. 李清晨.体外循环之父约翰·希舍姆·吉本[J].中国心血管杂志,2011,16:317-318.
60. 邱贵兴.创骨科之权威让"中国骨科"享誉世界[J].中华医学信息导报,2020,35(1):7.
61. 中华医学会神经病学分会,中华医学会神经病学分会神经血管介入协作组.脑血管造影术操作规范中国专家共识[J].中华神经外科杂志,2018,51(1):7-13.

**图书在版编目(CIP)数据**

外科学课程思政案例精选/孙瑜,杜萍主编. —上海:复旦大学出版社,2023.8
ISBN 978-7-309-16704-7

Ⅰ.①外… Ⅱ.①孙…②杜… Ⅲ.①医学院校-思想政治教育-案例-汇编-中国 Ⅳ.①G641

中国国家版本馆 CIP 数据核字(2023)第 015015 号

**外科学课程思政案例精选**
孙 瑜 杜 萍 主编
责任编辑/高 辉

复旦大学出版社有限公司出版发行
上海市国权路 579 号 邮编:200433
网址:fupnet@fudanpress.com http://www.fudanpress.com
门市零售:86-21-65102580 团体订购:86-21-65104505
出版部电话:86-21-65642845
上海四维数字图文有限公司

开本 787×1092 1/16 印张 15 字数 365 千
2023 年 8 月第 1 版
2023 年 8 月第 1 版第 1 次印刷

ISBN 978-7-309-16704-7/G·2465
定价:60.00 元

如有印装质量问题,请向复旦大学出版社有限公司出版部调换。
版权所有 侵权必究